八訂

早わかりインデックス

きほんの食品成分表

八訂
食品成分表
対応

主婦の友社

日常よく使う食材でくらべてみましょう！
目で見る食品のカロリー比較ガイド

ご飯ひと口って、何カロリー？

約23kcal！

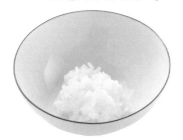

ご飯の量は、茶碗や皿の大きさ、盛り方などで大きく違ってきますが、ご飯のひと口は10〜15gがめやすです。15gとすると、23kcalになります（*写真は3口分約40g）。

ご飯は消化・吸収がゆっくりで、血糖値の急な上昇を防ぐのが利点ですが、このぐらいかな……とテキトーでは、気がつかないうちに「食べすぎ」が積み重なっていきます。ふだんから、自分が食べているご飯茶碗で量ってみて、そのめやす量を把握しておきましょう。

ご飯（精白米）
茶碗1杯（150g）

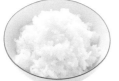

234kcal

● 食塩相当量0g　● 糖質53.4g

ご飯（精白米）
茶碗小盛り1杯（120g）

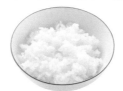

187kcal

● 食塩相当量0g　● 糖質42.7g

ご飯（精白米）
カレー用洋皿（250g）

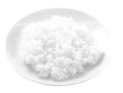

390kcal

● 食塩相当量0g　● 糖質89.0g

ご飯（精白米）
おにぎり1個（110g）

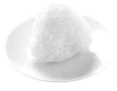

172kcal

● 食塩相当量0g　● 糖質39.2g

ご飯（精白米）と
玄米ご飯（玄米）、
カロリーをくらべてみると…

カロリーはほぼ同じですが、玄米にすることで糖や胚芽の成分が残り、エネルギー代謝が活発になるビタミンB1と鉄量が多くなります。噛みごたえがあるので満足感もアップします。

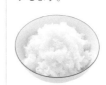

ご飯（精白米）
茶碗1杯150g
234kcal

ビタミンB1
0.03mg

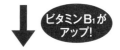

ビタミンB1が
アップ！

ご飯（玄米）
茶碗1杯150g
228kcal

ビタミンB1
0.24mg

カロリーが高いのは?

食パン1枚、クロワッサン1個、バターロール1個…

クロワッサン 1個（40g）
175kcal

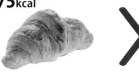

- 食塩相当量0.5g
- 糖質16.9g

食パン 6枚切り1枚（60g）
149kcal

- 食塩相当量0.7g
- 糖質25.3g

バターロール 1個（30g）
93kcal

- 食塩相当量0.4g
- 糖質14.0g

バターをたっぷり使ったクロワッサンは、カロリーも高め。食パンやバターロールなどは、バターやジャムをつけると、さらにカロリーがアップします。カロリーを落としたいときは、バターやジャムをつけないのがベター。また、ライ麦や小麦胚芽入りなどのパンなら、噛みごたえもあるので少量でも満足感が得られます

ライ麦パン 76kcal
1cm厚さ1枚（30g）

- 食塩相当量 0.4g
- 糖質 14.1g

フランスパン 87kcal
1切れ（30g）

- 食塩相当量 0.5g
- 糖質 16.5g

ぶどうパン 158kcal
6枚切り1枚（60g）

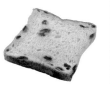

- 食塩相当量 0.6g
- 糖質 29.4g

イングリッシュマフィン 146kcal
1個（65g）

- 食塩相当量 0.8g
- 糖質 25.7g

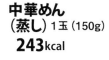

めん類でカロリーをくらべてみると…

スパゲッティ（ゆで）
乾燥80gを1.5%の食塩水でゆでたもの
264kcal

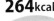

- 食塩相当量 1.2g
- 糖質 51.4g

中華めん（蒸し） 1玉（150g）
243kcal

- 食塩相当量 0.5g
- 糖質 48.8g

うどん（ゆで） 1玉（240g）
228kcal

- 食塩相当量 0.7g
- 糖質 48.7g

そば（ゆで） 1玉（170g）
221kcal

- 食塩相当量 0g
- 糖質 39.3g

めん類の中では、カロリーが低いのはそば。食物繊維も多く含まれています。

牛カルビ、牛サーロイン、豚バラ… カロリーが高いのは?

1食分のめやす量でくらべてみると

牛サーロイン (脂身つき)
1枚 (150g)

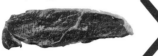

470kcal
- たんぱく質　24.8g
- 脂質　41.9g

\>

牛カルビ (バラ肉)
3枚 (75g)

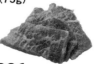

286kcal
- たんぱく質　9.6g
- 脂質　29.6g

\>

豚バラ肉
薄切り3枚 (60g)

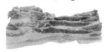

220kcal
- たんぱく質　8.6g
- 脂質　21.2g

牛肉と豚肉は高脂質でカロリーも高めですが、体の土台になる良質なたんぱく質が多く含まれています。いずれも部位によって、カロリーが大幅に変わってきます。もも肉やヒレ肉などの赤身と、脂肪が層になっているバラ肉の同量では、当然バラ肉のほうが高カロリーになります。

牛肩ロース肉 (脂身つき)
薄切り3枚 (180g)

531kcal

- たんぱく質　29.2g
- 脂質　47.5g

牛もも肉 (脂身つき)
薄切り3枚 (150g)

294kcal

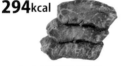

- たんぱく質　29.3g
- 脂質　20.0g

豚もも肉 (脂身つき)
薄切り3枚 (90g)

154kcal

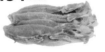

- たんぱく質 18.5g
- 脂質　9.2g

豚肩ロース肉 (脂身つき)
薄切り3枚 (60g)

142kcal

- たんぱく質 10.3g
- 脂質　11.5g

合いびきのカロリーはどのぐらい?

100gで約231kcal

合いびき肉
100g
231kcal
- たんぱく質 17.5g
- 脂質　19.6g

\>

豚ひき肉
100g
209kcal
- たんぱく質 17.7g
- 脂質　17.2g

\>

鶏ひき肉
100g
171kcal
- たんぱく質 17.5g
- 脂質　12.0g

牛と豚のひき肉1対1で合わせたもの100gで、231kcal。牛肉や豚肉を合わせた「合いびき肉」は、赤身が多いほど低カロリーです。カロリーが気になる場合は、お店で脂肪の少ない部位を指定して、好みの割合でひいてもらうのがベターです。

鶏肉の皮つき、皮なしで、カロリーの差は？

鶏もも肉1枚でみると…

約283kcalの差

鶏肉は肉類の中では脂肪が少なく、高たんぱくで、消化のよいのが特徴。鶏肉の脂肪は皮の部分に多く含まれているので、皮をとり除けば、さらにカロリーが抑えられます。

鶏もも肉（皮つき）
1枚（250g）
475kcal

鶏もも肉（皮なし）
1枚（170g）
192kcal

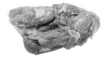

- ●たんぱく質　41.5g
- ●脂質　　　　35.5g

- ●たんぱく質　32.3g
- ●脂質　　　　　8.5g

鶏胸肉（皮つき） 1枚（200g）
266kcal
- ●たんぱく質　42.6g
- ●脂質　　　　11.8g

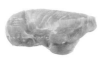

鶏胸肉（皮なし） 1枚（170g）
179kcal
- ●たんぱく質　39.6g
- ●脂質　　　　　3.2g

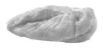

鶏手羽元 1本（60g）
74kcal
- ●たんぱく質　7.6g
- ●脂質　　　　5.4g

鶏手羽先 1本（70g）
87kcal
- ●たんぱく質　7.3g
- ●脂質　　　　6.8g

鶏ささ身 1本（40g）
37kcal
- ●たんぱく質　9.1g
- ●脂質　　　　0.3g

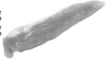

ハム1枚、ベーコン1枚、ウインナー1本… カロリーが高いのは？

ウインナーソーセージ
1本（20g）
64kcal

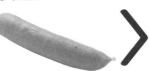
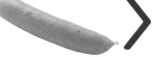

ベーコン 1枚（15g）
60kcal

ロースハム 1枚（20g）
42kcal

- ●たんぱく質　2.3g
- ●脂質　　　　6.1g

- ●たんぱく質　1.9g
- ●脂質　　　　5.9g

- ●たんぱく質　3.7g
- ●脂質　　　　2.9g

ウインナーやベーコンなどの肉加工品は、脂質も多めです。

青背の魚と白身魚、栄養価が高いのは？

青背の魚はIPA、DHAが豊富、
白身魚は低脂肪で低カロリー

あじ、いわし、さんまなどの青背の魚に含まれるIPA（イコサペンタエン酸）、DHA（ドコサヘキサエン酸）は魚特有の脂肪酸で、血液をサラサラにする成分として知られています。それにくらべて白身魚は栄養的に劣っているようなイメージを持たれがちですが、良質のたんぱく質が豊富で、しかも低脂肪・低カロリー。また、まぐろなどの赤身は高たんぱくでIPAやDHAも含まれています。

＊IPA、DHAはn-3系脂肪酸に含まれる。摂取基準は225ページ参照。

あじ 中1尾（150g）
76kcal

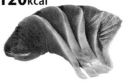

IPA	DHA
0.20g	0.38g

●たんぱく質　13.4g
●脂質　　　　 3.1g

さんま 1尾（150g）
281kcal

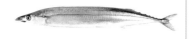

IPA	DHA
1.47g	2.16g

●たんぱく質　17.7g
●脂質　　　　25.1g

さば 1切れ（80g）
169kcal

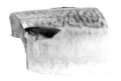

IPA	DHA
0.55g	0.76g

●たんぱく質　16.5g
●脂質　　　　13.4g

かつお（戻りがつお）
刺し身　5切れ（80g）
120kcal

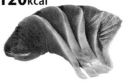

IPA	DHA
0.32g	0.78g

●たんぱく質　20.0g
●脂質　　　　 5.0g

たい（養殖） 1切れ（100g）
160kcal

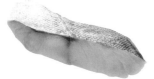

IPA	DHA
0.52g	0.78g

●たんぱく質　20.9g
●脂質　　　　 9.4g

さけ（白さけ）
1切れ（80g）**99**kcal

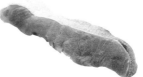

IPA	DHA
0.19g	0.37g

●たんぱく質　17.8g
●脂質　　　　 3.3g

まぐろ（天然・赤身）
刺し身5切れ（50g）
58kcal

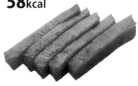

IPA	DHA
0.01g	0.06g

●たんぱく質　13.2g
●脂質　　　　 0.7g

えび、たこ、いかは栄養があるの？

健康効果成分のタウリンが豊富

いか、たこ、えび、貝類は、吸収しやすいたんぱく質を含んでいます。なかでもタウリンという成分はアミノ酸の一種で、魚より豊富に含んでいます。タウリンは、血圧を正常に保つ、コレステロールを下げるなどの効果があるといわれており、IPAやDHAと並ぶ、健康効果成分です。

えび 1尾（無頭・40g）
26kcal

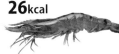

- たんぱく質　6.3g
- 脂質　　　　0.1g

たこ（ゆで）
足1本（150g）
137kcal

- たんぱく質　32.6g
- 脂質　　　　1.1g

あさり（殻つき）
約25個
27kcal

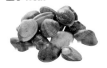

- たんぱく質　6.0g
- 脂質　　　　0.3g

いか（するめ）
1ぱい（300g）
160kcal

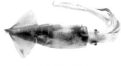

- たんぱく質　37.6g
- 脂質　　　　1.7g

かき（殻つき）
2個（100g）
15kcal

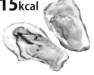

- たんぱく質　1.7g
- 脂質　　　　0.6g

塩ざけ、はんぺん、イクラ… 塩分が多いのは？

1食分のめやす量でくらべてみると

はんぺん
小1枚（100g）
食塩相当量 1.5g
93kcal

- たんぱく質　9.9g
- 脂質　　　　1.0g

塩ざけ（白さけ）
1切れ（80g）
食塩相当量 1.4g
146kcal

- たんぱく質　17.9g
- 脂質　　　　8.9g

イクラ
大さじ1杯（16g）
40kcal

食塩相当量 0.4g

- たんぱく質　5.2g
- 脂質　　　　2.5g

塩ざけや干物は使う塩の量で違いがありますが、塩分が高めです。はんぺんやちくわなどの練り製品も、塩分が多く含まれているものがあります。

辛子明太子 中1腹（70g）
85kcal

食塩相当量 4.5g

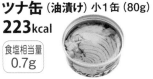

- たんぱく質　14.7g
- 脂質　　　　2.3g

ツナ缶（油漬け）小1缶（80g）
223kcal

食塩相当量 0.7g

- たんぱく質　15.0g
- 脂質　　　　18.9g

焼きちくわ 小1本（30g）
36kcal

食塩相当量 0.6g

- たんぱく質　3.7g
- 脂質　　　　0.6g

牛乳1杯でカルシウムは〇mg？

1杯で231mg

牛乳および牛乳製品には、カルシウムが豊富に含まれています。しかも、他の食品にくらべて吸収率が高いのが特徴です。チーズは脂質量が多い分、エネルギーは高めです。

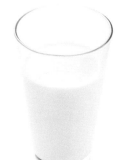

牛乳
コップ1杯（200ml）
128kcal
- ●たんぱく質　6.9g
- ●脂質　　　　8.0g

カルシウム
231mg

プレーンヨーグルト
カップ1杯（200ml）
118kcal
- ●たんぱく質 7.6g
- ●脂質　　　 6.3g

カルシウム
252mg

ドリンクヨーグルト
コップ1杯（200ml）
134kcal
- ●たんぱく質 6.1g
- ●脂質　　　 1.1g

カルシウム
231mg

ピザ用チーズ
30g
110kcal
- ●たんぱく質 8.4g
- ●脂質　　　 8.5g

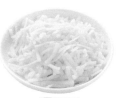

カルシウム
210mg

スライスチーズ
1枚（19g）
59kcal
- ●たんぱく質 4.3g
- ●脂質　　　 4.9g

カルシウム
120mg

プロセスチーズ
3個（60g）
188kcal
- ●たんぱく質 13.6g
- ●脂質　　　 15.6g

カルシウム
378mg

カテージチーズ
100g
99kcal
- ●たんぱく質 13.3g
- ●脂質　　　 4.5g

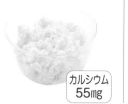

カルシウム
55mg

粉チーズ
大さじ1杯（6g）
27kcal
- ●たんぱく質 2.6g
- ●脂質　　　 1.8g

カルシウム
78mg

木綿豆腐と絹ごし豆腐、カロリーが高いのは？

木綿豆腐 1丁（300g） **219**kcal

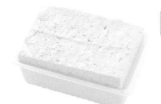

脂質
14.7g

- ●たんぱく質　21.0g
- ●食塩相当量　　微

絹ごし豆腐 1丁（300g） **168**kcal

脂質
10.5g

- ●たんぱく質　15.9g
- ●食塩相当量　　微

木綿と絹ごしでは製法に違いがありますが、どちらも原料が大豆。木綿のほうがカロリーが少し高めですが、良質のたんぱく質に富み、栄養価が高く、低カロリーです。ただし、厚揚げと油揚げは、油で揚げている分、豆腐よりカロリーは高め。調理する際に熱湯を回しかけて油抜きすると、カロリーが減らせます。

生揚げ　1枚（150g）

215kcal 　脂質 17.0g

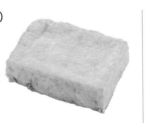

- ●たんぱく質　16.1g
- ●食塩相当量　　0g

おから　カップ1杯分（80g）

70kcal 　脂質 2.9g

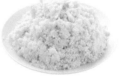

- ●たんぱく質　4.9g
- ●食塩相当量　　0g

油揚げ　1枚（20g）

75kcal 　脂質 6.9g

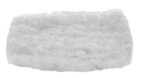

- ●たんぱく質　4.7g
- ●食塩相当量　　0g

高野豆腐　1個（20g）

106kcal 　脂質 6.8g

- ●たんぱく質　10.1g
- ●食塩相当量　　0.2g

納豆　小1パック（50g）

95kcal 　脂質 5.0g

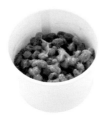

- ●たんぱく質　8.3g
- ●食塩相当量　　0g

豆乳
コップ1杯（200mℓ）

92kcal 　脂質 4.2g

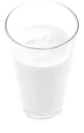

- ●たんぱく質　7.6g
- ●食塩相当量　　0g

じゃがいも1個、れんこん1節、玉ねぎ1個… 糖質が多いのは？

れんこん 小1節 (150g)
79kcal 　糖質 16.2g

じゃがいも 1個 (150g)
80kcal 　糖質 11.3g

玉ねぎ 中1個 (150g)
47kcal 　糖質 9.7g

じゃがいも、さつまいもなどのいも類、かぼちゃ、にんじん、れんこん、ごぼう、とうもろこしなどは糖質が多く、その分、エネルギーも高めになります。ほかにも玉ねぎやかぶ、白菜なども糖質がやや多い野菜。血糖値が気になる方は、把握しておきましょう。

さつまいも (皮つき) 中1本 (250g)
311kcal 　糖質 74.2g

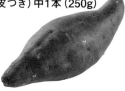

かぼちゃ 1/4個 (400g)
281kcal 　糖質 61.6g

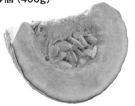

とうもろこし 1本 (450g)
200kcal 　糖質 31.1g

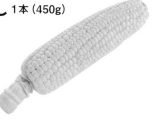

長いも 20cm長さ (400g)
230kcal 　糖質 46.4g

ごぼう 中1本 (200g)
104kcal 　糖質 17.5g

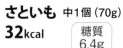

にんじん 中1本 (200g)
54kcal 　糖質 11.3g

さといも 中1個 (70g)
32kcal 　糖質 6.4g

キウイ、みかん、柿… ビタミンCが多いのは？

柿 1個（200g）
115kcal ビタミンC **127**mg
●糖質 26.0g

キウイ 1個（100g）
43kcal ビタミンC **60**mg
●糖質 9.2g

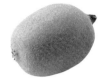

みかん 1個（100g）
39kcal ビタミンC **26**mg
●糖質 8.8g

果物はビタミンCの大切な供給源です。中でも柑橘類には多く含まれていますが、意外に多いのが柿。いちごにも多く含まれています。果物はビタミンCのほか、食物繊維に富み、目と舌を楽しませてくれます。ただ、果物に含まれる果糖は糖分、カロリーともに高めです。

レモン 1個（100g）
42kcal ビタミンC **97**mg
●糖質 7.4g

いちご 10粒（150g）
46kcal ビタミンC **91**mg
●糖質 10.4g

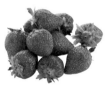

すいか 1/12個（400g）
98kcal ビタミンC **24**mg
●糖質 22.1g

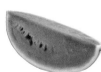

バナナ 1本（150g）
84kcal ビタミンC **14**mg
●糖質 19.3g

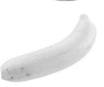

桃 1個（200g）
65kcal ビタミンC **14**mg
●糖質 15.1g

りんご 中1個（250g）
113kcal ビタミンC **9**mg
●糖質 30.0g

なし 1個（300g）
97kcal ビタミンC **8**mg
●糖質 26.5g

洋なし 1個（250g）
102kcal ビタミンC **6**mg
●糖質 26.7g

ぶどう（デラウェア）
1房（150g）
74kcal ビタミンC **3**mg
●糖質 19.5g

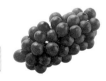

ビール1杯、日本酒1合、白ワイン1杯… 糖質が多いのは？

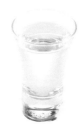

日本酒（純米）
1合（180㎖）
184kcal
糖質
6.5g

>

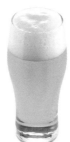

ビール
コップ1杯
（200㎖）
79kcal
糖質
6.3g

>

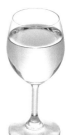

白ワイン
グラス1杯
（80㎖）
60kcal
糖質
1.6g

ビールと日本酒はエネルギー、糖質ともに高めです。ウイスキーや焼酎などの蒸留酒は糖質を含まないので、血糖値が気になる方には、おすすめです。また、梅酒には砂糖が多く含まれるので要注意。

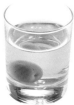

梅酒
ロックグラス1杯
（100㎖）
161kcal
糖質
21.5g

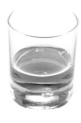

ウイスキー
シングル1杯（30㎖）
68kcal
糖質
0g

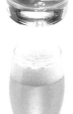

ビール（発泡酒）
コップ1杯（200㎖）
89kcal
糖質
7.3g

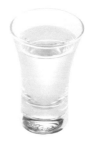

焼酎（乙類）
1合（180㎖）
252kcal
糖質
0g

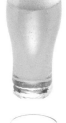
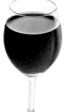

赤ワイン
グラス1杯（80㎖）
54kcal
糖質
1.2g

ウオッカ
シングル1杯（30㎖）
69kcal
糖質
微

大福もちとショートケーキ、**カロリーが高いのは？**

ショートケーキ 1切れ（110g）
345kcal　糖質 46.0g

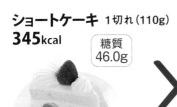

大福もち 1個（60g）
134kcal　糖質 30.8g

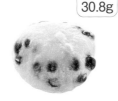

市販のお菓子は脂肪分が多く、エネルギーも高めです。和菓子とくらべると、バターや生クリームを多く使う洋菓子はエネルギーが高めですが、和菓子も糖分が多いので、ダイエットする方は、量を考えて食べましょう。

➡お菓子は230ページ参照

あんパン 1個（100g）
266kcal　糖質 49.7g

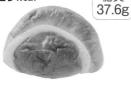

クリームパン 1個（90g）
229kcal　糖質 37.6g

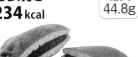

どら焼き 1個（80g）
糖質 44.8g
234kcal

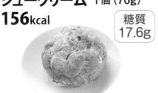

シュークリーム 1個（70g）
156kcal　糖質 17.6g

プリン 1個（80g）　**101**kcal
糖質 11.2g

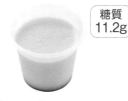

ビスケット 3枚（21g）
89kcal　糖質 15.9g

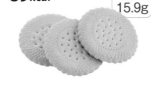

ミルクチョコレート
3かけ（15g）
83kcal　糖質 7.8g

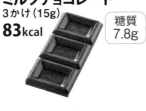

ポテトチップス 10枚（15g）
81kcal　糖質 7.6g

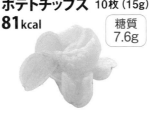

キャラメル 3個（15g）
64kcal　糖質 11.7g

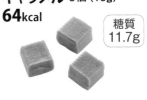

せんべい（しょうゆ味）
1枚（20g）
74kcal　糖質 16.6g

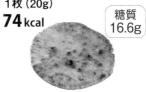

かりんとう 3個（12g）
50kcal　糖質 9.0g

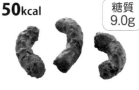

クラッカー 3枚（21g）
101kcal　糖質 13.0g

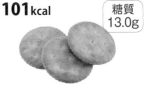

ラーメン、焼きそば、きつねうどん… 塩分が多いのは？

ラーメン
418kcal
食塩相当量
5.4g

きつねうどん
392kcal
食塩相当量
4.3g

焼きそば
442kcal
食塩相当量
3.0g

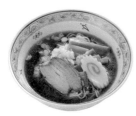 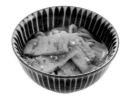 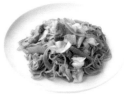

外食や弁当メニュー、テイクアウト食のいちばんの欠点は、「何をどれだけ食べたのか」わかりにくいこと。一般的には高カロリーで、塩分も高めです。特に要注意なのが、汁物の塩分。汁は少し残すなどすれば、減塩につながります。

（＊エネルギーや塩分については、お店により差がありますので、おおよそのめやすとしてご利用ください。）

チャーハン
469kcal
食塩相当量
2.2g

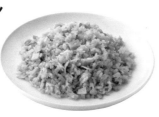

ギョーザ
376kcal
食塩相当量
2.2g

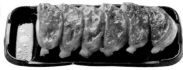

えびグラタン
512kcal
食塩相当量
4.0g

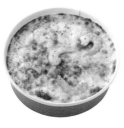

スパゲッティミートソース
625kcal
食塩相当量
4.2g

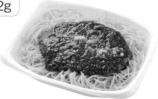

ビーフカレー
628kcal
食塩相当量
3.4g

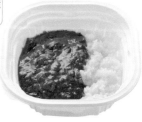

牛丼
733kcal

食塩相当量
1.8g

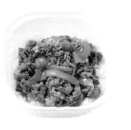

にぎりずし弁当
492kcal

食塩相当量
3.7g

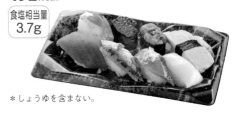

＊しょうゆを含まない。

冷やしとろろそば
312kcal

食塩相当量
1.8g

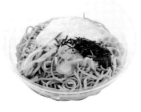

おにぎり（鮭）
225kcal

食塩相当量
0.8g

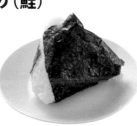

納豆巻き
394kcal

食塩相当量
3.2g

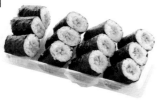

おでん
246kcal

食塩相当量
3.5g

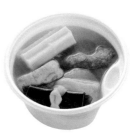

サンドイッチ（ツナ）
388kcal

食塩相当量
2.4g

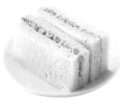

サンドイッチ（卵）
335kcal

食塩相当量
1.8g

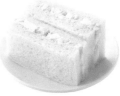

肉まん
266kcal

食塩相当量
1.3g

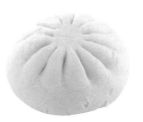

あんまん
273kcal

食塩相当量
0g

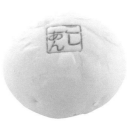

調味料大さじ1杯の
カロリー、塩分、糖質の
早わかり表

大さじ1（15㎖）

塩（精製塩） 18g
0kcal
食塩相当量 17.9g
糖質 0g

しょうゆ 18g
14kcal

食塩相当量 2.6g
糖質 1.4g

しょうゆ（うすくち） 18g
11kcal

食塩相当量 2.9g
糖質 1.0g

みそ（辛みそ・淡色） 18g
33kcal

食塩相当量 2.2g
糖質 3.1g

みりん 18g
43kcal

食塩相当量 0g
糖質 7.8g

酢 15g
9kcal

食塩相当量 0g
糖質 1.1g

砂糖（上白糖） 9g
35kcal

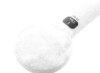

食塩相当量 0g
糖質 8.9g

ソース（中濃） 18g
24kcal

食塩相当量 1.0g
糖質 5.4g

トマトケチャップ 15g
16kcal

食塩相当量 0.5g
糖質 3.9g

マヨネーズ 12g
80kcal

食塩相当量 0.2g
糖質 0.4g

油 12g
106kcal

食塩相当量 0g
糖質 0g

バター（有塩） 12g
84kcal

食塩相当量 0.2g
糖質 微

和風だし（顆粒） 9g
20kcal

食塩相当量 3.7g
糖質 2.8g

早わかりインデックス
きほんの食品成分表

目次

食品成分表

この本の特徴

食品成分表とは、正式には日本食品標準成分表といいます。「国民が日常摂取する食品の成分に関する基礎データを幅広く提供する」ことを目的として、文部科学省が公表しているものです。

掲載されている食品数は穀物、野菜・魚介・肉などの生鮮食品、加工品やし好飲料、調味料など、合計1803食品に達します。掲載されているデータは、食品に含まれるたんぱく質、脂質、炭水化物などの栄養成分や水分含有量、エネルギーなどです。

できるだけ多種類の食品を食べ、栄養バランスをとるためにも、食品の種類とその食品に含まれる栄養素量を知っておくと、食事をとる際に大いに役立ちます。とはいえ、多くの方には、日常、食品成分表を使用する機会は少ないものです。本書では食品数を厳選、栄養成分も必要なものに絞り込むなど、だれにでも使いこなせて、すぐに役立つような工夫を加えました。本書をじょうずに使いこなして、毎日の献立作りや食事療法の際にお役立てください。

 ## 日常よく食べる食品を厳選

本書の基となる『日本食品標準成分表2020年版（八訂）』に掲載の、数ある食品の中から日常食べることが多い食品を厳選しました。また、栄養成分についても食品の特性に合わせて、必要十分なデータに絞って載せてあります。

 ## 1個、1尾、1束、1人分……の成分値がすぐにわかる

一般的な食品成分表に掲載される成分値は、可食部（実際に食べる部分）100gあたりの数値です。

本書では上記に加えて、卵1個、トマト1個、あじ1尾、ほうれんそう1束などきりのよい単位や、1杯、1玉などといった日常よく使う単位で計算した数値を掲載しています。魚介類や野菜類、果実類など食べない部分（廃棄分）がある場合は、それを引いて計算してありますから、換算も楽。栄養価がひと目でわかります。作る人にも、食べる人にも便利です。

食品名は日常、最もよく使われている名称で表記

　一般に食品成分表の食品名には学術名や公的に定められている名称が使われることが多いようです。しかし、これは具体的にどんな食品かイメージしにくく、使いにくいものです。

　本書では、食品名は広く一般的に使われている名称や、だれもが知っている慣用名、通称名を採用しています。

だれでも理解できる食品分類法を採用

　食品成分表は"ひく"ものです。ひきやすいかどうかは、項目の並べ方、つまり食品の分け方にかかっています。本書では16項目として、使いやすい食材順に並べて記載しています。

①穀類	②いも・でんぷん類
③肉類	④魚介類
⑤卵類	⑥乳類
⑦豆類	⑧野菜類
⑨きのこ類	⑩海藻類
⑪果実類	⑫種実類
⑬砂糖・甘味類	⑭調味料・香辛料類
⑮油脂類	⑯し好類

＊菓子類や調理加工食品類は、資料として230ページに掲載

どんな栄養素が多く含まれているかひと目でわかる

　ある食品にどんな栄養素が多く含まれているかを知りたいことがあるものです。そんなとき、すぐにわかるように、食品100g中の栄養成分値のうち特に多く含まれているものは網をかけて示しています。

＊掲載の栄養成分値は右記の13項目です。たんぱく質、脂質、炭水化物、糖質、水分、ナトリウムのデータについては、マーキングはしていません。

食塩相当量	5.8g以上
ビタミンA(レチノール活性当量)	330μg
ビタミンB₁	0.52mg以上
ビタミンB₂	0.55mg以上
ビタミンC	43mg以上
ビタミンE(α-トコフェロール)	4.4mg以上
カルシウム	460mg以上
鉄	6.8mg以上
リン	490mg以上
カリウム	1100mg以上
亜鉛	4.8mg以上
コレステロール	230mg以上
食物繊維総量	10.8g以上

食事療法に役立つ80kcalあたりの重量を掲載

　本書では、80kcalという一定のエネルギーあたりの重量を示してあります。これは、ダイエットや食事療法でよく使われる方法で、80kcalをひとまとまりとして、その個数で食事量を勘定したり調整したりします。

➡くわしくは、222ページ参照

食品分類
食品は、日常的によく食べる食品を16項目に分類。使いやすく食材順に並べています。さらに、各項目ごとに小分類も記載して、より使いやすい工夫をしています。

めやす量
1個、1尾、1束など、日常よく使われる単位であらわした量です。廃棄分（殻や皮、内臓、魚の骨、野菜の皮や根など、捨てる分の重さ）がある場合は、その重量も含みます。また、調味料類など、計量カップや計量スプーンを使用することが多い食品は、カップ、スプーンあたりの成分値で記載しています。

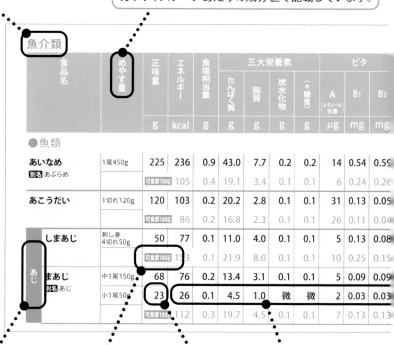

この行には、めやす量あたりの成分値が記載されています。

食品名
日常使うことの多い品目を選び、広く一般に使われている名称、だれもが知っている慣用名、通称で表記しました。

可食部100g
めやす量の成分値とは別に、可食部100gあたりの成分値も併記しました。可食部とは、廃棄分を除いた、実際に食べられる重量で、正味量と同じです。

正味量
実際に食べる量で、全体量から廃棄量（魚の骨、野菜の皮や根など、捨てる分の重さ）を引いた重量です。可食部重量と同じです。

MEMO
食品の廃棄率や特徴、類似食品との差異など栄養的な知識、知っておきたい情報を掲載しました。

➡廃棄率については、10ページ参照

80kcalあたりの重量
それぞれの食品の80kcalあたりの重量（正味量）を掲載しました。

インデックス
食品16項目は、使いやすい食材順に並べて、食品がすぐに探せるように見出しをつけました。さらに、各食品の項目ごとに小分類の見出しもつけています。

ミン		ミネラル						コレステロール	水分	MEMO	80kcalあたりの重量	
C	E	カルシウム	鉄	リン	カリウム	ナトリウム	亜鉛					
mg	mg	mg	mg	mg	mg	mg	mg	mg	g		g	
5	3.8	124	0.9	495	833	338	1.1	171	171.0	廃棄率50%（頭、内臓、骨、ひれなど）。白身だが、脂肪の多い魚	76	穀類
2	1.7	55	0.4	220	370	150	0.5	76	76.0			いも・でんぷん類
微	4.1	18	0.4	204	372	90	0.5	67	95.8	尾の場合、廃棄率60%（頭、内臓、骨、ひれなど）	93	
微	3.4	15	0.3	170	310	75	0.4	56	79.8			肉類
微	0.8	8	0.4	125	195	27	0.6	36	34.5	尾の場合、廃棄率55%（頭、内臓、骨、ひれなど）成分値は養殖のもの	52	魚介類
微	1.6	16	0.7	250	390	53	1.1	71	68.9			卵類
微	0.4	45	0.4	156	245	88	0.7	46	51.1	廃棄率55%（頭、内臓、骨、ひれなど）。一般にあじといえば真あじをさす		乳類
微	0.1	15	0.1	53	83	30	0.3	16	17.3		71	豆類
微	0.6	66	0.6	230	360	130	1.1	68	75.1			野菜類

（インデックス：きのこ類、海藻類、果実類）

表中の記号
この本の食品成分表に使われている記号には、次のような意味があります。

0	まったく含まないか、含まれていないとみなす
〔0〕	推定値が0
微	0ではないが、微量
〔微〕	推定値が微量
―	未測定のもの、あるいは算定や定量ができなかったためデータが発表されていないもの

表中の単位

kcal	キロカロリー。エネルギーの単位。国際的にはキロジュール（kJ）を使うことが多い。**1kcal＝4.184kJ**
g	グラム。
mg	ミリグラム。ビタミンやミネラルなど、含有量がわずかな栄養素に使われる単位。1000分の1gをあらわす。
μg	マイクログラム。1gの100万分の1をあらわす。本書ではビタミンAに使われる単位。

カップ1杯＝200mℓ **大さじ1杯＝15mℓ** **小さじ1杯＝5mℓ**

この本の見方
栄養素のこと

エネルギー
いわゆるカロリーのことで、熱量を示しています。たんぱく質、脂質、炭水化物の出す熱量の合計です。

食塩相当量
食塩の量だけではなく、食品に自然に含まれる塩分（ナトリウム）を食塩に換算した分も含みます。

三大栄養素

たんぱく質
筋肉や皮膚など体の構成成分として欠かせない栄養素。肉や魚介、乳類などの動物性の食品に含まれるもの、豆類など植物性の食品に含まれるものがあります。

脂質
脂質は1gで約9kcalと高カロリーですが、効率のよいエネルギー源。ホルモンや細胞膜などの材料にもなる、貴重なエネルギー源です。

炭水化物
体のエネルギー源となる成分。成分値には、食物繊維も含まれています。

（＊糖質）
糖質の量は、炭水化物の値から食物繊維を引くことで算出したものです。糖質にはでんぷんと甘い糖分があります。

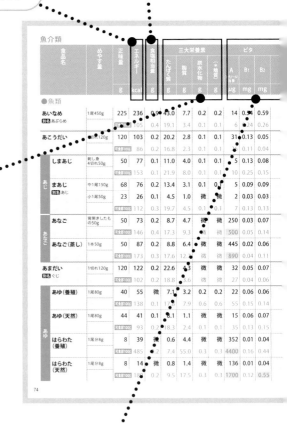

ビタミン

ビタミンは体の調子をととのえる潤滑油の働きをします。本書では、ビタミンA・E・B₁・B₂・Cを掲載しています。

ビタミンA（レチノール活性当量）
筋肉や皮膚など体の主成分として欠かせない栄養素。肉や魚介、乳類などの動物性の食品に含まれるもの、緑黄色野菜など植物性の食品に含まれるものがあります。

ビタミンB₁
炭水化物の代謝を促す補酵素として働きます。欠乏すると食欲不振や倦怠感などを起こします。

ビタミンB₂
炭水化物、脂質、たんぱく質の代謝を促します。また、皮膚の健康を保ち、過酸化脂質の分解を助ける働きもあります。

6

無機質ともいいます。体の構成成分になったり、機能を調整する働きがあります。食事摂取基準が示されているものは13種類ありますが、本書では次の6種を掲載しています。

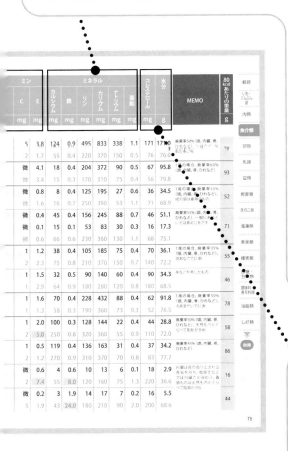

カルシウム
骨や歯の主成分となる栄養素。現代人は不足しやすい栄養素のひとつです。

鉄
ヘモグロビンやミオグロビンの構成成分。「血」となり、酸素を運びます。

リン
カルシウムと結合して骨や歯の主成分になる栄養素です。

カリウム
体内の水分量を調節する働きがあります。

ナトリウム
カリウムとともに体内の水分量を調整する働きがあります。

亜鉛
体内で代謝を促す酵素やホルモンの構成成分になります。免疫力の維持、細胞の再生や味覚の正常化に関わります。

ビタミンC
血管、皮膚、筋肉、骨などの形成に関与し、鉄の吸収を助け、抗酸化作用も高い成分。

ビタミンE
強い抗酸化作用があります。『日本食品標準成分表2020年版（八訂）』に掲載されているビタミンEは、α、βなど、トコフェロール4項目。本書では、α-トコフェロールの数値を掲載しました。

その他

コレステロール（または食物繊維総量）
食物繊維は主に植物性食品に含まれ、コレステロールは主に動物性食品に含まれるため、この部分の項目は、食品が植物性の場合は「食物繊維総量」、動物性の場合は「コレステロール」になります。

水分
食品に含まれる水分です。乾燥品でも、多少の水分は含みます。

➡栄養素のくわしい説明は、20ページ参照

成分値は可食部（食べる部分）で計算します

食品には食べられる部分と、食べずに捨ててしまう部分があります。たとえば、卵でいえば殻、魚1尾でいえば骨などです。こうした部分を「廃棄部」といい、その重量を「廃棄量」といいます。

可食部とは、その食品全体から廃棄部を除いた、食べられる部分のことです。ちなみに正味量とは、その食品全体量から廃棄量を差し引いた重量のこと。つまり、正味量と可食部の重量は同じ意味です。

食品成分表のデータを使って、食品ごとのエネルギーと塩分（食塩相当量）を計算しましょう！

計算方法は2つ

A 卵1個、魚1尾、ほうれんそう1束など、日常よく使う単位、めやす量の数値で計算する

B 食品の可食部100gの数値、食品の廃棄率で計算する

例1 あじ中1尾（150g）の場合

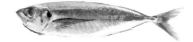

A めやす量で調べる

STEP1 | インデックスを利用して、データを探します

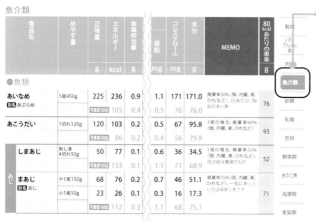

魚介類

食品名	めやす量	正味量	エネルギー	食塩相当量	亜鉛	コレステロール	水分	MEMO	80kcalあたりの重量
		g	kcal	g	mg	mg	g		g
●魚類									
あいなめ 別名 あぶらめ	1尾450g	225	236	0.9	1.1	171	171.0	廃棄率50%（頭、内臓、骨、ひれなど）、白身だが、脂肪の多い魚	76
	可食部100g	105		0.4	0.5	76	76.0		
あこうだい	1切れ120g	120	103	0.2	0.5	67	95.8	1尾の場合、廃棄率60%（頭、内臓、骨、ひれなど）	93
	可食部100g		86	0.2	0.4	56	79.8		
しまあじ	刺し身4切れ50g	50	77	0.1	0.6	36	34.5	1尾の場合、廃棄率55%（頭、内臓、骨、ひれなど）、成分値は養殖のもの	52
	可食部100g		153	0.1	1.1	71	68.9		
まあじ 別名 あじ	中1尾150g	68	76	0.2	0.7	46	51.1	廃棄率55%（頭、内臓、骨、ひれなど）、一般にあじといえば自然に当てさす	71
	小1尾50g	23	26	0.1	0.3	16	17.3		
	可食部100g		112	0.3	1.1	68	75.1		

穀類 いも でんぷん類 肉類 **魚介類** 卵類 乳類 豆類 野菜類 きのこ類 海藻類 果実類

本書のインデックスを利用して、調べたい食品のデータを探します。あじ中1尾（150g）の場合、「魚介類」→「魚類」のインデックスを開き、あじ→まあじの項目をチェックします。

*または、233ページからの索引を利用してもOK。掲載されている食品名が五十音順に並んでいます。あじの場合は、「あ」の一覧を探すとすぐにわかるようになっています。

魚介類

食品名	めやす量		正味量	エネルギー	食塩相当量	三大栄養素		炭水化物		ミネラル					コレステロール	水分	MEMO	80kcalあたりの重量
						たんぱく質	脂質			リン	カリウム	ナトリウム	亜鉛					
			g	kcal	g	g	g	g		mg	mg	mg	mg	mg	g		g

●魚類

あいなめ 別名 あぶらめ	1尾450g		225	236	0.9	43.0	7.7	0.2	9	495	833	338	1.1	171	171.0	廃棄率50%（頭、内臓、骨、ひれなど）、白身だが、脂肪の多い魚	76
		可食部100g	105		0.4	19.1	3.4	0.1	4	220	370	150	0.5	76	76.0		
あこうだい	1切れ120g		120	103	0.2	20.2	2.8	0.1	4	204	372	90	0.5	67	95.8	1尾の場合、廃棄率60%（頭、内臓、骨、ひれなど）	93
		可食部100g	00		0.2	16.8	2.3	0.1	3	170	310	75	0.4	56	79.8		
しまあじ	刺し身 4切れ50g		50	77	0.1	11.0	4.0	0.1	4	125	195	27	0.6	36	34.5	1尾の場合、廃棄率55%（頭、内臓、骨、ひれなど）、成分値は養殖のもの	67
		可食部100g	153		0.1	21.9	8.0	0.1	7	250	390	53	1.1	71	68.9		
あじ まあじ 別名 あじ	中1尾150g		68	76	0.2	13.4	3.1	0.1	4	156	245	88	0.7	46	51.1	廃棄率55%（頭、内臓、骨、ひれなど）、一般にあじといえば真あじをさす	71
	小1尾50g		23	26	0.1	4.5	1.0	微	1	53	83	30	0.3	16	17.3		
		可食100g	112		0.3	19.7	4.5	0.1	6	230	360	130	1.1	68	75.1		

めやす量だから重量の計算が必要ない！

結果

あじ（まあじ）中1尾（150g）の 可食部（正味量） は…… **68g**

- ☑ エネルギーは「エネルギー」の項目を確認！
- ☑ 塩分は「食塩相当量」の項目を確認！

ココをCHECK 食塩相当量とナトリウムの違いは？

　一般にいう塩分は、「食塩相当量」にあたります。食塩相当量はナトリウム量に2.54を乗じて算出した数字です。計算の際に、小数第2位以下を四捨五入しており、多少の誤差が生じます。より正確な値を知りたい場合は、ナトリウムの値から計算してください。

＜ナトリウムから塩分量を算出する方法＞

$$食塩相当量(g) = ナトリウム値(mg) \times 2.54^* \div 1000$$

＊は塩分換算係数です

あじ中1尾（150g）の場合…

$$ナトリウム値(88mg) \times 2.54 \div 1000 = 0.22352 \Rightarrow ≒ 0.2g$$

結果
あじ中1尾（150g）の成分値は

- ●エネルギー **76kcal**
- ●塩分（食塩相当量） **0.2g**

卵1個、魚1尾の全体量（全体の重量）に占める廃棄量の割合（%）を廃棄率といいます。廃棄率がわかっていれば、栄養計算に必要な可食部（食べる部分）の重量がわかります。たとえば、あじ1尾の重量がめやす量の150gではなく、少し大きめで200gの場合は、廃棄率で可食部を計算します。

例2 あじ1尾（200g）の場合

STEP 1　MEMO欄の廃棄率をチェックして、可食部の重量を計算します

魚介類

食品名	めやす量	正味量	エネルギー	食塩相当量	三大栄養素				ミネラル				コレステロール	水分	MEMO	80kcalあたりの重量
					たんぱく質	脂質	炭水化物		リン	カリウム	ナトリウム	亜鉛				
		g	kcal	g	g	g	g		mg	mg	mg	mg	mg	g		g
●魚類																
あいなめ 別名 あぶらめ	1尾450g	225	236	0.9	43.0	7.7	0.2	9	495	833	338	1.1	171	171.0	廃棄率50%（頭、内臓、骨、ひれなど）。白身だか、脂肪の多い魚	76
	可食部100g		105	0.4	19.1	3.4	0.1	4	220	370	150	0.5	76	76.0		
あこうだい	1切れ120g	120	103	0.2	20.2	2.8	0.1	4	204	372	90	0.5	67	95.8	1尾の場合、廃棄率60%（頭、内臓、骨、ひれなど）	93
	可食部100g		86	0.2	16.8	2.3	0.1	3	170	310	75	0.4	56	79.8		
あじ｜ **しまあじ**	刺し身4切れ50g	50	77	0.1	11.0	4.0	0.1	4	125	195	27	0.6	36	34.5	1尾の場合、廃棄率55%（頭、内臓、骨、ひれなど）。成分値は養殖のもの	52
	可食部100g		153	0.1	21.9	8.0	0.1	7	250	390	53	1.1	71	68.9		
あじ｜ **まあじ** 別名 あじ	中1尾150g	68	76	0.2	13.4	3.1	0.1	4	156	245	88	0.7	46	51.1	廃棄率55%（頭、内臓、骨、ひれなど）。単にあじといえばまあじをさす	71
	小1尾50g	23	26	0.1	4.5	1.0	微	1	53	83	30	0.3	16	17.3		
	可食部100g		112	0.3	19.7	4.5	0.1	6	230	360	130	1.1	68	75.1		
あなご	背開きしたも	50	73	0.2	8.7	4.7	微	4	105	185	75	0.4	70	36.1	1尾の場合、廃棄率35%	

＜廃棄率から可食部を算出する方法＞

$$食品全体(g) \times \frac{100(\%) - 廃棄率(\%)}{100(\%)} = \boxed{可食部(g)}$$

あじ（まあじ）1尾200gの可食部は…

$$200(g) \times \frac{100(\%) - 55(\%)}{100(\%)} = 90(g)$$

結果 可食部の重量は**90g**と計算できます

＜可食部100ｇから栄養成分を算出する方法＞

$$可食部100g あたり成分値 × 可食部の 重さ (g) ÷ 100 (g) = 成分値$$

エネルギーは…

$$112 (kcal) × 90 (g) ÷ 100 (g) = 100.8 \text{ kcal} ➡ ≒ 101 \text{ kcal}$$

食塩相当量は…

$$0.3 (g) × 90 (g) ÷ 100 (g) = 0.27 (g) ➡ ≒ 0.3 g$$

ココを CHECK

割り切れない数字は 四捨五入！

計算の結果、数字が割り切れない場合は、端数を四捨五入します。どの桁で四捨五入するかは、栄養素によって違いますので、成分表の表示（単位）を参考にしてください。

結果
- ●エネルギー　　101kcal
- ●塩分（食塩相当量）　0.3g

例3 あじ1尾（100g）の場合

$$100 (g) × \frac{100 (\%) − 廃棄率 55 (\%)}{100 (\%)} = 45 (g) （可食部）$$

エネルギーは…

$$112 (kcal) × 45 (g) ÷ 100 (g) = 50.4 ➡ ≒ 50 \text{ kcal}$$

食塩相当量は…

$$0.3 (g) × 45 (g) ÷ 100 (g) = 0.135 ➡ ≒ 0.1 g$$

結果 ●エネルギー　50kcal　●塩分（食塩相当量）　0.1g

例4 卵Mサイズ1個の場合

8〜9ページと同じように、インデックスを利用して、必要な食品の
データを探します。卵の場合、「卵類」→「卵」のページを開きます。

卵類

食品名		めやす量	正味量	エネルギー	食塩相当量	三大栄養素			ビタ			ミン		ミネラル							コレステロール	水分	MEMO	80kcalあたりの重量	類別
						たんぱく質	脂質	炭水化物	糖質	A	B₁	B₂	C	E	カルシウム	鉄	リン	カリウム	ナトリウム	亜鉛					いも・ でんぷん類
			g	kcal	g	g	g	g	g	µg	mg	mg	mg	mg	mg	mg	mg	mg	mg	mg	mg	g			魚介類
●卵																									卵類
鶏卵	全卵	Lサイズ1個 70g	60	85	0.2	7.3	6.1	0.2	0.2	126	0.04	0.22	0	0.8	28	0.9	102	78	84	0.7	222	45.0	廃棄率15%（卵殻、殻についた卵白も含む）。殻が付着した場合は…		乳類
		Mサイズ1個 60g	51	72	0.2	6.2	5.1	0.2	0.2	107	0.03	0.19	0	0.7	23	0.8	87	66	71	0.6	189	38.3		56	豆類
		Sサイズ 1個55g	47	67	0.2	5.7	4.8	0.2	0.2	99	0.03	0.17	0	0.7	21	0.7	80	61	66	0.5	174	35.3			野菜類
		可食部100g	142	0.4	12.2	10.2	0.4	0.4	210	0.06	0.37	0	1.3	46	1.5	170	130	140	1.1	370	75.0			
	卵黄	Mサイズ 1個分20g	15.8	53	微	3.6	5.4	微	微	109	0.04	0.07	0	0.7	22	0.8	91	16	8	0.6	190	7.8		24	きのこ類
		可食部100g	336	0.1	10.1	34.3	0.2	0.2	690	0.21	0.45	0	4.5	140	4.8	540	100	53	3.6	1200	49.6			
	卵白	Mサイズ 1個分30g	35.5	16	0.2	3.2	微	0.1	0.1	0	0	0.12	0	0	3	微	4	42	54	微	微	26.5		182	海藻類
		可食部100g	44	0.5	10.5	微	0.2	0.2	0	0	0.39	0	0	6	微	11	140	180	微	0	88.4			

卵Mサイズ1個60gの
可食部重量は……51g

結果
●エネルギー　72kcal
●塩分（食塩相当量）　0.2g

- -

例5 牛乳コップ1杯の場合

8〜9ページと同じように、インデックスを利用して、
必要な食品のデータを探します。牛乳の場合、「乳類」→「乳・乳飲料」の
ページを開き、牛乳→普通を確認します。

			g	kcal	g	g	g	g	g	µg	mg	mg		mg	mg	mg	mg	mg	mg	mg	mg	mg	g			g	乳類
●乳・乳飲料																											魚介類
牛乳	普通	コップ1杯 (200ml)210g	210	128	0.2	6.9	8.0	10.1	10.1	80	0.08	0.32		2	0.2	231	微	195	315	86	0.8	25	183.5			131	卵類
		大さじ1杯 (15ml)15g	15	9	微	0.5	0.6	0.7	0.7	6	0.01	0.02		微	微	17	微	14	23	6	0.1	2	13.1				乳類
		小さじ1杯 (5ml)5g	5	3	微	0.2	0.2	0.2	0.2	2	微	0.01		微	微	6	微	5	8	2	微	1	4.4				豆類
		可食部100g	61	0.1	3.3	3.8	4.8	4.8	38	0.04	0.15		1	0.1	110	微	93	150	41	0.4	12	87.4				
	濃厚	コップ1杯 (200ml)210g	210	147	0.2	7.1	8.8	11.1	11.1	74	0.06	0.36		微	0.2	231	0.2	210	357	116	0.6	34	181.2			114	野菜類
		大さじ1杯 (15ml)16g	16	11	微	0.5	0.7	0.8	0.8	6	微	0.03		微	微	18	微	16	27	9	0.1	3	13.8				きのこ類
		可食部100g	70	0.1	3.4	4.2	5.3	5.3	35	0.03	0.17		微	0.1	110	微	100	170	55	0.3	16	86.3				
	低脂肪	コップ1杯 (200ml)210g	210	88	0.4	8.0	2.1	11.6	11.6	27	0.08	0.38		微	微	273	0.2	189	399	126	0.8	13	186.5				海藻類

牛乳コップ1杯200mlの
可食部重量は……210g

ココを
CHECK
容量と重量は違います

コップ1杯、カップ1杯の容量（かさ・ml）と、各容量に
入る重量（重さ・g）は食品によって異なります。たとえ
ば、水は1カップ（200ml）＝200gですが、牛乳（普
通）は200ml＝206.4g≒210gになります。食品ごと
に容量と重量を示していますので、参考にしてくださ
い。

結果
●エネルギー　128kcal
●塩分（食塩相当量）　0.2g

例6 ご飯(精白米)130gの場合

8〜9ページと同じように、インデックスを利用して、必要な食品の
データを探します。ご飯(精白米)の場合、「穀類」→「米」のページを開
き、ご飯→精白米を確認します。

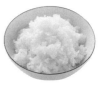

食品名		めやす量	正味量	エネルギー	食塩相当量	三大栄養素			ビタ				ミン		ミネラル							食物繊維総量	水分	MEMO	80kcalあたりの重量	
						たんぱく質	脂質	炭水化物	(糖質)	A レチノール活性当量	B₁	B₂	C	E	カルシウム	鉄	リン	カリウム	ナトリウム	亜鉛						
			g	kcal	g	g	g	g	g	μg	mg	mg	mg	mg	mg	mg	mg	mg	mg	mg	g	g		g	
●米																										
玄米		1合150g	150	519	0	10.2	4.1	111.5	107.2	微	0.62	0.06	(0)	1.8	14	3.2	435	345	2	2.7	4.5	22.4	ビタミンB群が豊富に含まれる	23	
玄米		茶碗1杯150g	150	228	0	4.2	0.9	47.7	45.5	(0)	0.24	0.03	(0)	0.8	11	0.9	195	143	2	1.2	2.1	90.0		53	
		可食部100g	152	0	2.8	1.0	35.6	34.2	(0)	0.16	0.02	(0)	0.5	7	0.6	130	95	1	0.8	1.4	60.0				
精白米		茶碗1杯150g	150	234	0	3.8	0.5	55.7	53.4	(0)	0.03	0.02	(0)	微	5	0.2	51	44	2	0.9	2.3	90.0		51	
		可食部100g	156	0	2.5	0.3	37.1	35.6	0	0.02	0.01														

ご飯(精白米)130gの可食部重量は……**130g**
エネルギーは… 156(kcal)× 130(g)÷ 100
　　　　　　　＝202.8 ➡ ≒ 203 kcal
食塩相当量は… **0 g**

結果
●エネルギー　**203kcal**
●塩分(食塩相当量)　**0g**

例7 大豆(ゆで)50gの場合

8〜9ページと同じように、インデックスを利用して、
必要な食品のデータを探します。大豆の場合、「豆類」→「豆」の
ページを開き、大豆→国産(ゆで)を確認します。

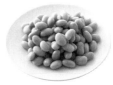

●豆→そら豆、グリンピース、枝豆は野菜類

食品名		めやす量	正味量	エネルギー	食塩相当量	たんぱく質	脂質	炭水化物	(糖質)	A	B₁	B₂	C	E	カルシウム	鉄	リン	カリウム	ナトリウム	亜鉛	食物繊維	水分	MEMO	
あずき	乾燥	カップ1杯170g	170	517	0	35.4	3.4	101.3	59.2	2	0.78	0.27	3	微	119	9.4	595	2210	2	4.1	42.2	30.3	水分をほとんど含まないので調理前の大豆の重さが重くなる場合も	26
		大さじ1杯12g	12	36	0	2.5	0.2	7.2	4.2	微	0.06	0.02	微	微	8	0.7	42	156	微	0.3	3.0	2.1		
		可食部100g	304	0	20.8	2.0	59.6	34.8	1	0.46	0.16	2	0.1	70	5.5	350	1300	1	2.4	24.8	17.8		
	ゆで			122	0	8.6	0.8	25.6	13.5	微	0.15	0.04	微	0.1	27	1.6	95	430	1	0.9	12.1	63.9		65
大豆	乾燥		160	449	0	35.4	4.0	90.2	58.9	1	1.02	0.53	微	0.2	224	9.4	592	2340	4	4.0	31.4	24.5	しょうゆや豆腐の原料	
	国産(乾燥)	カップ1杯150g	150	558	0	50.7	29.6	44.3	12.0	2.0	1.07	0.39	5	3.5	270	10.2	735	2850	2	4.7	32.3	18.6	乾燥した豆。蒸して、煮て、炒り豆、納豆、きな粉など保存食の多くの作り方	22
		大さじ1杯13g	13	48	0	4.4	2.6	3.8	1.0	微	0.09	0.03	微	0.3	23	0.9	64	247	微	0.4	2.8	1.6		
		可食部100g	372	0	33.8	19.7	29.5	8.0	1	0.71	0.26	3	2.3	180	6.8	490	1900	1	3.1	21.5	12.4		
	国産(ゆで)	カップ1杯130g	130	212	0	19.2	12.7	10.9	0.1	微	0.22	0.10	微	2.1	103	2.9	247	689	1	2.5	11.1	85.0	ゆでると、乾燥品の重量の約2.2倍にふえる	49
		可食部100g	163	0	14.8	9.8	8.4	0.1	微	0.17	0.08	微	1.6	79	2.2	190	530	1	1.9	8.5	65.4		

ココをCHECK 乾燥とゆでた大豆では重量が違います

食品はゆでると、水分を含み重くなります。
大豆の場合、ゆでると乾燥品の約2.2倍
にふえます。大豆(乾燥)50gをゆでると、
50g×2.2＝110gになります。

大豆(ゆで)50gの可食部重量は……**50g**
エネルギーは… 163(kcal)× 50(g)÷ 100
　　　　　　　＝ 81.5 ➡ ≒ 82kcal
食塩相当量は… **0 g**

結果 ●エネルギー　**82kcal**
　　　　●塩分(食塩相当量)　**0g**

この本の使い方
②料理のレシピから栄養計算をする

料理のレシピから、エネルギー、塩分を計算してみましょう！

食品のそれぞれの成分値を調べることができたら、次は料理の栄養計算をしてみましょう。
本書は食品のめやす量ごとに、成分値を掲載しているので栄養計算が楽です。

料理例❶ さばのみそ煮の場合

材料(1人分)

さば……………… 1切れ
A ┌ 酒 ……… 大さじ2
　 │ 水 ……… 1/2カップ
　 │ 砂糖 ……… 大さじ1
　 │ しょうが(薄切りか細切り)
　 └ ……………… 1/2かけ分
みそ……………… 大さじ1

作り方

1 小鍋か小さなフライパンにAを入れて煮立て、さば(2つに切る)を皮目を上にして入れる。再び煮立ったら火を弱め、落としぶたをして6〜7分煮る。

2 1の煮汁でみそをときのばして加え、煮汁を魚の表面にかけながらさらに2〜3分煮る。

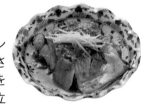

STEP1 各食品の可食部の重量を確認し、それぞれの栄養計算をします

P8〜9と同じように、インデックスから調べたい食品を見つけます。レシピにある材料、調味料すべての重量をまず、確認します。

魚介類

食品名	めやす量	正味量	エネルギー	食塩相当量	たんぱく質	脂質	炭水化物	(うち糖質)	A(レチノール活性当量)	B1	B2	C	E	カルシウム	鉄	リン	カリウム	ナトリウム	亜鉛	コレステロール	水分	MEMO	80kcalあたりの重量
		g	kcal	g	g	g	g	g	µg	mg	mg	mg	mg	mg	mg	mg	mg	mg	mg	mg	g		g
こい	筒切り1切れ100g	85	133	0.1	15.0	8.7	0.2	0.2	3	0.39	0.15	微	1.7	8	0.4	153	289	42	1.0	73	60.4	養殖率15%。1尾の場合、50%(頭、内臓、骨、ひれなど)が分け目は廃棄率30%	51
	可食部100g	157	0.1	17.7	10.2	0.2	0.2	4	0.46	0.17	微	2.0	9	0.5	180	340	49	1.2	86	71.0		
こち 別名からだつなど	1尾250g	113	106	0.3	25.4	0.6	0.2	0.2	1	0.08	0.19	1	0.1	58	0.2	294	509	124	0.7	64	85.2	廃棄率55%(頭、内臓、骨、ひれなど)	85
	可食部100g	94	0.3	22.5	0.5	0.2	0.2	1	0.07	0.17	1	0.1	51	0.2	260	450	110	0.6	57	75.4		
こはだ(酢じめ)	1切れ20g	20	37	0.5	3.8	2.0	1.3	1.3	(微)	微	0.03	(0)	0.1	32	0.4	34	24	178	0.2	15	12.3	体長は10cm前後。4〜5cmの時はシンコ、15cmはコノシロ、ツナシ他と	43
	可食部100g	184	2.3	19.1	10.1	6.4	6.4	微	微	0.17	(0)	0.5	160	1.8	170	120	890	0.9	74	61.5		
キングサーモン 別名ますのすけ	1切れ100g	100	176	0.1	19.5	12.5	微	微	160	0.13	0.12	1	3.3	18	0.3	250	380	38	0.4	54	66.5	さけの仲間では最も大型で、全長は最大で2m近く、体重は30kgを超える個体も	45
銀ざけ	1切れ100g	100	188	0.1	19.6	12.8	0.3	0.3	36	0.15	0.14	1	1.8	12	0.3	290	350	48	0.6	60	66.0	天然はほとんど流通せず、輸入品や養殖が主流	42
	可食部100g	124	0.2	22.3	4.1	0.1	0.1	11	0.15	0.21	1		1.2	5	240	350	66	0.5	59	72.3		65
白さけ(塩じめ)	1切れ80g	80	146	1.4	17.9	8.9	0.1	0.1	19	0.11	0.12	1	0.3	13	0.2	216	256	576	0.3	51	50.9	さけの加工品。塩分の強いものは20%前後。塩辛は40%前後の塩分	44
	可食部100g	183	1.8	22.4	11.1	0.1	0.1	24	0.14	0.15	1	0.4	16	0.3	270	320	720	0.4	64	63.6		
白さけ(新巻きざけ)	1切れ80g	80	110	2.4	18.2	4.9	0.1	0.1	(微)	0.14	0.16	1	0.6	22	0.8	184	304	960	0.3	56	53.6	1尾の場合、廃棄率30%。新巻きは甘塩で、塩分は5〜10%が一般的	58
	可食部100g	138	3.0	22.8	6.1	0.1	0.1	(微)	0.18	0.20	1	0.7	28	1.0	230	380	1200	0.4	70	67.0		
まさば	1尾600g	300	633	0.9	61.8	50.4	0.9	0.9	111	0.63	0.93	3	3.9	18	3.6	660	990	330	3.3	183	186.3	廃棄率50%(頭、内臓、骨、ひれなど)。一尾にはこだわらずはまさば	
	半身210g	105	222	0.3	21.6	17.6	0.3	0.3	39	0.22	0.36	1	1.4	6	1.3	231	347	116	1.2	64	65.2		38
さば	1切れ80g	80	169	0.2	16.5	13.4	0.2	0.2	30	0.17	0.25	1	1.0	5	1.0	176	264	88	0.9	49	49.7		
	可食部100g	211	0.3	20.6	16.8	0.3	0.3	37	0.21	0.31	1	1.3	6	1.2	220	330	110	1.1	61	62.1		

(右端インデックス) 穀類／いも・でんぷん類／肉類／卵類／乳類／豆類／野菜類／きのこ類／海藻類／くだもの類（果実類）／調味料・香辛料類／油脂類／し好品類／**魚介類**

さば	魚介類➡魚類➡さば（まさば）（P82）	**1切れ ➡80g**	めやす量の成分値でOK

ココをCHECK 切り身魚の場合、一般的に廃棄率0で計算した成分値を掲載しています。骨がついている場合は、廃棄率0〜10％をめやすにして、可食部を計算します。

●エネルギー　169kcal
●塩分（食塩相当量）0.2g

酒	し好類➡アルコール飲料➡日本酒（清酒）（普通）（P208）

酒大さじ2 ➡30g

100gあたりの成分値を、30g分に計算

●エネルギー
107kcal×30g÷100=32.1 ➡ ≒32kcal
●塩分（食塩相当量）　0g

ココをCHECK 重量×2＝成分値×2ではありません

酒大さじ1のエネルギーは、16kcal。料理の材料では大さじ2。では、16kcal×2倍でいいのでは?と思いがちですが エネルギ 量の数値は小数第1位で四捨五入するため、誤差が出ます。

たとえば、大さじ1（15g）を可食部100gで計算すると……

エネルギー
107kcal×15g÷100=16.05➡ ≒16kcal

単純に16kcal×2倍にすると32kcalに。この場合、可食部100gから計算した32kcalを採用します。

砂糖	砂糖・甘味類➡砂糖類➡車糖（上白糖）（P186）

砂糖大さじ1 ➡9g めやす量の成分値でOK

●エネルギー　35kcal
●塩分（食塩相当量）0g

みそ	調味料・香辛料類➡調味料➡みそ（辛みそ・淡色）（P192）

大さじ1 ➡18g めやす量の成分値でOK

●エネルギー　33kcal
●塩分（食塩相当量）2.2g

しょうが	野菜類➡野菜➡しょうが（しょうが）（P138）

しょうが1/2かけ ➡4g

100gあたりの成分値を、4g分に計算

●エネルギー
28kcal×4g÷100=1.12 ➡ ≒ 1kcal
●塩分（食塩相当量）0g

STEP2 | 各食品の成分値を合算します

●エネルギー　169＋32＋35＋33＋1＝**270kcal**
●塩分（食塩相当量）　0.2＋0＋0＋2.2＋0＝**2.4g**

料理例❷ 鶏のから揚げの場合

栄養成分の計算方法は、**料理例❶**の「さばのみそ煮」と同じですが、揚げ物や炒め物などは、どの程度の量の油を吸収するか、吸収油の計算が必要になってきます。

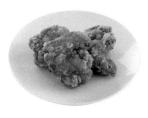

材料（2人分）

鶏もも肉（皮つき） …… 1/2枚
A ┬ しょうゆ …… 大さじ1
　├ 酒 ………… 大さじ1
　├ おろししょうが…1/4かけ分
　└ こしょう ……… 少々
小麦粉、かたくり粉…各大さじ1
揚げ油……………… 適量

作り方

1 鶏肉は食べやすい大きさに切り、**A**をもみ込んで10分おき、下味をつける。
2 **1**の汁けをふきとり、小麦粉とかたくり粉を合わせ、薄くまぶす。
3 揚げ油を中温に熱し、**2**を入れてカラッと揚げる。油をきって器に盛る。

STEP 1 | 各食品の可食部の重量を確認し、それぞれの栄養計算をします

インデックスから調べたい食品を見つけます。レシピにある材料、調味料すべての重量を まず、確認します。

肉類

食品名	めやす量	正味量	エネルギー	食塩相当量	たんぱく質	脂質	炭水化物	（糖質）	A（レチノール当量）	B1	B2	C	E	カルシウム	鉄	リン	カリウム	ナトリウム	亜鉛	コレステロール	水分	MEMO	80kcalあたりの重量
			kcal	g	g	g	g	g	μg	mg	mg	mg	mg	mg	mg	mg	mg	mg	mg	mg	g		g
	可食部100		105	0.1	23.3	1.9	0.1	0.1	9	0.10	0.11	3	0.3	4	0.3	220	370	45	0.7	72	74.6		76
成鶏	1枚300g	300	702	0.3	51.9	57.3	0	0	141	0.21	0.69	3	0.3	24	2.7	330	480	126	5.1	270	188.7	皮および皮下脂肪 30.6%	34
もも（皮つき）	可食部100		234	0.1	17.3	19.1	0	0	47	0.07	0.23	1	0.1	8	0.9	110	160	42	1.7	90	62.9		
若鶏	1枚300g	300	570	0.6	49.8	42.6	0	0	120	0.30	0.45	9	1.5	15	1.8	510	870	186	4.8	267	205.5	皮および皮下脂肪 21.2%	42
	可食部100		190	0.2	16.6	14.2	0	0	40	0.10	0.15	3	0.7	5	0.6	170	290	62	1.6	89	68.5		

鶏もも肉 肉類➡鶏肉➡もも（皮つき）（若鶏）（P64）

1/2枚 ➡150g ［100gあたりの成分値を、150g分に計算］

● エネルギー
190kcal×150g÷100=**285kcal**

● 塩分（食塩相当量）
0.2g×150g÷100= **0.3g**

しょうゆ 調味料・香辛料類➡調味料➡しょうゆ（こいくち）（P190）

しょうゆ大さじ1 ➡18g ［めやす量の成分値でOK］

● エネルギー　　**14kcal**
● 塩分（食塩相当量）**2.6g**

酒 し好類➡アルコール飲料➡日本酒（清酒）➡（普通）（P208）

酒大さじ1 ➡15g ［めやす量の成分値でOK］

● エネルギー　　**16kcal**
● 塩分（食塩相当量）**0g**

| しょうが | 野菜類➡野菜➡しょうが（しょうが）(P138) |

しょうが1/4かけ ➡2g

100gあたりの成分値を、2g分に計算

- ●エネルギー
  28kcal×2g÷100=0.56➡ ≒ 1kcal
- ●塩分（食塩相当量）0g

| 小麦粉 | 穀類➡小麦➡小麦粉（薄力粉）(P30) |

薄力粉大さじ1 ➡9g

めやす量の成分値でOK

- ●エネルギー　31kcal
- ●塩分（食塩相当量）0g

| かたくり粉 | いも・でんぷん類➡でんぷん類➡かたくり粉 (P44) |

かたくり粉大さじ1 ➡9g

めやす量の成分値でOK

- ●エネルギー　30kcal
- ●塩分（食塩相当量）0g

| 揚げ油 | **揚げ油の量（重さ）は吸油率をめやすにします！**

油脂類➡植物性油脂➡サラダ油（調合油）(P204)

揚げ物の場合、油の量は揚げることによって吸収した油の量で決まります。計算方法のめやすとなるのが、「吸油率」です。吸油率は、揚げる前の揚げ衣がついていない状態に対し、揚げたあとにふえた割合を示します。素揚げ、から揚げ、フライ、天ぷらなど、衣のつけ方などで違ってきます。

●吸油率のめやす

揚げ物の種類	材料（衣をつける前）に対する油の量（%）
素揚げ	3〜8
から揚げ	6〜8
天ぷら	15〜25
フリッター・フライ	10〜20
かき揚げ	30〜70

<吸収した油の量の計算方法>

$$吸収した油の量 ＝ 食品の重量 \times \frac{吸油率（\%）}{100}$$

鶏のから揚げの場合、材料の切り方や衣のつけ方などでも違いがありますが、ここではから揚げのめやすとなる6％で計算……

$$鶏もも肉150g \times \frac{6（\%）}{100} ＝ 9g$$

吸収した油の量 ➡9g

100gあたりの成分値を、9g分に計算

- ●エネルギー
  886kcal×9g÷100=79.74➡ ≒ 80kcal
- ●塩分（食塩相当量）0g

STEP2｜各食品の成分値を合算します

- ●エネルギー　285＋14＋16＋1＋31＋30＋80＝**457kcal**
- ●塩分　　　　0.3＋2.6＋0＋0＋0＋0＋0＝**2.9g**

さらに、1人分の数値を出します。

- ●エネルギー　457kcal÷2＝**228.5≒229kcal**
- ●塩分（食塩相当量）　2.9g÷2＝**1.45≒1.5g**

料理例❸ 青菜（菜の花）のおひたしの場合

栄養成分の計算方法は、**料理例❶** の「さばのみそ煮」と
同じです。青菜のあえ物はゆでる際に加える塩など、
どの程度の量の塩を吸収するか、把握しておく必要が
あります。ここでは菜の花のおひたしで調べてみましょう。

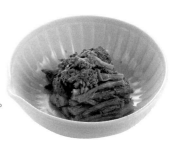

材料（4人分）
菜の花……………………… 1束
A┌ しょうゆ……… 大さじ1
　　└ だし………… 1/4カップ

作り方
1　沸騰湯に塩少々（分量外）を入れ、菜の花をさっ
　とゆでる。冷水にとって水けをしぼり、食べやす
　い長さに切る。
2　**A**を合わせて割りじょうゆを作り、**1**の菜の花
　にかけて軽く汁けをしぼる。

STEP1 | 各食品の可食部の重量を確認し、それぞれの栄養計算をします

インデックスから調べたい食品を見つけます。
レシピにある材料、調味料すべての重量をまず、確認します。

野菜類

食品名	めやす量	正味量	エネルギー	食塩相当量	たんぱく質	脂質	炭水化物	食物繊維	A（レチノール当量）	B1	B2	C	E	カルシウム	鉄	リン	カリウム	ナトリウム	亜鉛	食物繊維総量	水分	MEMO	80kcalあたりの重量
		g	kcal	g	g	g	g	g	µg	mg	mg	mg	mg	mg	mg	mg	mg	mg	mg	g	g		g
葉ねぎ	1本20g	19	6	0	0.4	0.1	1.2	0.6	23	0.01	0.02	6	0.2	15	0.2	8	49	微	0.1	0.6	17.2	廃棄率7%、土寄せして白い部分が伸び長く育ってしているものとして育てたもの、関西以東に多く、九条などが代表的	276
	可食部100g		29	0	1.9	0.3	6.5	3.3	120	0.06	0.11	32	0.9	80	1.0	40	260	1	0.3	3.2	90.5		
万能ねぎ	1本3g	3	1	0	0.1	微	0.2	0.1	6	微	微	1	微	3	微	1	10	微	微	0.1	2.7	小ねぎ、廃棄率10%（根元）、葉ねぎを若どりしたもの	308
	可食部100g		26	0	2.0	0.3	5.4	2.9	190	0.08	0.14	44	1.3	100	1.0	36	320	1	0.3	2.5	91.3		
リーキ 別名 ポロねぎ、西洋ねぎ	1本300g	195	59	0	3.1	0.2	13.5	8.6	8	0.12	0.16	21	0.6	60	1.4	53	449	4	0.6	4.9	177.1	廃棄率35%（株元、葉の部分）、白い部分が太くて短く、甘みが強い西洋ねぎ	267
	可食部100g		30	0	1.6	0.1	6.9	4.4	4	0.06	0.08	11	0.3	31	0.7	27	230	2	0.3	2.5	90.8		
なす	中1個80g	72	13	0	0.8	0.1	3.7	2.1	6	0.04	0.04	3	0.2	13	0.2	22	158	微	0.1	1.6	67.1	廃棄率10%（へた）、収穫されてすぐのものが大きは、表面がつややかな卵形なすが美味の理由	444
	可食部100g		18	0	1.1	0.1	5.1	2.9	8	0.05	0.05	4	0.3	18	0.3	30	220	微	0.2	2.2	93.2		
米なす 別名 洋なす	1個250g	175	35	0	1.9	0.2	9.3	5.1	7	0.07	0.04	11	0.5	16	0.7	46	385	2	0.4	4.2	162.8	廃棄率30%（へた、へたが緑色をした、大型のなす	400
	可食部100g		20	0	1.1	0.1	5.3	2.9	4	0.04	0.02	6	0.3	9	0.4	26	220	1	0.2	2.4	93.0		
菜の花（和種）	1束200g	200	68	0	8.8	0.4	11.6	3.2	360	0.32	0.56	260	5.8	320	5.8	172	780	32	1.4	8.4	176.8	あらゆる新し量とたやつぼみ、茎など、横長だけをつみとってそろえたもの	235
	1本10g	10	3	0	0.4	微	0.6	0.2	18	0.02	0.03	13	0.3	16	0.3	9	39	2	0.1	0.4	8.8		
	可食部100g		34	0	4.4	0.2	5.8	1.6	180	0.16	0.28	130	2.9	160	2.9	86	390	16	0.7	4.2	88.4		
なばな（洋種）	めやす1人分50g	50	18	0	2.1	0.2	3.3	1.1	110	0.06	0.12	55	0.9	49	0.5	39	205	6	0.3	1.9	44.2	かき菜などの名で呼ばれている。葉の花の西洋種、やわらかく、茎も濃緑色で厚みがある	222
	可食部100g		36	0	4.1	0.4	6.7	2.3	220	0.11	0.24	110	1.7	97	0.9	78	410	12	0.6	3.7	88.3		
にがうり 別名 ゴーヤ、つるれいし	1本200g	170	26	0	1.7	0.2	6.6	2.2	29	0.09	0.12	129	1.4	24	0.7	53	442	2	0.4	4.4	160.5	廃棄率15%（両端、わた）、果肉に特有の苦みがある夏野菜	533
	可食部100g		15	0	1.0	0.1	3.9	1.3	17	0.05	0.07	76	0.8	14	0.4	31	260	1	0.2	2.6	94.4		
黄にら	1束40g	40	7	0	0.8	0.3	1.3	0.5	2	0.02	0.03	6	0.1	6	0.3	14	72	微	0.1	0.8	37.6	にらを日光をさえぎって軟化栽培した中国野菜。アクがなく甘味が強い	444
	可食部100g		18	0	2.1	0.1	3.3	1.3	5	0.05	0.08	15	0.3	15	0.7	35	180	微	0.2	2.0	94.0		
にら	1束100g	95	17	0	1.6	0.3	3.8	1.2	276	0.06	0.12	18	2.4	46	0.7	29	485	2	0.3	2.6	88.0	廃棄率5%（株元）、全体に10倍以上の幅をもたせる、ゆでると緑が冴え、香りのよいものが一番よりのもの	444
	1束5g	5	1	0	0.1	微	0.2	0.1	15	微	0.01	1	0.1	2	微	2	26	微	微	0.1	4.6		
	可食部100g		18	0	1.7	0.3	4.0	1.3	290	0.06	0.13	19	2.5	48	0.7	31	510	1	0.3	2.7	92.6		
にんじん	中1本200g	180	54	0.2	1.4	0.2	15.7	11.3	1242	0.11	0.09	7	0.9	52	0.4	47	432	49	0.4	4.3	161.5	廃棄率10%（根元、葉元、皮）、旬は春と秋の2度あり、成分値は皮むきしたもの。季節による成分値の変動はわずか	229
	可食部100g		30	0.1	0.8	0.1	8.7	6.3	690	0.06	0.05	4	0.5	29	0.2	26	240	27	0.2	2.4	89.7		

144　　　145

18

菜の花	野菜類➡野菜➡菜の花（P144）

菜の花1束 ➡ 200g めやす量の成分値でOK

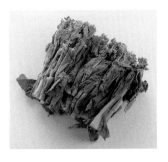

- ●エネルギー　　68kcal
- ●塩分（食塩相当量）　0g

しょうゆ	調味料・香辛料類➡調味料➡しょうゆ（こいくち）（P190）

しょうゆ大さじ1 ➡ 18g めやす量の成分値でOK

- ●エネルギー　　14kcal
- ●塩分（食塩相当量）　2.6g

だし	調味料・香辛料類➡調味料➡だし（かつお）（P198）

1/4カップ ➡ 50g 100gあたりの成分値を、50g分に計算

- ●エネルギー　　1kcal
- ●塩分（食塩相当量）　0.1g

ゆでる際の塩の分量は？

青菜はゆで湯の0.5〜1％の塩（湯5カップに対して塩小さじ1〜2弱）を加えてゆでると、色鮮やかにゆで上がります。青菜をゆでる、塩もみにする塩など、レシピで分量外としている材料は計算に含まないのが一般的です。食塩相当量を厳密に計算したい場合は、重量の0.5〜1％程度をめやすにして計算します。

料理例の菜の花のおひたしのように、あえてからしぼると、全体の塩分量が減ります。

STEP2 | 各食品の成分値を合算します

- ●エネルギー　　　68＋14＋1＝**83kcal**
- ●塩分（食塩相当量）　0＋2.6＋0.1＝**2.7g**

さらに、1人分の数値を出します。

- ●エネルギー　83kcal ÷ 2 ＝**41.5**≒ ➡**42kcal**
- ●塩分（食塩相当量）　2.7g ÷ 2 ＝**1.35**≒ ➡**1.4g**

この本に掲載の栄養素のこと

たんぱく質

　たんぱく質は筋肉をつくる最大の栄養素です。たんぱく質はアミノ酸という小さな単位が結合してできたもので、約20種のアミノ酸の組み合わせからつくられています。

　その中には、人間の体内で合成できない、不可決アミノ酸と呼ばれる9種類（ヒスチジンを含む）のアミノ酸があり、これは食物からとらなければなりません。人間の体が必要とする理想的な不可欠アミノ酸バランスに近いほど、たんぱく質の栄養価が高くなります。

　その質をあらわす指標としてプロテインスコアと呼ばれるものがありますが、この値が高いものが、良質なたんぱく質と呼ばれています。動物性たんぱく質の卵、牛乳、魚介類、肉類、植物性たんぱく質の大豆および大豆加工品です。

脂質

　脂質は1gあたり9kcalもあり、とりすぎは肥満につながるとされる栄養素ですが、ホルモンや細胞膜などをつくる大切な栄養素です。脂質は脂肪酸の種類によって「飽和脂肪酸」と2種類の「不飽和脂肪酸」に分類されます。「飽和脂肪酸」のとりすぎは血中コレステロールを上げ、中性脂肪をふやしやすいので、適量に抑えることが大切です。

　一方、「不飽和脂肪酸」は一価不飽和脂肪酸と多価不飽和脂肪酸に大きく分けられます。多価不飽和脂肪酸のうち、必須脂肪酸はn-6系脂肪酸とn-3系脂肪酸に分けられ、食事からとらなければならないものがあります。

➡脂肪酸については224ページ参照

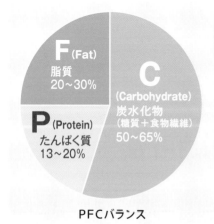

PFCバランス

F (Fat)
脂質
20〜30%

C (Carbohydrate)
炭水化物
（糖質＋食物繊維）
50〜65%

P (Protein)
たんぱく質
13〜20%

理想のPFCバランスとは？

三大栄養素は、バランスよくとることが大切です。特に重要なのが、PFCバランス。P＝たんぱく質、F＝脂質、C＝炭水化物からとる栄養素の比率のことです。一般的な食事においては、PFCバランスは、炭水化物50〜65%、たんぱく質13〜20%、脂質20〜30%が理想です。

炭水化物

炭水化物は、人間のエネルギー源中に占める割合が最も大きい栄養素。人が必要とする摂取エネルギーの50〜65％を占めます。グリコーゲンとして筋肉や肝臓に蓄えられ、運動や生命を維持するためのエネルギー源になります。炭水化物は安静にしていても消費されるので、毎回の食事で補給すると効率的です。

炭水化物には即効性のエネルギーと遅効性のエネルギーになるものがあります。

●即効性のエネルギーとなる炭水化物
砂糖やブドウ糖を多く含んだもので、食品では菓子類、ジュース類、スポーツドリンクなどに含まれている。食事をしてから30分〜1時間でエネルギーとなるので、すぐに短時間の運動をするときに有効。

●遅効性のエネルギーとなる炭水化物
でんぷんや果糖などを含んだもので、食品としては穀類、いも類、スパゲッティ、果物などに含まれる。食事をしてからエネルギーとなるのが遅い（分解されるのに時間がかかる）ので、長距離走などの有酸素運動のときに有効。

炭水化物－食物繊維＝糖質

炭水化物は、糖質と食物繊維を含めて呼んだ言葉です。食物繊維は食べても栄養として吸収されないので、「エネルギーを含有していない炭水化物」。対して糖質は、「1g＝4kcalのエネルギーを含有している炭水化物」。つまり、炭水化物から食物繊維を引いたものが、糖質になります。ただ、ほとんどの食品では炭水化物の中の食物繊維の割合は低く、炭水化物＝糖質と考えても差し支えありません。糖質は「糖」という漢字のイメージから甘いものという印象を持つ人も多いようですが、チェックすべきはでんぷん。ごはんやパンなどの主食、いもやかぼちゃにも大量のでんぷん質が含まれています。

食物繊維

食物繊維は水にとける「水溶性」、水にとけない「不溶性」に大きく分けられます。水溶性は主に生活習慣病の原因となる物質、たとえばコレステロールの吸収を妨げて体外に排出しやすくする作用や、ブドウ糖の吸収をゆっくりにさせて、血糖値の上昇をおだやかにする作用があります。一方、不溶性は、胃や腸の中で水分を吸着し、便の量を増加させて排便を促し、同時に有害物質の排出にも役立ちます。

いずれも野菜類や穀類、豆類、きのこ、果物などに多く含まれています。

●1日あたりの目標量（食物繊維総量）
成人男性：20g以上　成人女性：17g以上

コレステロール

コレステロールは中性脂肪などと同じ「脂質」の一種で、細胞膜やホルモンなどの材料となります。体内ではリポタンパク質の形で存在し、各細胞に運ばれたり、回収されたりします。ふえすぎると動脈硬化の要因になりますが、近年では、これらは体内で大部分が適正に調整されて作られるため、食品から摂取する量の影響を受けにくいということになってきました。

『日本食品標準成分表2020年版（八訂）』では摂取基準がなくなりました。とはいえ、動脈硬化予防にはとりすぎないことは重要です。

ビタミン

ビタミンは脂溶性と水溶性に分類されます。脂溶性ビタミンは体に蓄積されるため、とりすぎると過剰症を起こすことがあります。一方、水溶性ビタミンはビタミンB群とCがあり、補酵素として働きます。体内で使われないと排出されるため、積極的にとりたい栄養素です。
（＊1日の推奨量のめやすはいずれも18歳以上、女性は非妊娠時、非授乳時の食事摂取基準）

ビタミンA

●1日の推奨量
（レチノール活性当量）
男性：850μg
女性：650〜700μg

脂溶性ビタミンのひとつ。皮膚や粘膜を健康に保ち、免疫機能を維持して体を守ります。体内でビタミンAとして働く成分としては約50種あり、代表的なものが動物性食品に含まれるレチノール、植物性食品に含まれるα、βなどのカロテン類です。

＊本書はレチノール当量の数値を掲載

ビタミンB₁

●1日の推奨量
男性：1.2〜1.4mg
女性：0.9〜1.1mg

水溶性ビタミンの一種。炭水化物をエネルギーに変換させる働きがあります。また、神経機能を正常に保つ働きや、筋肉の働きをよくする作用もあります。そのため、不足すると気力が減退し、食欲不振、肩こり、腰痛、むくみなどの症状が出たり、記憶力も落ちます。

ビタミンB₂

●1日の推奨量
男性：1.3〜1.6mg
女性：1.0〜1.2mg

水溶性ビタミンで、現代人に不足しがちな栄養素。炭水化物、脂質、たんぱく質の代謝を促す作用があり、体内の過酸化物質の除去を助ける働きもあります。
また、口内炎を予防し、皮膚や髪、爪などを健康に保つ働きがあるため、「美容のビタミン」と呼ばれています。

ビタミンC

●1日の推奨量
男性：100mg
女性：100mg

毛細血管、歯、骨、軟骨や結合組織を丈夫にする働きがあります。鉄やカルシウムの吸収をよくし、たんぱく質の一種であるコラーゲンの合成をサポートします。コラーゲンは、皮膚や腱、軟骨などの結合組織を構成するためには欠かせない成分です。抗酸化成分としても重要です。

ビタミンE

●1日のめやす量
（α-トコフェロール）
男性：6.0〜7.0mg
女性：5.0〜6.5mg

脂溶性ビタミンの一種。不飽和脂肪酸の酸化を防ぐ、強い抗酸化作用があります。そのため、動脈硬化、老化を防ぐビタミンとして注目されています。
また、細胞膜の酸化を抑えて紫外線などから体を守る、赤血球を保護する働きなどもあります。

ミネラル

カルシウム

● 1日の推奨量
男性：700〜800mg
女性：600〜650mg

体の中で最も多いミネラルで、量は成人で約1kg、あるいは体重の2％前後を占めます。骨と歯に99％存在し、骨や歯などかたい組織の主成分になるだけでなく、体のさまざまな機能を調整するなど、重要度の高い栄養素です。骨粗鬆症を防ぐためにも不可欠です。

鉄

● 1日の推奨量
男性：7.0〜7.5mg
女性：6.0〜11.0mg

血液においては赤血球の成分であるヘモグロビンを構成し、肺からとり込んだ酸素を全身の筋肉をはじめとする細胞に送る重要な役割を持っています。不足すると貧血に。吸収を助けるビタミンCを一緒にとるなど、積極的にとりたい栄養素です。女性は月経の有無により、必要量が大きく変わります。

リン

● 1日のめやす量
男性：1000mg
女性：800mg

骨や歯を形成する主材料で、細胞の材料ともなります。また、エネルギーを一時的に蓄える化合物ＡＴＰ（アデノシン三リン酸）の構成成分で、エネルギー代謝に必須の栄養素です。食品添加物のリン酸塩に含まれる成分で、加工品のとりすぎには注意が必要です。また、腎臓病の治療では制限されます。

カリウム

● 1日の目標量
男性：3000mg以上
女性：2600mg以上

体内では細胞内液に存在し、細胞内の水分量を適切に維持しているため、生命維持には必須の栄養素。また、筋肉の収縮・弛緩、神経伝達を正常に行ったり、血圧を安定させたりする働きがあります。ナトリウムが過剰になるとこれを排出する作用があり、高血圧の予防には不可欠ですが、腎臓病の人は制限されます。

ナトリウム

● 1日の目標量（食塩相当量）
男性：7.5g未満
女性：6.5g未満

ナトリウムはカリウムとともに、体内の水分量やミネラルバランスなどを調整する働きがあります。また、心臓や筋肉の機能を保つ働きや、神経伝達を正常に保ちます。ナトリウムの多くが、食塩として摂取されており、食品中の成分でも食塩相当量として示されることがほとんどです。

亜鉛

● 1日の推奨量
男性：10〜11mg
女性：8mg

さまざまな酵素の働きを促す成分になり、新陳代謝に欠かせない栄養素。コラーゲンの合成に関与し、細胞の新生、成長や傷の回復などに不可欠で、インスリンの合成にも欠かせません。不足すると、味覚障害だけでなく、子どもの場合は発育不全を起こすこともあります。また、免疫力を高める働きもあります。

栄養素を効率よくとる食べ方

水溶性ビタミンやミネラルは、ゆでることで水にとけ出したり、調理の加熱で損失したりします。たとえば、ほうれんそうの場合、1分ゆでるとビタミンCは約30％もゆで汁にとけ出してしまいます。日常でよく使う野菜を中心に、栄養素を効率よくとるポイントをまとめました。日常の食事作りにお役立てください。

効率よく食べるコツは？

ビタミンA
（β-カロテン、レチノール）

にんじん、ほうれんそう、にら、モロヘイヤ、あしたば、かぼちゃ など

コツ カロテン類は体内で吸収されにくい成分。調理される食品、調理法などによって吸収率が3〜96％と大きく変わる。脂溶性で、油脂類と組み合わせると吸収がよくなる。

料理 にんじんはかき揚げやソテーに、青菜類はごまあえや油揚げなどとの炊き合わせのほか、ゆでてドレッシングをかけるなど、油といっしょに食べる工夫を。

ビタミンC

いちご、みかん、ピーマン、赤ピーマン、菜の花、ブロッコリー、カリフラワー、にがうり、キャベツ、かぼちゃ など

コツ 水溶性で水にとけやすく、酸化しやすい成分。野菜や果物は新鮮なものを購入し、手早く調理すること。さらに短時間で調理すること。いため物も下ゆでせず、火が通りやすいように切り、強火でいためるのがおすすめ。青菜類は電子レンジで加熱すれば、手軽なうえ、ビタミンCも多く残る。生食の場合は酢やレモンを加えるとビタミンC破壊酵素を不活性化できる。

料理 チンジャオロースー、かぼちゃサラダ、ブロッコリーのいため物、菜の花のおひたし など

調理によるビタミンCの残存率
●野菜を水に5分さらしたら？

野菜名	ビタミンC残存率
レタス1枚	100％
白菜1枚	80％
にんじん（細切り）	70％

●青菜（ほうれんそう）をゆでたら？

ゆで時間	残存率
0分（生）	100％
1分	74％
3分	48％
5分	40％

＊『調理のためのベーシックデータ第6版』（女子栄養大学出版部）より

ビタミンE

赤ピーマン、モロヘイヤ、
かぼちゃ、油脂類、
アーモンド、ナッツ、
イクラ、たらこ、うなぎ など

コツ 脂質の酸化防止効果がある。油は古くなると酸化するので、ビタミンEを添加してあることが多い。それでも、ナッツ類など封をきったら早めに食べ切るのが賢明。また、ビタミンAやCなど、ほかの抗酸化成分とともにとると、抗酸化力が強くなる。

料理 うなぎの蒲焼き、モロヘイヤのナムル、モロヘイヤの天ぷら、かぼちゃのソテー など

ビタミンB₁

玄米、胚芽精米、
ライ麦パン、豚肉、ハム、
鶏レバー、
うなぎ、まいたけ、
えのきだけ、
えんどう豆、大豆、
カシューナッツ など

コツ 水溶性のため水にとけやすく、熱にも弱いので調理によって損失されやすい。長時間水にさらしたり、加熱したりせず、手早く短時間で調理するのがおすすめ。
にんにくやねぎ、玉ねぎなどといっしょにとると、ねぎ類の刺激成分アリシンが、ビタミンB₁に結びついて長く血液中にとどめる効果がある。穀類はぬかや胚芽にビタミンB₁が多く含まれるので、主食は精白米より玄米を選ぶと多くとれる。

料理 玄米の豆ごはん、豚肉と玉ねぎのいため物、レバにらいため など

カリウム

ほうれんそう、にら、
小松菜、枝豆、
さつまいも、
里いも、アボカド、
バナナ、ひじき、
納豆、こんぶ、
ゆで大豆 など

コツ 水溶性でゆでると損失されやすい。調理法を工夫して根菜やいも類、生で食べられる果物などをとれば、効率よくカリウムをとることができる。
野菜の煮物や汁物にカリウムがとけ出るので、煮汁ごと食べると効率アップ！
ただ、塩分のとりすぎにもつながるので、薄味で調理するのが大切。
お茶やコーヒー、ビールなどは、利尿作用が強いので大量に汗をかいたときや利尿剤服用時は、とりすぎに注意。

料理 果物と野菜のスムージー、アボカドと納豆のサラダ、小松菜と油揚げの煮びたし など

●計量カップ・スプーンによる重量のめやす（g）●

食品	小さじ1杯(5㎖)	大さじ1杯(15㎖)	カップ1杯(200㎖)	食品	小さじ1杯(5㎖)	大さじ1杯(15㎖)	カップ1杯(200㎖)
水	5	15	200	小麦粉（薄力粉）	3	9	110
酢	5	15	200	小麦粉（強力粉）	3	9	110
酒	5	15	200	かたくり粉	3	9	130
しょうゆ	6	18	230	ベーキングパウダー	4	12	150
みりん	6	18	230	コーンスターチ	2	6	100
みそ	6	18	230	上新粉	3	9	130
食塩	6	18	240	パン粉	1	3	40
並塩（あら塩）	5	15	180	生パン粉	1	3	40
精製塩	6	18	240	粉ゼラチン	3	9	－
砂糖（上白糖）	3	9	130	牛乳	5	15	210
砂糖（グラニュー糖）	4	12	180	生クリーム	5	15	200
はちみつ	7	21	280	豆乳	5	15	210
ジャム	7	21	250	粉チーズ	2	6	90
油	4	12	180	脱脂粉乳	2	6	90
バター	4	12	180	ごま（むき）	3	9	－
ショートニング	4	12	160	ねりごま	5	15	210
マヨネーズ	4	12	190	きな粉	2	5	－
ウスターソース	6	18	240	煎茶（茶葉）	2	6	－
中濃ソース	6	18	240	紅茶（茶葉）	2	6	－
トマトケチャップ	5	15	230	抹茶	2	6	－
だしの素（顆粒）	3	9	－	インスタントコーヒー	1	4	－
カレー粉	2	6	－	ココア	2	6	90

＊精白米1合（180㎖）：150g

計量のしかた	●計量カップ	平らなところにカップをおき、計りたい目盛りの位置まで入れる。
	●計量スプーン	粒子状のものは山盛りに入れてからすりきる。 液体は、計量スプーンに盛り上がるぐらいに入れる。

食品成分表

きほんの食品成分表は、
文部科学省科学技術・学術審議会資源調査
分科会報告『日本食品標準成分表2020年版（八訂）』
をもとに、日常よく使われる食品の単位（めやす量）
を計算し、さらに食品の
可食部（食べられる部分）100gあたりの
数値も掲載し、どなたにでも
ご活用いただけるように
簡略化したものです。

＜成分表のデータ＞

① **日常よく使われる単位（めやす量）で計算した数値**

② **食品の可食部（食べられる部分）100gあたりの数値**

を掲載しています。

表中の記号

0	まったく含まないか、含まれていないとみなす
〔0〕	推定値が0
微	0ではないが、微量
〔微〕	推定値が微量
―	未測定のもの、あるいは算定や定量ができなかったためデータが発表されていないもの

穀類

いも・でんぷん類

肉類

魚介類

卵類

乳類

豆類

野菜類

きのこ類

海藻類

果実類

種実類

砂糖・甘味類

調味料・香辛料類

油脂類

し好類

食品名	めやす量	正味量	エネルギー	食塩相当量	三大栄養素				ビタ		
					たんぱく質	脂質	炭水化物	(*糖質)	A (レチノール当量)	B1	B2
		g	kcal	g	g	g	g	g	μg	mg	mg

●米

米

玄米	1合150g	150	519	0	10.2	4.1	111.5	107.2	微	0.62	0.06
	可食部100g	346	0	6.8	2.7	74.3	71.3	微	0.41	0.04	
精白米	1合150g	150	513	0	9.2	1.4	116.4	115.7	〔0〕	0.12	0.03
	可食部100g	342	0	6.1	0.9	77.6	77.1	〔0〕	0.08	0.02	
胚芽精米	1合150g	150	515	0	9.8	3.0	113.7	111.8	〔0〕	0.35	0.05
	可食部100g	343	0	6.5	2.0	75.8	74.5	〔0〕	0.23	0.03	

ご飯

玄米	茶碗1杯150g	150	228	0	4.2	1.5	53.4	51.3	〔0〕	0.24	0.03
	可食部100g	152	0	2.8	1.0	35.6	34.2	〔0〕	0.16	0.02	
精白米	茶碗1杯150g	150	234	0	3.8	0.5	55.7	53.4	〔0〕	0.03	0.02
	可食部100g	156	0	2.5	0.3	37.1	35.6	〔0〕	0.02	0.01	
胚芽精米	茶碗1杯150g	150	239	0	4.1	0.9	54.6	53.4	〔0〕	0.12	0.02
	可食部100g	159	0	2.7	0.6	36.4	35.6	〔0〕	0.08	0.01	

おかゆ

全がゆ（精白米）	茶碗1杯220g	220	143	0	〔2.4〕	〔0.2〕	〔34.5〕	〔34.3〕	〔0〕	〔0.02〕	〔微〕
	可食部100g	65	0	〔1.1〕	〔0.1〕	〔15.7〕	〔15.6〕	〔0〕	〔0.01〕	〔微〕	
五分がゆ（精白米）	茶碗1杯220g	220	73	0	〔1.1〕	〔0.2〕	〔17.4〕	〔17.2〕	〔0〕	〔微〕	〔微〕
	可食部100g	33	0	〔0.5〕	〔0.1〕	〔7.9〕	〔7.8〕	〔0〕	〔微〕	〔微〕	
おもゆ（精白米）	茶碗1杯200g	200	38	0	〔0.6〕	〔0〕	〔9.4〕	〔9.4〕	〔0〕	〔微〕	〔微〕
	可食部100g	19	0	〔0.3〕	〔0〕	〔4.7〕	〔4.7〕	〔0〕	〔微〕	〔微〕	

●米・もち米加工品

もち	1個50g	50	112	0	2.0	0.3	25.4	25.1	〔0〕	0.02	0.01
	可食部100g	223	0	4.0	0.6	50.8	50.3	〔0〕	0.03	0.01	
赤飯	茶碗1杯150g	150	279	0	6.5	0.9	62.9	60.5	0	0.08	0.02
	可食部100g	186	0	4.3	0.6	41.9	40.3	0	0.05	0.01	

ミン		ミネラル						食物繊維総量	水分	MEMO	80kcalあたりの重量
C	E	カルシウム	鉄	リン	カリウム	ナトリウム	亜鉛	g	g		g
mg	mg	mg	mg	mg	mg	mg	mg				
〔0〕	1.8	14	3.2	435	345	2	2.7	4.5	22.4	ビタミンB群が豊富に含まれる	23
〔0〕	1.2	9	2.1	290	230	1	1.8	3.0	14.9		
〔0〕	0.2	8	1.2	143	134	2	2.1	0.8	22.4	玄米からぬかをすべて除いたもの	23
〔0〕	0.1	5	0.8	95	89	1	1.4	0.5	14.9		
〔0〕	1.4	11	1.4	225	225	2	2.4	2.0	22.4	胚芽を80%以上残して精米するため、ビタミンB₁が豊富	23
〔0〕	0.9	7	0.9	150	150	1	1.6	1.3	14.9		
〔0〕	0.8	11	0.9	195	143	2	1.2	2.1	90.0		53
〔0〕	0.5	7	0.6	130	95	1	0.8	1.4	60.0		
〔0〕	微	5	0.2	51	44	2	0.9	2.3	90.0		51
〔0〕	微	3	0.1	34	29	1	0.6	1.5	60.0		
〔0〕	0.6	8	0.3	102	77	2	1.1	1.2	90.0		50
〔0〕	0.4	5	0.2	68	51	1	0.7	0.8	60.0		
〔0〕	〔微〕	〔2〕	〔微〕	〔31〕	〔26〕	〔微〕	〔0.7〕	〔0.2〕	〔182.6〕		123
〔0〕	〔微〕	〔1〕	〔微〕	〔14〕	〔12〕	〔微〕	〔0.3〕	〔0.1〕	〔83.0〕		
〔0〕	〔微〕	〔2〕	〔微〕	〔15〕	〔13〕	〔微〕	〔0.2〕	〔0.2〕	〔201.3〕		242
〔0〕	〔微〕	〔1〕	〔微〕	〔7〕	〔6〕	〔微〕	〔0.1〕	〔0.1〕	〔91.5〕		
〔0〕	〔微〕	〔微〕	〔微〕	〔8〕	〔8〕	〔微〕	〔0.2〕	〔微〕	〔190.0〕		421
〔0〕	〔微〕	〔微〕	〔微〕	〔4〕	〔4〕	〔微〕	〔0.1〕	〔微〕	〔95.0〕		
〔0〕	〔微〕	2	0.1	11	16	0	0.5	0.3	22.3		36
〔0〕	〔微〕	3	0.1	22	32	0	0.9	0.5	44.5		
0	微	9	0.6	51	107	0	1.4	2.4	79.5	もち米の重量の1/10のささげを加えて炊いたもの	43
0	微	6	0.4	34	71	0	0.9	1.6	53.0		

穀類
いも・でんぷん類
肉類
魚介類
卵類
乳類
豆類
野菜類
きのこ類
海藻類
果実類
種実類
砂糖・甘味類
調味料・香辛料類
油脂類
し好類
米

穀類

食品名	めやす量	正味量	エネルギー	食塩相当量	三大栄養素				ビタ		
					たんぱく質	脂質	炭水化物	(＊糖質)	A (レチノール当量)	B₁	B₂
		g	kcal	g	g	g	g	g	μg	mg	mg
きりたんぽ	1本90g	90	180	0	2.9	0.4	41.6	41.2	〔0〕	0.03	0.01
	可食部100g	200		0	3.2	0.4	46.2	45.8	〔0〕	0.03	0.01
上新粉	大さじ1杯9g	9	31	0	0.6	0.1	7.1	7.0	〔0〕	0.01	微
	小さじ1杯3g	3	10	0	0.2	微	2.4	2.3	〔0〕	微	微
	可食部100g	343		0	6.2	0.9	78.5	77.9	〔0〕	0.09	0.02
白玉粉	大さじ1杯9g	9	31	0	0.6	0.1	7.2	7.2	〔0〕	微	微
	ぜんざい1人分20g	20	69	0	1.3	0.2	16.0	15.9	〔0〕	0.01	微
	可食部100g	347		0	6.3	1.0	80.0	79.5	〔0〕	0.03	0.01
道明寺粉	カップ1杯160g	160	558	0	11.4	1.1	128.6	127.5	〔0〕	0.06	0.02
	可食部100g	349		0	7.1	0.7	80.4	79.7	〔0〕	0.04	0.01
米こうじ	大さじ1杯8g	8	21	0	0.5	0.1	4.7	4.6	〔0〕	微	微
	可食部100g	260		0	5.8	1.7	59.2	57.8	〔0〕	0.11	0.13
ビーフン	1袋150g	150	540	0	10.5	2.4	119.9	118.5	〔0〕	0.09	0.03
	可食部100g	360		0	7.0	1.6	79.9	79.0	〔0〕	0.06	0.02

●小麦

	食品名	めやす量	正味量	エネルギー	食塩相当量	たんぱく質	脂質	炭水化物	(＊糖質)	A	B₁	B₂
小麦粉	**薄力粉**	大さじ1杯9g	9	31	0	0.7	0.2	6.8	6.6	〔0〕	微	微
		小さじ1杯3g	3	10	0	0.2	微	2.3	2.2	〔0〕	微	微
		可食部100g	349		0	8.3	1.5	75.8	73.3	〔0〕	0.11	0.03
	中力粉	大さじ1杯9g	9	30	0	0.8	0.1	6.8	6.5	〔0〕	0.01	微
		小さじ1杯3g	3	10	0	0.3	微	2.3	2.2	〔0〕	微	微
		可食部100g	337		0	9.0	1.6	75.1	72.3	〔0〕	0.10	0.03
	強力粉	大さじ1杯9g	9	30	0	1.1	0.2	6.5	6.2	〔0〕	0.01	微
		小さじ1杯3g	3	10	0	0.4	微	2.2	2.1	〔0〕	微	微
		可食部100g	337		0	11.8	1.5	71.7	69.0	〔0〕	0.09	0.04

C	E	カルシウム	鉄	リン	カリウム	ナトリウム	亜鉛	食物繊維総量	水分	MEMO	80kcalあたりの重量
mg	mg	mg	mg	mg	mg	mg	mg	g	g		g
0	微	4	0.1	39	32	1	0.6	0.4	45.0	ご飯をもちのようにつぶし、細い棒に筒状に巻いて焼いたもの	40
0	微	4	0.1	43	36	1	0.7	0.4	50.0		
[0]	微	微	0.1	9	8	微	0.1	0.1	1.3	精白したうるち米を水に浸してからすりつぶして乾燥させたもの	23
[0]	微	微	微	3	3	微	微	微	0.4		
[0]	0.2	5	0.8	96	89	2	1.0	0.6	14.0		
[0]	0	微	0.1	4	微	微	0.1	微	1.1	精白したもち米に吸水させ、粉状にして乾燥させたもの	23
[0]	0	1	0.2	9	1	微	0.2	0.1	2.5		
[0]	0	5	1.1	45	3	2	1.2	0.5	12.5		
[0]	微	10	0.6	66	72	6	2.4	1.1	18.6	もち米を水に浸してから蒸し、乾燥させて粗くひいたもの	23
[0]	微	6	0.4	41	45	4	1.5	0.7	11.6		
[0]	微	微	微	7	5	微	0.1	0.1	2.6	蒸した米にこうじ菌を繁殖させたもの。酒、みそ、しょうゆ、酢、みりんなどの発酵に用いる	31
[0]	0.2	5	0.3	83	61	3	0.9	1.4	33.0		
[0]	0	21	1.1	89	50	3	0.9	1.4	16.7	うるち米を原料にして作る押し出しめん	22
[0]	0	14	0.7	59	33	2	0.6	0.9	11.1		
[0]	微	2	微	5	10	微	微	0.2	1.3	たんぱく質の含有量は約7〜8%	23
[0]	微	1	微	2	3	微	微	0.1	0.4		
[0]	0.3	20	0.5	60	110	微	0.3	2.5	14.0		
[0]	微	2	微	6	9	微	微	0.3	1.3	たんぱく質の含有量は約9〜10%。うどん、ひやむぎ、そうめんなどに使う	24
[0]	微	1	微	2	3	微	微	0.1	0.4		
[0]	0.3	17	0.5	64	100	1	0.5	2.8	14.0		
[0]	微	2	0.1	6	8	微	0.1	0.2	1.3	たんぱく質の含有量は約12%。パン、ピザ、スパゲッティ、中華めん、ギョーザの皮などに使われる	24
[0]	微	1	微	2	3	微	微	0.1	0.4		
[0]	0.3	17	0.9	64	89	微	0.8	2.7	14.5		

表頭: ミン ／ ミネラル

穀類
いも・でんぷん類
肉類
魚介類
卵類
乳類
豆類
野菜類
きのこ類
海藻類
果実類
種実類
砂糖・甘味類
調味料・香辛料類
油脂類
し好類
米
小麦

食品名	めやす量	正味量	エネルギー	食塩相当量	三大栄養素				ビタ		
					たんぱく質	脂質	炭水化物	(*糖質)	A (レチノール当量)	B1	B2
		g	kcal	g	g	g	g	g	μg	mg	mg

●小麦加工品（パン）

食品名	めやす量	正味量	エネルギー	食塩相当量	たんぱく質	脂質	炭水化物	(*糖質)	A	B1	B2
食パン	6枚切り1枚 60g	60	149	0.7	5.3	2.5	27.8	25.3	0	0.04	0.03
	8枚切り1枚 45g	45	112	0.5	4.0	1.8	20.9	19.0	0	0.03	0.02
	可食部100g	248	1.2	8.9	4.1	46.4	42.2	0	0.07	0.05	
フランスパン	1本240g	240	694	3.8	22.6	3.1	138.0	131.5	〔0〕	0.19	0.12
	1切れ30g	30	87	0.5	2.8	0.4	17.3	16.5	〔0〕	0.02	0.02
	可食部100g	289	1.6	9.4	1.3	57.5	54.8	〔0〕	0.08	0.05	
ライ麦パン	1枚(厚さ1cm)30g	30	76	0.4	2.5	0.7	15.8	14.1	〔0〕	0.05	0.02
	可食部100g	252	1.2	8.4	2.2	52.7	47.1	〔0〕	0.16	0.06	
ぶどうパン	6枚切り1枚60g	60	158	0.6	4.9	2.1	30.7	29.4	微	0.07	0.03
	可食部100g	263	1.0	8.2	3.5	51.1	48.9	微	0.11	0.05	
バターロール	1個30g	30	93	0.4	3.0	2.7	14.6	14.0	微	0.03	0.02
	可食部100g	309	1.2	10.1	9.0	48.6	46.6	1	0.10	0.06	
クロワッサン	1個40g	40	175	0.5	3.2	10.7	17.6	16.9	2	0.03	0.01
	可食部100g	438	1.2	7.9	26.8	43.9	42.1	6	0.08	0.03	
イングリッシュマフィン	1個65g	65	146	0.8	5.3	2.3	26.5	25.7	微	0.10	0.05
	可食部100g	224	1.2	8.1	3.6	40.8	39.6	微	0.15	0.08	
ナン	1枚80g	80	206	1.0	8.2	2.7	38.1	36.5	〔0〕	0.10	0.05
	可食部100g	257	1.3	10.3	3.4	47.6	45.6	〔0〕	0.13	0.06	

●小麦加工品（めん）

	食品名	めやす量	正味量	エネルギー	食塩相当量	たんぱく質	脂質	炭水化物	(*糖質)	A	B1	B2
うどん	**うどん（生）**	1玉140g	140	349	3.5	8.5	0.8	74.5	69.4	〔0〕	0.13	0.04
		可食部100g	249	2.5	6.1	0.6	53.2	49.6	〔0〕	0.09	0.03	
	うどん（ゆで）	1玉240g	240	228	0.7	6.2	1.0	51.8	48.7	〔0〕	0.05	0.02
		可食部100g	95	0.3	2.6	0.4	21.6	20.3	〔0〕	0.02	0.01	

穀類

いも・てんぷん類

肉類

魚介類

卵類

乳類

豆類

野菜類

きのこ類

海藻類

果実類

種実類

砂糖・甘味類

調味料・香辛料類

油脂類

し好類

ミン		ミネラル						食物繊維総量	水分	MEMO	80kcalあたりの重量
C	E	カルシウム	鉄	リン	カリウム	ナトリウム	亜鉛				
mg	mg	mg	mg	mg	mg	mg	mg	g	g		g
0	0.2	13	0.3	40	52	282	0.3	2.5	23.5	角形食パンで計測。塩分を意外と多く含む	
0	0.2	10	0.2	30	39	212	0.2	1.9	17.6		32
0	0.4	22	0.5	67	86	470	0.5	4.2	39.2		
[0]	0.2	38	2.2	173	264	1488	1.9	6.5	72.0	粉、塩、イーストだけで作る。棒状のものをバゲットともいう	
[0]	微	5	0.3	22	33	186	0.2	0.8	9.0		28
[0]	0.1	16	0.9	72	110	620	0.8	2.7	30.0		
[0]	0.1	5	0.4	39	57	141	0.4	1.7	10.5	小麦粉50に対し、ライ麦粉50の配合で計測	
[0]	0.3	16	1.4	130	190	470	1.3	5.6	35.0		32
〔微〕	0.2	19	0.5	52	126	240	0.4	1.3	21.4	小麦粉100に対し、レーズン40を配合したもので計測	
〔微〕	0.4	32	0.9	86	210	400	0.6	2.2	35.7		30
[0]	0.2	13	0.2	29	33	147	0.2	0.6	9.2	食パンより脂質が若干多め	
[0]	0.5	44	0.7	97	110	490	0.8	2.0	30.7		26
[0]	0.8	8	0.2	27	36	188	0.2	0.7	8.0	生地にバターを折り込んだパン。脂質は食パンの6倍。成分値はリッチタイプのもの	
[0]	1.9	21	0.6	67	90	470	0.6	1.8	20.0		18
[0]	0.2	34	0.6	62	55	312	0.5	0.8	29.9	発酵させた生地を焼いて作る、イギリス発祥の速成パン	
[0]	0.3	53	0.9	96	84	480	0.8	1.2	46.0		36
[0]	0.5	9	0.6	62	78	424	0.6	1.6	29.8	ベーキングパウダーを加えた生地を薄く伸ばして焼く、インドのパン	
[0]	0.6	11	0.8	77	97	530	0.7	2.0	37.2		31
[0]	0.3	25	0.4	69	126	1400	0.4	5.0	46.9	きしめんを含む	
[0]	0.2	18	0.3	49	90	1000	0.3	3.6	33.5		31
[0]	0.2	14	0.5	43	22	288	0.2	3.1	180.0		
[0]	0.1	6	0.2	18	9	120	0.1	1.3	75.0		84

小麦

33

食品名	めやす量	正味量	エネルギー	食塩相当量	三大栄養素				ビタ		
					たんぱく質	脂質	炭水化物	(*糖質)	A (レチノール当量)	B1	B2
		g	kcal	g	g	g	g	g	μg	mg	mg
うどん **うどん(干し)**	1人分80g	80	266	3.4	6.8	0.9	57.5	55.6	[0]	0.06	0.02
	可食部100g	333		4.3	8.5	1.1	71.9	69.5	[0]	0.08	0.02
そうめん **そうめん (乾燥)**	1束50g	50	167	1.9	4.8	0.6	36.4	35.1	[0]	0.04	0.01
	可食部100g	333		3.8	9.5	1.1	72.7	70.2	[0]	0.08	0.02
手延べ そうめん (乾燥)	1束50g	50	156	2.9	4.7	0.8	34.5	33.6	[0]	0.03	0.01
	可食部100g	312		5.8	9.3	1.5	68.9	67.1	[0]	0.06	0.02
ひやむぎ **ひやむぎ (乾燥)**	1束200g	200	666	7.6	19.0	2.2	145.4	140.4	[0]	0.16	0.04
	可食部100g	333		3.8	9.5	1.1	72.7	70.2	[0]	0.08	0.02
手延べ ひやむぎ (乾燥)	1束200g	200	624	11.6	18.6	3.0	137.8	134.2	[0]	0.12	0.04
	可食部100g	312		5.8	9.3	1.5	68.9	67.1	[0]	0.06	0.02
中華めん **中華めん(生)**	1玉120g	120	299	1.2	10.3	1.4	66.8	60.4	[0]	0.02	0.02
	可食部100g	249		1.0	8.6	1.2	55.7	50.3	[0]	0.02	0.02
中華めん (蒸し)	1玉150g	150	243	0.5	7.4	2.6	53.4	48.8	[0]	0	0.24
	可食部100g	162		0.3	4.9	1.7	35.6	32.5	[0]	0	0.16
インスタントラーメン **フライめん**	1人分90g	90	415	5.0	8.0	17.6	59.0	54.0	0	0.14	0.17
	可食部100g	461		5.6	8.9	19.6	65.5	60.0	0	0.16	0.19
フライめん・ 味つき	1人分85g	85	360	5.4	8.6	14.2	54.0	51.9	0	1.24	1.42
	可食部100g	424		6.4	10.1	16.7	63.5	61.0	0	1.46	1.67
ノンフライ めん	1人分75g	75	252	5.2	7.7	3.9	50.3	48.6	1	0.16	0.03
	可食部100g	336		6.9	10.3	5.2	67.1	64.8	1	0.21	0.04
スパゲッティ (乾燥)	1人分80g	80	278	0	10.3	1.4	58.5	54.2	1	0.15	0.05
	可食部100g	347		0	12.9	1.8	73.1	67.7	1	0.19	0.06
マカロニ(乾燥)	1カップ90g	90	312	0	11.6	1.6	65.8	60.4	1	0.17	0.05
	可食部100g	347		0	12.9	1.8	73.1	67.7	1	0.19	0.06

ミン		ミネラル						食物繊維総量	水分	MEMO	80kcalあたりの重量
C	E	カルシウム	鉄	リン	カリウム	ナトリウム	亜鉛				
mg	mg	mg	mg	mg	mg	mg	mg	g	g		g
〔0〕	0.2	14	0.5	56	104	1360	0.3	1.9	10.8		24
〔0〕	0.3	17	0.6	70	130	1700	0.4	2.4	13.5		
〔0〕	0.2	9	0.3	35	60	750	0.2	1.3	6.3		24
〔0〕	0.3	17	0.6	70	120	1500	0.4	2.5	12.5		
〔0〕	0.1	10	0.3	35	55	1150	0.2	0.9	7.0	手延べは、昔ながらの製法で小麦粉をこねて手作りしたもの	26
〔0〕	0.1	20	0.6	70	110	2300	0.4	1.8	14.0		
〔0〕	0.6	34	1.2	140	240	3000	0.8	5.0	25.0	ひやむぎは直径1.3mm以上1.7mm未満のものをいう	24
〔0〕	0.3	17	0.6	70	120	1500	0.4	2.5	12.5		
〔0〕	0.2	40	1.2	140	220	4600	0.8	3.6	28.0		26
〔0〕	0.1	20	0.6	70	110	2300	0.4	1.8	14.0		
〔0〕	0.2	25	0.6	79	420	492	0.5	6.5	39.6	太いもの、細いもの、縮れたものなどがある	32
〔0〕	0.2	21	0.5	66	350	410	0.4	5.4	33.0		
〔0〕	0.2	15	0.6	60	120	165	0.3	4.7	86.1	主に、焼きそばなどに使うめん	49
〔0〕	0.1	10	0.4	40	80	110	0.2	3.1	57.4		
0	2.0	198	0.5	99	135	1980	0.5	5.0	3.3	調理前。添付調味料を除く	17
0	2.2	220	0.6	110	150	2200	0.5	5.5	3.7		
0	2.6	366	0.9	94	221	2125	0.4	2.1	1.7	添付調味料などを含む	19
0	3.1	430	1.0	110	260	2500	0.5	2.5	2.0		
0	1.0	83	0.6	83	195	2025	0.3	1.7	7.5	熱風、またはマイクロ波で加熱乾燥したもの。添付の調味料を含む	24
0	1.3	110	0.8	110	260	2700	0.4	2.3	10.0		
〔0〕	0.2	14	1.1	104	160	1	1.2	4.3	9.0	デュラムセモリナ粉(小麦粉の一種)100%のものと、50%配合したものを含む	23
〔0〕	0.3	18	1.4	130	200	1	1.5	5.4	11.3		
〔0〕	0.3	16	1.3	117	180	1	1.4	4.9	10.2	配合はスパゲッティと同じ	23
〔0〕	0.3	18	1.4	130	200	1	1.5	5.4	11.3		

いも・でんぷん類
肉類
魚介類
卵類
乳類
豆類
野菜類
きのこ類
海藻類
果実類
種実類
砂糖・甘味類
調味料・香辛料類
油脂類
し好類

小麦

食品名		めやす量	正味量	エネルギー	食塩相当量	三大栄養素 たんぱく質	脂質	炭水化物	(*糖質)	ビタ A (レチノール当量)	B1	B2
			g	kcal	g	g	g	g	g	μg	mg	mg

●小麦加工品（麸、パン粉ほか）

食品名		めやす量	正味量 g	エネルギー kcal	食塩相当量 g	たんぱく質 g	脂質 g	炭水化物 g	(*糖質) g	A μg	B1 mg	B2 mg
麸	生麸	1本220g	220	354	0	27.9	1.8	57.6	56.5	〔0〕	0.18	0.07
		手まり麸1個 15g	15	24	0	1.9	0.1	3.9	3.8	〔0〕	0.01	微
		可食部100g	161		0	12.7	0.8	26.2	25.7	〔0〕	0.08	0.03
	板麸	1枚15g	15	53	0.1	3.8	0.5	8.6	8.0	〔0〕	0.03	0.01
		可食部100g	351		0.5	25.6	3.3	57.3	53.5	〔0〕	0.20	0.08
	車麸	1個8g	8	29	微	2.4	0.3	4.3	4.1	〔0〕	0.01	0.01
		可食部100g	361		0.3	30.2	3.4	54.2	51.6	〔0〕	0.12	0.07
ちくわぶ		1/2本40g	40	64	0	2.8	0.5	12.4	11.8	〔0〕	微	0.01
		可食部100g	160		0	7.1	1.2	31.1	29.6	〔0〕	0.01	0.02
パン粉	生パン粉	大さじ1杯3g	3	8	微	0.3	0.2	1.4	1.3	微	微	微
		小さじ1杯1g	1	3	微	0.1	0.1	0.5	0.5	微	微	微
		可食部100g	277		0.9	11.0	5.1	47.6	44.6	微	0.11	0.02
	パン粉（半生）	大さじ1杯3g	3	9	微	0.4	0.2	1.6	1.5	微	微	微
		小さじ1杯1g	1	3	微	0.1	0.1	0.5	0.5	微	微	微
		可食部100g	315		1.0	12.5	5.8	54.3	50.8	微	0.13	0.03
	パン粉（乾燥）	大さじ1杯3g	3	11	微	0.4	0.2	1.9	1.8	微	微	微
		小さじ1杯1g	1	4	微	0.1	0.1	0.6	0.6	微	微	微
		可食部100g	369		1.2	14.6	6.8	63.4	59.4	微	0.15	0.03
てんぷら粉		大さじ1杯9g	9	30	微	0.8	0.1	6.8	6.6	微	0.01	0.09
		天ぷら1人分 20g	20	67	0.1	1.8	0.3	15.2	14.7	微	0.02	0.20
		可食部100g	337		0.5	8.8	1.3	76.1	73.6	1	0.12	0.99
ホットケーキ ミックス		1枚分50g	50	180	0.5	3.9	2.0	37.2	36.3	5	0.05	0.04
		可食部100g	360		1.0	7.8	4.0	74.4	72.6	9	0.10	0.08

C	E	カルシウム	鉄	リン	カリウム	ナトリウム	亜鉛	食物繊維総量	水分	MEMO	80kcalあたりの重量
mg	mg	mg	mg	mg	mg	mg	mg	g	g		g
[0]	微	29	2.9	132	66	15	4.0	1.1	132.0	小麦のたんぱく質（グルテン）だけを原料にし、蒸したもの	
[0]	微	2	0.2	9	5	1	0.3	0.1	9.0		50
[0]	微	13	1.3	60	30	7	1.8	0.5	60.0		
[0]	0.1	5	0.7	33	33	29	0.4	0.6	1.9	板状に焼いたもの。庄内麩など	23
[0]	0.6	31	4.9	220	220	190	2.9	3.8	12.5		
[0]	微	2	0.3	10	10	9	0.2	0.2	0.9	車輪の形に焼いたもの	22
[0]	0.4	25	4.2	130	130	110	2.7	2.6	11.4		
[0]	微	3	0.2	12	1	微	0.1	0.6	24.2	小麦粉にグルテンをまぜ、ちくわ型の型に流して蒸したもの	50
[0]	微	8	0.5	31	3	1	0.2	1.5	60.4		
[0]	微	1	微	3	3	11	微	0.1	1.1	食パンをくずした生のもので、水分を35〜38%程度含む	29
[0]	微	微	微	1	1	4	微	微	0.4		
[0]	0.3	25	1.1	97	110	350	0.7	3.0	35.0		
[0]	微	1	微	3	4	12	微	0.1	0.8	生パン粉を半乾きにしたもの	25
[0]	微	微	微	1	1	4	微	微	0.3		
[0]	0.4	28	1.2	110	130	400	0.8	3.5	26.0		
[0]	微	1	微	4	5	14	微	0.1	0.4	生パン粉をよく乾燥させたもの。水分が少ない分、エネルギーが多くなっている	22
[0]	微	微	微	1	2	5	微	微	0.1		
[0]	0.4	33	1.4	130	150	460	0.9	4.0	13.5		
0	微	13	0.1	11	14	19	微	0.2	1.1	薄力粉にコーンスターチ、ベーキングパウダーなどを配合したもの	24
0	0.1	28	0.1	24	32	42	0.1	0.5	2.5		
0	0.3	140	0.6	120	160	210	0.5	2.5	12.4		
0	0.3	50	0.3	85	115	195	0.2	0.9	5.6	薄力粉に砂糖、ベーキングパウダー、全卵粉末などを配合したもの	22
0	0.5	100	0.5	170	230	390	0.3	1.8	11.1		

いも・でんぷん類
肉類
魚介類
卵類
乳類
豆類
野菜類
きのこ類
海藻類
果実類
種実類
砂糖・甘味類
調味料・香辛料類
油脂類
し好類
小麦

穀類

食品名	めやす量	正味量	エネルギー	食塩相当量	三大栄養素				ビタ		
					たんぱく質	脂質	炭水化物	(＊糖質)	A (レチノール当量)	B₁	B₂
		g	kcal	g	g	g	g	g	μg	mg	mg
ギョーザの皮	1枚5g	5	14	0	0.5	0.1	2.9	2.7	〔0〕	微	微
	可食部100g		275	0	9.3	1.4	57.0	54.8	〔0〕	0.08	0.04
シューマイの皮	1枚3g	3	8	0	0.2	微	1.8	1.7	〔0〕	微	微
	可食部100g		275	0	8.3	1.4	58.9	56.7	〔0〕	0.09	0.04
ピザクラスト	9インチ1枚 130g	130	345	1.7	11.8	3.9	66.4	63.4	〔0〕	0.20	0.14
	可食部100g		265	1.3	9.1	3.0	51.1	48.8	〔0〕	0.15	0.11

●そば

そば												
	そば（生）	1玉140g	140	379	0	13.7	2.7	76.3	67.9	〔0〕	0.27	0.13
		可食部100g		271	0	9.8	1.9	54.5	48.5	〔0〕	0.19	0.09
	そば（ゆで）	1玉170g	170	221	0	8.2	1.7	44.2	39.3	〔0〕	0.09	0.03
		可食部100g		130	0	4.8	1.0	26.0	23.1	〔0〕	0.05	0.02
	そば（干し）	1束120g	120	413	2.6	16.8	2.8	80.0	75.6	〔0〕	0.44	0.10
		可食部100g		344	2.2	14.0	2.3	66.7	63.0	〔0〕	0.37	0.08
	そば粉	1カップ110g	110	373	0	13.2	3.4	76.6	71.9	〔0〕	0.51	0.12
		可食部100g		339	0	12.0	3.1	69.6	65.3	〔0〕	0.46	0.11
そば米		可食部100g		347	0	9.6	2.5	73.7	70.0	〔0〕	0.42	0.10

●大麦・雑穀、他

アマランサス	可食部100g		343	0	12.7	6.0	64.9	57.5	微	0.04	0.14
あわ	カップ1杯 160g	160	554	0	17.9	7.0	111.5	106.2	〔0〕	0.90	0.11
	大さじ1杯 12g	12	42	0	1.3	0.5	8.4	8.0	〔0〕	0.07	0.01
	可食部100g		346	0	11.2	4.4	69.7	66.4	〔0〕	0.56	0.07
オートミール	カップ1杯 80g	80	280	0	11.0	4.6	55.3	47.8	〔0〕	0.16	0.06
	大さじ1杯6g	6	21	0	0.8	0.3	4.1	3.6	〔0〕	0.01	微
	可食部100g		350	0	13.7	5.7	69.1	59.7	〔0〕	0.20	0.08

ミン		ミネラル						食物繊維総量	水分	MEMO	80kcalあたりの重量
C	E	カルシウム	鉄	リン	カリウム	ナトリウム	亜鉛				
mg	mg	mg	mg	mg	mg	mg	mg	g	g	g	g
0	微	1	微	3	3	微	微	0.1	1.6	強力粉で作ったもの	29
0	0.2	16	0.8	60	64	2	0.6	2.2	32.0		
0	微	微	微	2	2	微	微	0.1	0.9	強力粉と中力粉を等分に配合したもので計測	29
0	0.2	16	0.6	60	72	2	0.5	2.2	31.1		
[0]	0.4	17	1.0	100	118	663	0.8	3.0	45.9	ピザ生地	30
[0]	0.3	13	0.8	77	91	510	0.6	2.3	35.3		
[0]	0.3	25	2.0	238	224	1	1.4	8.4	46.2	小麦粉65、そば粉35の割合のもので計測	30
[0]	0.2	18	1.4	170	160	1	1.0	6.0	33.0		
[0]	0.2	15	1.4	136	58	3	0.7	4.9	115.6	市販のゆでめんで計測	62
[0]	0.1	9	0.8	80	34	2	0.4	2.9	68.0		
[0]	0.4	29	3.1	276	312	1020	1.8	4.4	16.8		23
[0]	0.3	24	2.6	230	260	850	1.5	3.7	14.0		
[0]	0.2	19	3.1	440	451	2	2.6	4.7	14.9	そばの種実の、殻以外の部分をそのまま粉砕した全層粉で計測	24
[0]	0.2	17	2.8	400	410	2	2.4	4.3	13.5		
0	0.1	12	1.6	260	390	1	1.4	3.7	12.8	そばの実をゆでて乾燥し、殻を除いたもの	23
[0]	1.3	160	9.4	540	600	1	5.8	7.4	13.5	カルシウム、鉄、食物繊維が豊富に含まれる	23
[0]	1.0	22	7.7	448	480	2	4.0	5.3	21.3	うるち種ともち種を含む。食用(もちや菓子など)にするのはもち種	23
[0]	0.1	2	0.6	34	36	微	0.3	0.4	1.6		
[0]	0.6	14	4.8	280	300	1	2.5	3.3	13.3		
[0]	0.5	38	3.1	296	208	2	1.7	7.5	8.0	えんばく(麦の一種)をいって、砕くかつぶしたもの	23
[0]	微	3	0.2	22	16	微	0.1	0.6	0.6		
[0]	0.6	47	3.9	370	260	3	2.1	9.4	10.0		

穀類
いも・でんぷん類
肉類
魚介類
卵類
乳類
豆類
野菜類
きのこ類
海藻類
果実類
種実類
砂糖・甘味類
調味料・香辛料類
油脂類
し好類
▼
小麦
そば
大麦雑穀他

穀類

	食品名	めやす量	正味量	エネルギー	食塩相当量	三大栄養素				ビタ		
						たんぱく質	脂質	炭水化物	(*糖質)	A (レチノール当量)	B1	B2
			g	kcal	g	g	g	g	g	μg	mg	mg
大麦	押し麦 (七分づき)	カップ1杯 125g	125	429	0	13.6	2.6	90.1	77.2	〔0〕	0.28	0.09
		大さじ1杯 10g	10	34	0	1.1	0.2	7.2	6.2	〔0〕	0.02	0.01
		可食部100g	343	0	10.9	2.1	72.1	61.8	〔0〕	0.22	0.07	
	麦こがし	カップ1杯 70g	70	258	0	8.8	3.5	54.0	43.1	〔0〕	0.06	0.06
		可食部100g	368	0	12.5	5.0	77.1	61.6	〔0〕	0.09	0.10	
はと麦		カップ1杯 150g	150	530	0	20.0	2.0	108.3	107.4	〔0〕	0.03	0.08
		大さじ1杯 11g	11	39	0	1.5	0.1	7.9	7.8	〔0〕	微	0.01
		可食部100g	353	0	13.3	1.3	72.2	71.6	〔0〕	0.02	0.05	
ひえ		カップ1杯 160g	160	578	0	15.0	5.3	117.1	110.2	〔0〕	0.40	0.02
		大さじ1杯 12g	12	43	0	1.1	0.4	8.8	8.3	〔0〕	0.03	微
		可食部100g	361	0	9.4	3.3	73.2	68.9	〔0〕	0.25	0.02	

●とうもろこし加工品➡スイートコーンは野菜類

食品名	めやす量	正味量	エネルギー	食塩相当量	たんぱく質	脂質	炭水化物	(*糖質)	A	B1	B2
コーンフレーク	1人分25g	25	95	0.5	2.0	0.4	20.9	20.3	5	0.01	0.01
	可食部100g	380	2.1	7.8	1.7	83.6	81.2	10	0.03	0.02	
コーンミール	カップ1杯 70g	70	263	0	5.8	2.8	50.7	45.1	9	0.11	0.06
	可食部100g	375	0	8.3	4.0	72.4	64.4	13	0.15	0.08	
コーングリッツ	カップ1杯 135g	135	475	0	11.1	1.4	103.1	99.9	20	0.08	0.07
	可食部100g	352	0	8.2	1.0	76.4	74.0	15	0.06	0.05	

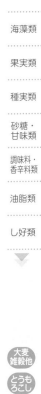

C	E	カルシウム	鉄	リン	カリウム	ナトリウム	亜鉛	食物繊維総量	水分	MEMO	80kcalあたりの重量
mg	mg	mg	mg	mg	mg	mg	mg	g	g		g
[0]	0.3	29	1.6	226	275	3	1.8	12.9	17.5	大麦を精白し、蒸気で加熱して押しつぶしたもの	23
[0]	微	2	0.1	18	22	微	微	1.0	1.4		
[0]	0.2	23	1.3	180	220	2	1.4	10.3	14.0		
[0]	0.4	30	2.2	238	343	1	2.7	10.9	2.5	大麦を焙煎し、粉にしたもの。お湯をかけて食べる	22
[0]	0.5	43	3.1	340	490	2	3.8	15.5	3.5		
[0]	0	9	0.6	30	128	2	0.6	0.9	19.5	はと麦などの原料に利用される	23
[0]	0	1	微	2	9	微	微	0.1	1.4		
[0]	0	6	0.4	20	85	1	0.4	0.6	13.0		
[0]	0.2	11	2.6	448	384	10	3.5	6.9	20.6	米にまぜて利用されるのが一般的	22
[0]	微	1	0.2	34	29	1	0.3	0.5	1.5		
[0]	0.1	7	1.6	280	240	6	2.2	4.3	12.9		
[0]	0.1	微	0.2	11	24	208	0.1	0.6	1.1	とうもろこしの胚乳部分が原料。調味したもので計測	21
[0]	0.3	1	0.9	45	95	830	0.2	2.4	4.5		
[0]	0.8	4	1.1	91	154	1	1.0	5.6	9.8	とうもろこしを粗びきにした粉	21
[0]	1.1	5	1.5	130	220	2	1.4	8.0	14.0		
[0]	0.3	3	0.4	68	216	1	0.5	3.2	18.9	とうもろこしの皮、胚芽を除いて粉砕したもの	23
[0]	0.2	2	0.3	50	160	1	0.4	2.4	14.0		

いも・でんぷん類

食品名	めやす量	正味量	エネルギー	食塩相当量	三大栄養素				ビタ		
					たんぱく質	脂質	炭水化物	(*糖質)	A (レチノール当量)	B1	B2
		g	kcal	g	g	g	g	g	μg	mg	mg

●いも類

さつまいも	さつまいも 別名 甘藷[かんしょ]	中1本250g	228	287	0	2.7	0.5	72.7	67.7	5	0.25	0.09
		可食部100g	126		0	1.2	0.2	31.9	29.7	2	0.11	0.04
	乾燥いも 別名 干しいも	1枚20g	20	55	0	0.6	0.1	14.4	13.2	〔0〕	0.04	0.02
		可食部100g	277		0	3.1	0.6	71.9	66.0	〔0〕	0.19	0.08
さといも	さといも	中1個70g	60	32	0	0.9	0.1	7.9	6.5	微	0.04	0.01
		可食部100g	53		0	1.5	0.1	13.1	10.8	微	0.07	0.02
	八つ頭	小1個300g	240	226	0	7.2	1.7	49.2	42.5	2	0.31	0.14
		可食部100g	94		0	3.0	0.7	20.5	17.7	1	0.13	0.06
じゃがいも	じゃがいも 別名 馬鈴薯[ばれいしょ]	1個150g	135	80	0	2.4	0.1	23.4	11.3	0	0.12	0.04
		可食部100g	59		0	1.8	0.1	17.3	8.4	0	0.09	0.03
	マッシュポテト（乾燥）	カップ1杯60g	60	208	0.1	4.0	0.4	49.7	45.7	〔0〕	0.15	0.03
		可食部100g	347		0.2	6.6	0.6	82.8	76.2	〔0〕	0.25	0.05
山いも	いちょういも 別名 手いも	1個400g	340	367	0	15.3	1.7	76.8	72.1	微	0.51	0.17
		可食部100g	108		0	4.5	0.5	22.6	21.2	微	0.15	0.05
	じねんじょ	10cm長さ200g	160	189	0	4.5	1.1	42.7	39.5	微	0.16	0.06
		可食部100g	118		0	2.8	0.7	26.7	24.7	微	0.11	0.04
	長いも	10cm長さ200g	180	115	0	4.0	0.5	25.0	23.2	〔0〕	0.18	0.04
		可食部100g	64		0	2.2	0.3	13.9	12.9	〔0〕	0.10	0.02

●いも加工品

こんにゃく	板こんにゃく（精粉）	1枚200g	200	10	0	0.2	微	4.6	0.2	〔0〕	〔0〕	〔0〕
		可食部100g	5		0	0.1	微	2.3	0.1	〔0〕	〔0〕	〔0〕
	しらたき	1玉200g	200	14	0	0.4	微	6.0	0.2	〔0〕	〔0〕	〔0〕
		可食部100g	7		0	0.2	微	3.0	0.1	〔0〕	〔0〕	〔0〕

穀類

いも・でんぷん類

肉類

魚介類

卵類

乳類

豆類

野菜類

きのこ類

海藻類

果実類

種実類

砂糖・甘味類

調味料・香辛料類

油脂類

し好類

ミン		ミネラル						食物繊維総量	水分	MEMO	80kcalあたりの重量
C	E	カルシウム	鉄	リン	カリウム	ナトリウム	亜鉛				
mg	mg	mg	mg	mg	mg	mg	mg	g	g		g
66	3.4	82	1.4	107	1094	25	0.5	5.0	149.6	廃棄率9%（皮、両端。包丁むき）	63
29	1.5	36	0.6	47	480	11	0.2	2.2	65.6		
2	0.3	11	0.4	19	196	4	0.1	1.2	4.4		29
9	1.3	53	2.1	93	980	18	0.5	5.9	22.2		
4	0.4	6	0.3	33	384	微	0.2	1.4	50.5	廃棄率15%（皮。包丁むき）。さといもは石川早生、土垂[どだれ]など、子いも用品種の総称	151
6	0.6	10	0.5	55	640	微	0.3	2.3	84.1		
17	2.4	94	1.7	173	1512	2	3.4	6.7	178.8	廃棄率20%（皮。包丁むき）。親いもと子いもが分かれずにかたまりになった品種	85
7	1.0	39	0.7	72	630	1	1.4	2.8	74.5		
38	微	5	0.5	63	554	1	0.3	12.0	107.7	廃棄率10%（皮。包丁むき）。芽には腹痛などを起こす、ソラニンという物質が含まれる	136
28	微	4	0.4	47	410	1	0.2	8.9	79.8		
3	0.1	14	1.9	90	720	45	0.5	4.0	4.5	じゃがいもを蒸し煮にして裏ごしし、フレーク状または粒状に乾燥させたもの	23
5	0.2	24	3.1	150	1200	75	0.9	6.6	7.5		
24	1.0	41	2.0	221	2006	17	1.4	4.8	241.7	廃棄率15%（皮、ひげ根）。手のひらのような扁平な形をしている	74
7	0.3	12	0.6	65	590	5	0.4	1.4	71.1		
24	6.6	16	1.3	50	880	10	1.1	3.2	110.1	廃棄率20%（皮、ひげ根）。成分値は自生のもの	68
15	4.1	10	0.8	31	550	6	0.7	2.0	68.8		
11	0.4	31	0.7	49	774	5	0.5	1.8	148.7	廃棄率10%（皮、ひげ根）。山いも中では水分が多く、粘りが少ない	125
6	0.2	17	0.4	27	430	3	0.3	1.0	82.6		
[0]	0	86	0.8	10	66	20	0.2	4.4	194.6	こんにゃくいもが原料。黒こんにゃくは海藻の粉末をまぜたもの	1600
[0]	0	43	0.4	5	33	10	0.1	2.2	97.3		
[0]	0	150	1.0	20	24	20	0.2	5.8	193.0	地方によって糸こんにゃくとも呼ぶ	1143
[0]	0	75	0.5	10	12	10	0.1	2.9	96.5		

いも類

いも・でんぷん類

食品名	めやす量	正味量	エネルギー	食塩相当量	三大栄養素				ビタ		
					たんぱく質	脂質	炭水化物	(*糖質)	A (レチノール当量)	B1	B2
		g	kcal	g	g	g	g	g	µg	mg	mg

●でんぷん類

かたくり粉	大さじ1杯9g	9	30	0	微	微	7.3	7.3	0	0	0
	小さじ1杯3g	3	10	0	微	微	2.4	2.4	0	0	0
	可食部100g	338	0	0.1	0.1	81.6	81.6	0	0	0
コーンスターチ	大さじ1杯6g	6	22	0	微	微	5.2	5.2	0	0	0
	小さじ1杯2g	2	7	0	微	微	1.7	1.7	0	0	0
	可食部100g	363	0	0.1	0.7	86.3	86.3	0	0	0
くずでんぷん 別名 くず粉	大さじ1杯10g	10	36	0	微	微	8.6	8.6	[0]	[0]	[0]
	小さじ1杯3g	3	11	0	微	微	2.6	2.6	[0]	[0]	[0]
	可食部100g	356	0	0.2	0.2	85.6	85.6	[0]	[0]	[0]

●でんぷん加工品

タピオカパール（乾燥）	1袋150g	150	528	0	0	0.3	131.7	131.0	[0]	[0]	[0]
	可食部100g	352	0	0	0.2	87.8	87.3	[0]	[0]	[0]
くずきり 本くず	1人分10g	10	34	0	微	微	8.8	8.7	[0]	[0]	[0]
	可食部100g	341	0	0.2	0.2	87.7	86.8	[0]	[0]	[0]
くずきり（ゆで）	1人分30g	30	40	0	微	微	10.0	9.8	0	0	0
	可食部100g	133	0	0.1	0.1	33.3	32.5	0	0	0
緑豆はるさめ	酢の物1人分15g	15	52	0	微	0.1	12.7	12.1	[0]	[0]	[0]
	可食部100g	344	0	0.2	0.4	84.6	80.9	[0]	[0]	[0]
はるさめ	酢の物1人分15g	15	52	0	微	0	13.0	12.8	[0]	[0]	[0]
	可食部100g	346	0	0.1	0	86.6	85.4	[0]	[0]	[0]

穀類
いも・でんぷん類
肉類
魚介類
卵類
乳類
豆類
野菜類
きのこ類
海藻類
果実類
種実類
砂糖・甘味類
調味料・香辛料類
油脂類
し好類

ミン		ミネラル						食物繊維総量	水分	MEMO	80kcalあたりの重量
C	E	カルシウム	鉄	リン	カリウム	ナトリウム	亜鉛				
mg	mg	mg	mg	mg	mg	mg	mg	g	g		g
0	—	1	0.1	4	3	微	微	[0]	1.6	本来はかたくりの根からとったでんぷんをさすが、市販品はじゃがいものでんぷん	24
0	—	微	微	1	1	微	微	[0]	0.5		
0	—	10	0.6	40	34	2	微	[0]	18.0		
0	—	微	微	1	微	微	微	[0]	0.8	とうもろこしの穀粒からとったでんぷん	22
0	—	微	微	微	微	微	微	[0]	0.3		
0	—	3	0.3	13	5	1	0.1	[0]	12.8		
[0]	—	2	0	1	微	微	微	[0]	1.4	くず根から作るでんぷん。弾力がある	22
[0]	—	1	0	微	微	微	微	[0]	0.4		
[0]	—	18	2.0	12	2	2	微	[0]	13.9		
[0]	[0]	36	0.8	12	10	8	0.2	0.8	17.9	中南米原産の熱帯低木キャッサバの根からとったでんぷん。球状に加工したもの	23
[0]	[0]	24	0.5	8	12	5	0.1	0.5	11.9		
[0]	—	2	0.1	2	微	微	微	0.3	1.2	くず粉100%で作ったもの。吉野くずが有名	23
[0]	—	19	1.4	18	3	4	0.1	0.9	11.8		
0	—	2	0.1	2	微	1	微	0.2	5.4	じゃがいものでんぷんが原料。一般に「くずきり」の名で出回っている市販品	60
0	—	5	0.4	5	微	2	微	0.8	18.0		
[0]	[0]	3	0.1	2	5	2	微	0.6	2.2	緑豆でんぷんが原料	23
[0]	[0]	23	0.9	16	31	11	0.1	3.7	14.6		
[0]	[0]	6	0.1	7	2	1	微	0.2	1.9	じゃがいもやさつまいものでんぷんを原料にしたもの	23
[0]	[0]	41	0.4	46	14	7	微	1.2	12.9		

でんぷん類
でんぷん加工品

肉類

	食品名	めやす量	正味量	エネルギー	食塩相当量	三大栄養素			（*糖質）	ビタ		
						たんぱく質	脂質	炭水化物		A (レチノール当量)	B1	B2
			g	kcal	g	g	g	g	g	μg	mg	mg

●牛肉

	食品名	めやす量	正味量	エネルギー	食塩相当量	たんぱく質	脂質	炭水化物	（*糖質）	A	B1	B2
肩（脂身つき）	和牛	薄切り1枚50g	50	129	0.1	8.9	11.2	0.2	0.2	微	0.04	0.11
		可食部100g		258	0.1	17.7	22.3	0.3	0.3	微	0.08	0.21
	国産牛	薄切り1枚50g	50	116	0.1	8.6	9.9	0.2	0.2	3	0.04	0.10
		可食部100g		231	0.2	17.1	19.8	0.3	0.3	5	0.08	0.20
	輸入牛	薄切り1枚50g	50	80	0.1	9.5	5.3	0.1	0.1	4	0.04	0.11
		可食部100g		160	0.1	19.0	10.6	0.1	0.1	7	0.08	0.22
肩（脂身なし）	和牛	薄切り1枚50g	50	120	0.1	9.2	9.9	0.2	0.2	微	0.04	0.11
		可食部100g		239	0.1	18.3	19.8	0.3	0.3	微	0.08	0.22
	国産牛	薄切り1枚50g	50	131	0.1	9.0	7.5	0.2	0.2	2	0.05	0.11
		可食部100g		262	0.1	17.9	14.9	0.4	0.4	4	0.09	0.21
	輸入牛	薄切り1枚50g	50	69	0.1	9.8	3.9	0.1	0.1	3	0.04	0.12
		可食部100g		138	0.1	19.6	7.8	0.1	0.1	5	0.08	0.23
肩（赤身）	和牛	薄切り1枚50g	50	92	0.1	10.1	6.1	0.2	0.2	0	0.05	0.12
		可食部100g		183	0.1	20.2	12.2	0.3	0.3	0	0.09	0.24
	国産牛	薄切り1枚50g	50	69	0.1	10.2	3.4	0.1	0.1	2	0.05	0.12
		可食部100g		138	0.2	20.4	6.7	0.2	0.2	3	0.10	0.24
	輸入牛	薄切り1枚50g	50	57	0.1	10.2	2.3	0.1	0.1	2	0.05	0.13
		可食部100g		114	0.1	20.4	4.6	0.1	0.1	4	0.09	0.25
肩ロース（脂身つき）	和牛	薄切り1枚60g	60	228	0.1	8.3	22.4	0.1	0.1	2	0.04	0.10
		可食部100g		380	0.1	13.8	37.4	0.2	0.2	3	0.06	0.17
	国産牛	薄切り1枚60g	60	177	0.1	9.7	15.8	0.1	0.1	4	0.04	0.10
		3cm角1個30g	30	89	微	4.9	7.9	0.1	0.1	2	0.02	0.05
		可食部100g		295	0.1	16.2	26.4	0.2	0.2	7	0.06	0.17

| 穀類 |
| いも・でんぷん類 |
| **肉類** |
| 魚介類 |
| 卵類 |
| 乳類 |
| 豆類 |
| 野菜類 |
| きのこ類 |
| 海藻類 |
| 果実類 |
| 種実類 |
| 砂糖・甘味類 |
| 調味料・香辛料類 |
| 油脂類 |
| し好類 |
| 牛肉 |

ミン		ミネラル						コレステロール	水分	MEMO	80kcalあたりの重量
---	---	カルシウム	鉄	リン	カリウム	ナトリウム	亜鉛	---	---	---	---
C	E	カルシウム	鉄	リン	カリウム	ナトリウム	亜鉛	コレステロール	水分		
mg	mg	mg	mg	mg	mg	mg	mg	mg	g		g
1	0.2	2	0.5	75	140	24	2.5	36	29.4	皮下脂肪4.3%、筋間脂肪11.0%	31
1	0.4	4	0.9	150	280	47	4.9	72	58.8		
1	0.2	2	1.1	80	145	30	2.3	33	31.0	皮下脂肪7.9%、筋間脂肪12.2%	35
1	0.4	4	2.1	160	290	59	4.5	66	62.0		
1	0.3	2	0.6	85	160	27	2.5	30	34.7	皮下脂肪5.3%、筋間脂肪5.4%	50
1	0.6	4	1.1	170	320	54	5.0	59	69.4		
1	0.2	2	0.4	80	145	24	2.6	36	30.4	筋間脂肪11.5%	33
1	0.4	4	0.8	160	290	48	5.1	71	60.7		
1	0.2	2	0.5	85	155	30	2.3	30	33.0	筋間脂肪13.1%	41
1	0.4	4	0.9	170	310	59	4.5	60	65.9		
1	0.3	2	0.5	90	165	28	2.7	30	35.8	筋間脂肪5.7%	58
1	0.6	4	1.0	180	330	56	5.3	59	71.5		
1	0.2	2	1.4	85	160	26	2.9	33	33.2	皮下脂肪と筋間脂肪を除いたもの	44
1	0.3	4	2.7	170	320	52	5.7	66	66.3		
1	0.2	2	1.3	95	170	35	2.8	29	35.9		58
1	0.3	4	2.5	190	340	69	5.5	57	71.7		
1	0.3	2	1.2	90	170	29	2.8	30	37.0		70
1	0.6	4	2.4	180	340	58	5.5	59	73.9		
1	0.3	2	0.4	72	126	25	2.8	53	28.7	皮下脂肪1.8%、筋間脂肪17.0%。脂が入りやすい部位で、和牛では霜降り状になる	21
1	0.5	3	0.7	120	210	42	4.6	89	47.9		
1	0.3	2	0.5	84	156	30	2.8	43	33.8	皮下脂肪2.2%、筋間脂肪16.6%	
微	0.2	1	0.3	42	78	15	1.4	21	16.9		27
1	0.5	4	0.9	140	260	50	4.7	71	56.4		

肉類

食品名		めやす量	正味量	エネルギー	食塩相当量	三大栄養素				ビタ		
						たんぱく質	脂質	炭水化物	(*糖質)	A(レチノール当量)	B1	B2
			g	kcal	g	g	g	g	g	μg	mg	mg
肩ロース（脂身つき）	輸入牛	薄切り1枚60g	60	134	0.1	10.7	10.4	0.1	0.1	6	0.04	0.12
		可食部100g	221	0.1	17.9	17.4	0.1	0.1	10	0.07	0.20
肩ロース（脂身なし）	和牛	薄切り1枚60g	60	224	0.1	8.4	21.9	0.1	0.1	2	0.04	0.10
		可食部100g	373	0.1	14.0	36.5	0.2	0.2	3	0.06	0.17
	国産牛	薄切り1枚60g	60	171	0.1	9.9	15.1	0.1	0.1	4	0.04	0.10
		3cm角1個30g	30	86	微	5.0	7.6	0.1	0.1	2	0.02	0.05
		可食部100g	285	0.1	16.5	25.2	0.2	0.2	7	0.06	0.17
	輸入牛	薄切り1枚60g	60	131	0.1	10.8	10.3	0.1	0.1	6	0.04	0.12
		可食部100g	219	0.1	18.0	17.1	0.1	0.1	10	0.07	0.20
肩ロース（赤身）	和牛	薄切り1枚60g	60	176	0.1	9.9	15.7	0.1	0.1	2	0.04	0.13
		3cm角1個30g	30	88	微	5.0	7.8	0.1	0.1	1	0.02	0.06
		可食部100g	293	0.1	16.5	26.1	0.2	0.2	3	0.07	0.21
	国産牛	薄切り1枚60g	60	118	0.1	11.5	8.3	0.1	0.1	3	0.04	0.12
		3cm角1個30g	30	59	微	5.7	4.2	0.1	0.1	2	0.02	0.06
		可食部100g	196	0.1	19.1	13.9	0.2	0.2	5	0.07	0.20
	輸入牛	薄切り1枚60g	60	96	0.1	11.8	5.7	0.1	0.1	4	0.04	0.14
		可食部100g	160	0.1	19.7	9.5	0.1	0.1	7	0.07	0.23
リブロース（脂身つき）	和牛	薄切り1枚50g	50	257	0.1	4.9	28.3	0.1	0.1	6	0.02	0.05
		可食部100g	514	0.1	9.7	56.5	0.1	0.1	11	0.04	0.09
	国産牛	薄切り1枚50g	50	190	0.1	7.1	18.6	0.1	0.1	7	0.03	0.06
		可食部100g	380	0.1	14.1	37.1	0.2	0.2	13	0.05	0.12
	輸入牛	薄切り1枚50g	50	106	0.1	10.1	7.7	0.2	0.2	5	0.04	0.08
		すき焼き1人分120g	120	254	0.1	24.1	18.5	0.5	0.5	11	0.10	0.19
		可食部100g	212	0.1	20.1	15.4	0.4	0.4	9	0.08	0.16

<table>
<tr><td colspan="2">ミン</td><td colspan="6">ミネラル</td><td>コレステロール</td><td>水分</td><td rowspan="3">MEMO</td><td>80kcalあたりの重量</td></tr>
<tr><td>C</td><td>E</td><td>カルシウム</td><td>鉄</td><td>リン</td><td>カリウム</td><td>ナトリウム</td><td>亜鉛</td><td></td><td></td><td></td></tr>
<tr><td>mg</td><td>mg</td><td>mg</td><td>mg</td><td>mg</td><td>mg</td><td>mg</td><td>mg</td><td>mg</td><td>g</td><td>g</td></tr>
<tr><td>1</td><td>0.4</td><td>2</td><td>0.7</td><td>90</td><td>180</td><td>29</td><td>3.5</td><td>41</td><td>38.3</td><td>皮下脂肪0.5%、筋間脂肪12.1%</td><td></td></tr>
<tr><td>1</td><td>0.7</td><td>4</td><td>1.2</td><td>150</td><td>300</td><td>49</td><td>5.8</td><td>69</td><td>63.8</td><td></td><td>36</td></tr>
<tr><td>1</td><td>0.3</td><td>2</td><td>0.4</td><td>72</td><td>126</td><td>25</td><td>2.8</td><td>53</td><td>29.2</td><td>筋間脂肪17.4%</td><td></td></tr>
<tr><td>1</td><td>0.5</td><td>3</td><td>0.7</td><td>120</td><td>210</td><td>42</td><td>4.6</td><td>88</td><td>48.6</td><td></td><td>21</td></tr>
<tr><td>1</td><td>0.3</td><td>2</td><td>0.5</td><td>84</td><td>162</td><td>31</td><td>2.9</td><td>42</td><td>34.4</td><td>筋間脂肪16.9%</td><td></td></tr>
<tr><td>微</td><td>0.2</td><td>1</td><td>0.3</td><td>42</td><td>81</td><td>15</td><td>1.4</td><td>21</td><td>17.2</td><td></td><td>28</td></tr>
<tr><td>1</td><td>0.3</td><td>4</td><td>0.9</td><td>140</td><td>270</td><td>51</td><td>4.8</td><td>70</td><td>57.3</td><td></td><td></td></tr>
<tr><td>1</td><td>0.4</td><td>2</td><td>0.7</td><td>90</td><td>180</td><td>29</td><td>3.5</td><td>41</td><td>38.4</td><td>筋間脂肪12.1%</td><td></td></tr>
<tr><td>1</td><td>0.7</td><td>4</td><td>1.2</td><td>150</td><td>300</td><td>49</td><td>5.8</td><td>69</td><td>64.0</td><td></td><td>37</td></tr>
<tr><td>1</td><td>0.2</td><td>2</td><td>1.4</td><td>84</td><td>144</td><td>29</td><td>3.4</td><td>50</td><td>33.8</td><td>皮下脂肪と筋間脂肪を除いたもの</td><td></td></tr>
<tr><td>微</td><td>0.1</td><td>1</td><td>0.7</td><td>42</td><td>72</td><td>15</td><td>1.7</td><td>25</td><td>16.9</td><td></td><td>27</td></tr>
<tr><td>1</td><td>0.4</td><td>3</td><td>2.4</td><td>140</td><td>240</td><td>49</td><td>5.6</td><td>84</td><td>56.4</td><td></td><td></td></tr>
<tr><td>1</td><td>0.3</td><td>2</td><td>1.4</td><td>96</td><td>186</td><td>34</td><td>3.4</td><td>40</td><td>39.5</td><td></td><td></td></tr>
<tr><td>微</td><td>0.2</td><td>1</td><td>0.7</td><td>48</td><td>93</td><td>17</td><td>1.7</td><td>20</td><td>19.8</td><td></td><td>41</td></tr>
<tr><td>1</td><td>0.5</td><td>4</td><td>2.4</td><td>160</td><td>310</td><td>57</td><td>5.7</td><td>67</td><td>65.9</td><td></td><td></td></tr>
<tr><td>1</td><td>0.3</td><td>2</td><td>1.4</td><td>102</td><td>192</td><td>32</td><td>3.8</td><td>41</td><td>41.9</td><td></td><td></td></tr>
<tr><td>2</td><td>0.5</td><td>4</td><td>2.4</td><td>170</td><td>320</td><td>54</td><td>6.4</td><td>69</td><td>69.8</td><td></td><td>50</td></tr>
<tr><td>1</td><td>0.3</td><td>1</td><td>0.6</td><td>42</td><td>75</td><td>20</td><td>1.3</td><td>43</td><td>17.3</td><td>皮下脂肪4.5%、筋間脂肪23.7%。きめのこまかいやわらかな部位。ローストビーフなどに</td><td></td></tr>
<tr><td>1</td><td>0.6</td><td>2</td><td>1.2</td><td>84</td><td>150</td><td>39</td><td>2.6</td><td>86</td><td>34.5</td><td></td><td>16</td></tr>
<tr><td>1</td><td>0.3</td><td>2</td><td>0.5</td><td>60</td><td>115</td><td>20</td><td>1.9</td><td>41</td><td>24.0</td><td>皮下脂肪7.7%、筋間脂肪23.1%</td><td></td></tr>
<tr><td>1</td><td>0.5</td><td>4</td><td>1.0</td><td>120</td><td>230</td><td>40</td><td>3.7</td><td>81</td><td>47.9</td><td></td><td>21</td></tr>
<tr><td>1</td><td>0.4</td><td>2</td><td>1.1</td><td>85</td><td>165</td><td>22</td><td>2.4</td><td>33</td><td>31.9</td><td>皮下脂肪1.8%、筋間脂肪8.2%</td><td></td></tr>
<tr><td>2</td><td>0.8</td><td>5</td><td>2.6</td><td>204</td><td>396</td><td>53</td><td>5.6</td><td>79</td><td>76.6</td><td></td><td>38</td></tr>
<tr><td>2</td><td>0.7</td><td>4</td><td>2.2</td><td>170</td><td>330</td><td>44</td><td>4.7</td><td>66</td><td>63.8</td><td></td><td></td></tr>
</table>

穀類
いも・でんぷん類
肉類
魚介類
卵類
乳類
豆類
野菜類
きのこ類
海藻類
果実類
種実類
砂糖・甘味類
調味料・香辛料類
油脂類
し好類

牛肉

肉類

分類	食品名	めやす量	正味量 (g)	エネルギー (kcal)	食塩相当量 (g)	三大栄養素 たんぱく質 (g)	脂質 (g)	炭水化物 (g)	(*糖質) (g)	ビタ A(レチノール当量) (μg)	B1 (mg)	B2 (mg)
リブロース（脂身なし）	和牛	薄切り1枚50g	50	251	0.1	5.2	27.2	0.1	0.1	5	0.02	0.05
		可食部100g		502	0.1	10.3	54.4	0.1	0.1	10	0.04	0.09
	国産牛	薄切り1枚50g	50	176	0.1	7.5	16.7	0.1	0.1	6	0.03	0.07
		可食部100g		351	0.1	15.0	33.4	0.2	0.2	12	0.05	0.13
	輸入牛	薄切り1枚50g	50	102	0.1	10.2	7.2	0.2	0.2	5	0.04	0.08
		可食部100g		203	0.1	20.3	14.4	0.4	0.4	9	0.08	0.16
リブロース（赤身）	和牛	薄切り1枚50g	50	198	0.1	7.0	7.2	0.2	0.2	4	0.03	0.07
		可食部100g		395	0.1	20.3	14.4	0.3	0.3	7	0.05	0.13
	国産牛	薄切り1枚50g	50	115	0.1	9.4	8.9	0.2	0.2	5	0.03	0.09
		可食部100g		230	0.1	18.8	17.8	0.3	0.3	10	0.06	0.17
	輸入牛	薄切り1枚50g	50	82	0.1	10.9	4.6	0.2	0.2	4	0.05	0.09
		可食部100g		163	0.1	21.7	9.1	0.4	0.4	7	0.09	0.17
サーロイン（脂身つき）	和牛	ステーキ1枚150g	150	230	0.2	17.6	71.3	0.5	0.5	5	0.08	0.18
		可食部100g		460	0.1	11.7	47.5	0.3	0.3	3	0.05	0.12
	国産牛	ステーキ1枚150g	150	470	0.2	24.8	41.9	0.6	0.6	12	0.09	0.15
		可食部100g		313	0.1	16.5	27.9	0.4	0.4	8	0.06	0.10
	輸入牛	ステーキ1枚150g	150	410	0.2	26.1	35.6	0.6	0.6	17	0.08	0.18
		可食部100g		273	0.1	17.4	23.7	0.4	0.4	11	0.05	0.12
サーロイン（脂身なし）	和牛	ステーキ1枚150g	150	633	0.2	19.4	63.8	0.5	0.5	5	0.08	0.20
		可食部100g		422	0.1	12.9	42.5	0.3	0.3	3	0.05	0.13
	国産牛	ステーキ1枚150g	150	380	0.2	27.6	30.3	0.8	0.8	11	0.09	0.17
		可食部100g		253	0.1	18.4	20.2	0.5	0.5	7	0.06	0.11
	輸入牛	ステーキ1枚150g	150	327	0.2	28.7	24.8	0.6	0.6	12	0.09	0.20
		可食部100g		218	0.1	19.1	16.5	0.4	0.4	8	0.06	0.13

ミン		ミネラル						コレステロール	水分	MEMO	80kcalあたりの重量
C	E	カルシウム	鉄	リン	カリウム	ナトリウム	亜鉛				
mg	mg	mg	mg	mg	mg	mg	mg	mg	g		g
1	0.3	2	0.7	44	80	21	1.4	43	18.1	筋間脂肪24.8%	16
1	0.6	3	1.3	88	160	41	2.8	85	36.1		
1	0.2	2	0.5	65	120	21	2.0	41	25.4	筋間脂肪24.9%	23
1	0.4	4	0.9	130	240	42	4.0	81	50.7		
1	0.4	2	1.1	85	165	23	2.4	33	32.3	筋間脂肪8.3%	39
2	0.7	1	2.2	170	330	45	4.8	66	64.5		
1	0.2	2	0.9	60	105	27	2.0	38	23.6	皮下脂肪と筋間脂肪を除いたもの	20
1	0.4	3	1.7	120	210	53	3.9	76	47.2		
1	0.2	2	1.1	80	150	26	2.6	39	31.1		35
2	0.3	4	2.1	160	300	51	5.2	78	62.2		
1	0.3	2	1.2	90	175	24	2.6	33	34.3		49
2	0.6	4	2.3	180	350	47	5.2	65	68.6		
2	0.9	5	1.4	150	270	48	4.2	129	60.0	ステーキ肉として最高級だが、エネルギーも高め	17
1	0.6	3	0.9	100	180	32	2.8	86	40.0		
2	0.6	6	1.5	225	405	72	4.4	104	81.6	皮下脂肪12.7%、筋間脂肪13.7%	26
1	0.4	4	1.0	150	270	48	2.9	69	54.4		
2	1.1	5	2.1	225	435	59	4.7	89	86.6	皮下脂肪12.8%、筋間脂肪15.5%	29
1	0.7	3	1.4	150	290	39	3.1	59	57.7		
2	0.8	5	1.2	165	300	51	4.7	125	65.6	筋間脂肪27.7%	19
1	0.5	3	0.8	110	200	34	3.1	83	43.7		
2	0.6	6	1.2	255	450	80	5.0	99	90.0	筋間脂肪15.6%	32
1	0.4	4	0.8	170	300	53	3.3	66	60.0		
2	0.9	6	2.0	255	480	63	5.1	86	94.7	筋間脂肪17.8%	37
1	0.6	4	1.3	170	320	42	3.4	57	63.1		

穀類
いも・でんぷん類
肉類
魚介類
卵類
乳類
豆類
野菜類
きのこ類
海藻類
果実類
種実類
砂糖・甘味類
調味料・香辛料類
油脂類
し好類

牛肉

肉類

	食品名	めやす量	正味量	エネルギー	食塩相当量	三大栄養素 たんぱく質	脂質	炭水化物	(＊糖質)	ビタ A (レチノール当量)	B₁	B₂
			g	kcal	g	g	g	g	g	μg	mg	mg
サーロイン（赤身）	和牛	薄切り 1枚50g	50	147	0.1	8.6	12.9	0.2	0.2	1	0.04	0.09
		可食部100g		294	0.1	17.1	25.8	0.4	0.4	2	0.07	0.17
	国産牛	薄切り 1枚50g	50	84	0.1	10.6	4.6	0.3	0.3	3	0.04	0.06
		可食部100g		167	0.2	21.1	9.1	0.6	0.6	5	0.07	0.12
	輸入牛	薄切り 1枚50g	50	64	0.1	11.0	2.2	0.3	0.3	2	0.03	0.08
		可食部100g		127	0.1	22.0	4.4	0.5	0.5	4	0.06	0.16
バラ肉	和牛	薄切り 1枚25g	25	118	微	2.8	12.5	微	微	1	0.01	0.03
		可食部100g		472	0.1	11.0	50.0	0.1	0.1	3	0.04	0.11
	国産	薄切り 1枚25g	25	95	微	3.2	9.7	0.1	0.1	3	0.01	0.03
		可食部100g		381	0.1	12.8	39.4	0.3	0.3	13	0.05	0.12
	輸入牛	薄切り 1枚25g	25	85	微	3.6	8.2	0.1	0.1	6	0.01	0.03
		可食部100g		338	0.1	14.4	32.9	0.2	0.2	24	0.05	0.12
もも（脂身つき）	和牛	薄切り 1枚50g	50	118	0.1	9.6	9.4	0.3	0.3	微	0.05	0.10
		可食部100g		235	0.1	19.2	18.7	0.5	0.5	微	0.09	0.20
	国産牛	薄切り 1枚50g	50	98	0.1	9.8	6.7	0.2	0.2	2	0.04	0.10
		可食部100g		196	0.1	19.5	13.3	0.4	0.4	3	0.08	0.20
	輸入牛	薄切り 1枚50g	50	74	0.1	9.8	4.3	0.2	0.2	3	0.04	0.10
		可食部100g		148	0.1	19.6	8.6	0.4	0.4	5	0.08	0.19
もも（脂身なし）	和牛	薄切り 1枚50g	50	106	0.1	10.1	7.8	0.3	0.3	微	0.05	0.11
		可食部100g		212	0.1	20.2	15.5	0.6	0.6	微	0.09	0.21
	国産牛	薄切り 1枚50g	50	85	0.1	10.3	5.0	0.2	0.2	1	0.04	0.11
		可食部100g		169	0.1	20.5	9.9	0.4	0.4	2	0.08	0.21
	輸入牛	薄切り 1枚50g	50	67	0.1	10.0	3.4	0.2	0.2	2	0.05	0.10
		可食部100g		133	0.1	20.0	6.7	0.4	0.4	4	0.09	0.20

ミン		ミネラル						コレステロール	水分	MEMO	80kcalあたりの重量
C	E	カルシウム	鉄	リン	カリウム	ナトリウム	亜鉛				
mg	mg	mg	mg	mg	mg	mg	mg	mg	g		g
1	0.2	2	1.0	75	130	21	2.1	36	28.0	皮下脂肪と筋間脂肪を除いたもの	27
1	0.4	4	2.0	150	260	42	4.2	72	55.9		
1	0.2	2	1.1	95	170	30	1.9	31	34.1		48
2	0.3	4	2.1	190	340	60	3.8	62	68.2		
1	0.2	2	1.1	95	180	24	2.0	28	36.1		63
2	0.4	4	2.2	190	360	48	3.9	55	72.1		
微	0.2	1	0.4	22	40	11	0.8	25	9.6	バラ肉は最も脂肪が多い部位。赤身と脂肪が層になっている	17
1	0.6	4	1.4	87	160	44	3.0	98	38.4		
微	0.2	1	0.4	28	48	14	0.7	20	11.9		21
1	0.6	3	1.4	110	190	56	2.8	79	47.4		
微	0.3	1	0.4	33	58	13	0.8	17	13.0		24
1	1.1	4	1.5	130	230	52	3.0	67	51.8		
1	0.2	2	1.3	80	160	23	2.0	38	30.6	皮下脂肪5.6%、筋間脂肪5.2%。脂肪が少なくやわらかな部位	34
1	0.3	4	2.5	160	320	45	4.0	75	61.2		
1	0.3	2	0.7	90	165	25	2.3	35	32.9	皮下脂肪6.2%、筋間脂肪8.0%	41
1	0.6	4	1.4	180	330	49	4.5	69	65.8		
1	0.3	2	1.2	85	155	21	1.9	31	35.7	皮下脂肪3.4%、筋間脂肪4.0%	54
1	0.5	3	2.4	170	310	41	3.8	61	71.4		
1	0.1	2	0.5	85	160	23	2.1	36	32.2	筋間脂肪5.6%	38
1	0.2	4	0.9	170	320	46	4.2	71	64.4		
1	0.3	2	0.7	95	170	25	2.4	34	34.1	筋間脂肪8.5%	47
1	0.5	4	1.3	190	340	50	4.7	67	68.2		
1	0.2	2	1.3	85	160	21	2.0	31	36.5	筋間脂肪4.2%	54
1	0.4	3	2.5	170	320	42	3.9	61	73.0		

牛肉

肉類

	食品名	めやす量	正味量	エネルギー	食塩相当量	三大栄養素				ビタ		
						たんぱく質	脂質	炭水化物	(*糖質)	A (レチノール当量)	B₁	B₂
			g	kcal	g	g	g	g	g	μg	mg	mg
もも（赤身）	和牛	薄切り 1枚50g	50	88	0.1	10.7	5.4	0.3	0.3	0	0.05	0.11
		可食部100g	176	0.1	21.3	10.7	0.6	0.6	0	0.10	0.22
	国産牛	薄切り 1枚50g	50	65	0.1	11.0	2.5	0.2	0.2	1	0.05	0.11
		可食部100g	130	0.1	21.9	4.9	0.4	0.4	1	0.09	0.22
	輸入牛	薄切り 1枚50g	50	59	0.1	10.6	2.2	0.2	0.2	2	0.05	0.11
		可食部100g	117	0.1	21.2	4.3	0.4	0.4	3	0.09	0.21
そともも（脂身つき）	和牛	薄切り 1枚50g	50	122	0.1	8.9	10.0	0.3	0.3	1	0.04	0.09
		可食部100g	244	0.1	17.8	20.0	0.5	0.5	1	0.08	0.18
	国産牛	薄切り 1枚50g	50	110	0.1	9.1	8.2	0.3	0.3	3	0.04	0.09
		可食部100g	220	0.1	18.2	16.3	0.6	0.6	5	0.08	0.17
	輸入牛	薄切り 1枚50g	50	99	0.1	9.4	7.2	0.2	0.2	5	0.03	0.08
		可食部100g	197	0.1	18.7	14.3	0.3	0.3	9	0.06	0.16
そともも（脂身なし）	和牛	薄切り 1枚50g	50	110	0.1	9.4	8.3	0.3	0.3	微	0.04	0.10
		可食部100g	219	0.1	18.7	16.6	0.5	0.5	微	0.08	0.19
	国産牛	薄切り 1枚50g	50	90	0.1	9.8	5.6	0.3	0.3	2	0.05	0.10
		可食部100g	179	0.1	19.6	11.1	0.6	0.6	4	0.09	0.19
	輸入牛	薄切り 1枚50g	50	89	0.1	9.7	6.0	0.2	0.2	4	0.03	0.09
		可食部100g	178	0.1	19.3	11.9	0.3	0.3	8	0.06	0.17
そともも（赤身）	和牛	薄切り 1枚50g	50	80	0.1	10.4	4.4	0.3	0.3	0	0.05	0.11
		可食部100g	159	0.1	20.7	8.7	0.6	0.6	0	0.09	0.22
	国産牛	薄切り 1枚50g	50	66	0.1	10.7	2.5	0.4	0.4	1	0.05	0.11
		可食部100g	131	0.2	21.3	5.0	0.7	0.7	2	0.09	0.21
	輸入牛	薄切り 1枚50g	50	59	0.1	10.6	2.0	0.2	0.2	2	0.04	0.10
		可食部100g	117	0.1	21.2	3.9	0.3	0.3	3	0.07	0.19

穀類	
いも・でんぷん類	
肉類	
魚介類	
卵類	
乳類	
豆類	
野菜類	
きのこ類	
海藻類	
果実類	
種実類	
砂糖・甘味類	
調味料・香辛料類	
油脂類	
し好類	
牛肉	

ミン		ミネラル						コレステロール	水分	MEMO	80kcalあたりの重量
C	E	カルシウム	鉄	リン	カリウム	ナトリウム	亜鉛				
mg	mg	mg	mg	mg	mg	mg	mg	mg	g		g
1	0.1	2	1.4	90	175	24	2.3	35	33.5	皮下脂肪と筋間脂肪を除いたもの。比較的低脂肪だが、和牛は赤身でも1割が脂肪	45
1	0.2	4	2.9	180	350	48	4.5	70	67.0		
1	0.2	2	1.4	100	180	26	2.6	33	35.9		62
1	0.4	4	2.7	200	360	52	5.1	65	71.7		
1	0.2	2	1.3	90	170	22	2.1	31	37.1		68
1	0.4	4	2.6	180	340	44	4.1	62	74.2		
1	0.2	2	0.6	85	155	23	1.9	34	30.4	皮下脂肪6%、筋間脂肪11.4%。肉質はややかたく、煮込み料理向き	33
1	0.3	3	1.1	170	310	46	3.7	68	60.8		
1	0.3	2	0.7	75	155	28	1.6	34	32.0	皮下脂肪9.9%、筋間脂肪9.3%	36
1	0.5	4	1.4	150	310	55	3.2	68	64.0		
1	0.4	2	0.6	85	160	24	1.5	33	32.9	皮下脂肪4.5%、筋間脂肪12.2%	41
1	0.7	4	1.1	170	320	48	2.9	65	65.8		
1	0.1	2	0.5	90	160	24	2.0	33	31.7	筋間脂肪12.2%	37
1	0.2	3	1.0	180	320	47	3.9	66	63.3		
1	0.2	2	0.7	80	165	29	1.8	33	33.9	筋間脂肪10.4%	45
1	0.4	4	1.3	160	330	57	3.5	66	67.8		
1	0.4	2	0.5	90	165	25	1.5	32	33.8	筋間脂肪12.8%	45
1	0.7	4	1.0	180	330	49	3.0	64	67.6		
1	0.1	2	1.2	100	180	25	2.2	30	34.5	皮下脂肪と筋間脂肪を除いたもの	50
1	0.2	3	2.4	200	360	50	4.3	59	69.0		
1	0.1	2	1.2	85	180	31	1.9	32	36.0		61
1	0.2	4	2.4	170	360	61	3.8	63	72.0		
1	0.4	2	1.0	95	180	27	1.7	31	36.8		68
1	0.7	4	1.9	190	360	53	3.3	62	73.6		

肉類

食品名		めやす量	正味量	エネルギー	食塩相当量	三大栄養素				ビタ		
						たんぱく質	脂質	炭水化物	(*糖質)	A (レチノール当量)	B1	B2
			g	kcal	g	g	g	g	g	μg	mg	mg
ヒレ	和牛	厚切り1枚150g	150	311	0.2	28.7	22.5	0.5	0.5	2	0.14	0.36
		可食部100g	207	0.1	19.1	15.0	0.3	0.3	1	0.09	0.24	
	国産牛	厚切り1枚150g	150	266	0.2	31.2	16.8	0.8	0.8	6	0.18	0.39
		可食部100g	177	0.1	20.8	11.2	0.5	0.5	4	0.12	0.26	
	輸入牛	厚切り1枚150g	150	185	0.2	30.8	7.2	0.5	0.5	6	0.15	0.38
		可食部100g	123	0.1	20.5	4.8	0.3	0.3	4	0.10	0.25	
ランプ（脂身つき）	和牛	厚切り1枚150g	150	479	0.2	22.7	44.9	0.6	0.6	3	0.12	0.29
		可食部100g	319	0.1	15.1	29.9	0.4	0.4	2	0.08	0.19	
	国産牛	厚切り1枚150g	150	351	0.2	27.9	26.7	0.9	0.9	9	0.12	0.29
		可食部100g	234	0.1	18.6	17.8	0.6	0.6	6	0.08	0.19	
	輸入牛	厚切り1枚150g	150	321	0.2	27.6	24.6	0.6	0.6	17	0.14	0.36
		可食部100g	214	0.1	18.4	16.4	0.4	0.4	11	0.09	0.24	
ランプ（脂身なし）	和牛	厚切り1枚150g	150	322	0.2	24.0	39.6	0.6	0.6	3	0.14	0.30
		可食部100g	293	0.1	16.0	26.4	0.4	0.4	2	0.09	0.20	
	国産牛	厚切り1枚150g	150	305	0.2	29.6	20.9	0.9	0.9	8	0.14	0.30
		可食部100g	203	0.1	19.7	13.9	0.6	0.6	5	0.09	0.20	
	輸入牛	厚切り1枚150g	150	261	0.2	29.6	16.7	0.8	0.8	12	0.15	0.39
		可食部100g	174	0.1	19.7	11.1	0.5	0.5	8	0.10	0.26	
ランプ（赤身）	和牛	厚切り1枚150g	150	294	0.2	28.8	20.4	0.8	0.8	2	0.15	0.38
		可食部100g	196	0.1	19.2	13.6	0.5	0.5	1	0.10	0.25	
	国産牛	厚切り1枚150g	150	213	0.3	33.0	9.2	1.1	1.1	5	0.15	0.35
		可食部100g	142	0.2	22.0	6.1	0.7	0.7	3	0.10	0.23	
	輸入牛	厚切り1枚150g	150	168	0.2	32.4	4.5	0.8	0.8	6	0.17	0.44
		可食部100g	112	0.1	21.6	3.0	0.5	0.5	4	0.11	0.29	

穀類
いも・でんぷん類
肉類
魚介類
卵類
乳類
豆類
野菜類
きのこ類
海藻類
果実類
種実類
砂糖・甘味類
調味料・香辛料類
油脂類
し好類
牛肉

ミン		ミネラル						コレステロール	水分	MEMO	80kcalあたりの重量
C	E	カルシウム	鉄	リン	カリウム	ナトリウム	亜鉛				
mg	mg	mg	mg	mg	mg	mg	mg	mg	g		g
2	0.6	5	3.8	270	510	60	6.3	99	96.9	最もやわらかな肉質で、サーロインの内側にある細長い部位。脂肪が少なくて肉のきめがこまかいのが特徴	39
1	0.4	3	2.5	180	340	40	4.2	66	64.6		
2	0.8	6	3.6	300	570	84	5.1	90	101.0		45
1	0.5	4	2.4	200	380	56	3.4	60	67.3		
2	1.1	6	4.2	270	555	68	4.2	93	110.0		65
1	0.7	4	2.8	180	370	45	2.8	62	73.3		
2	0.8	5	2.1	225	390	60	5.7	122	80.7	皮下脂肪7.4%、筋間脂肪19.8%。腰の部分の肉でやわらかく、ステーキなどに向く	25
1	0.5	3	1.4	150	260	40	3.8	81	53.8		
2	1.1	6	2.1	225	450	81	5.6	98	93.2	皮下脂肪7.7%、筋間脂肪12.4%のもの	34
1	0.7	4	1.4	150	300	54	3.7	65	62.1		
2	1.2	5	2.0	255	465	68	5.1	96	95.7	皮下脂肪9.7%、筋間脂肪11.5%	37
1	0.8	3	1.3	170	310	45	3.4	64	63.8		
2	0.6	5	2.0	225	405	63	6.0	117	84.5	筋間脂肪21.4%	27
1	0.4	3	1.3	150	270	42	4.0	78	56.3		
2	0.9	6	2.0	240	465	84	5.9	95	97.4	筋間脂肪13.4%	39
1	0.6	4	1.3	160	310	56	3.9	63	64.9		
2	1.2	6	1.7	285	495	71	5.6	93	101.6	筋間脂肪12.8%	46
1	0.8	4	1.1	190	330	47	3.7	62	67.7		
2	0.6	5	4.4	270	480	71	7.4	104	98.6	皮下脂肪と筋間脂肪を除いたもの	41
1	0.4	3	2.9	180	320	47	4.9	69	65.7		
3	0.6	6	4.1	270	510	90	6.6	89	105.3		56
2	0.4	4	2.7	180	340	60	4.4	59	70.2		
2	1.1	6	3.9	315	540	78	6.2	90	110.7		71
1	0.7	4	2.6	210	360	52	4.1	60	73.8		

肉類

食品名		めやす量	正味量	エネルギー	食塩相当量	三大栄養素				ビタ		
						たんぱく質	脂質	炭水化物	（*糖質）	A（レチノール当量）	B₁	B₂
			g	kcal	g	g	g	g	g	μg	mg	mg
牛ひき肉		大さじ1杯 15g	15	38	微	2.6	3.2	微	微	2	0.01	0.03
		ハンバーグ 1人分80g	80	201	0.2	13.7	16.9	0.2	0.2	10	0.06	0.15
		可食部100g	251	0.2	17.1	21.1	0.3	0.3	13	0.08	0.19

豚肉

食品名		めやす量	正味量	エネルギー	食塩相当量	たんぱく質	脂質	炭水化物	（*糖質）	A	B₁	B₂
肩（脂身つき）	一般豚	薄切り 1枚40g	40	80	微	7.4	5.8	0.1	0.1	2	0.26	0.09
		可食部100g	201	0.1	18.5	14.6	0.2	0.2	5	0.66	0.23
	黒豚	薄切り 1枚40g	40	90	微	7.3	6.9	0	0	2	0.28	0.09
		可食部100g	224	0.1	18.3	17.2	0	0	5	0.70	0.22
肩（脂身なし）	一般豚	薄切り 1枚40g	40	63	微	7.9	3.7	0.1	0.1	2	0.28	0.10
		可食部100g	158	0.1	19.7	9.3	0.2	0.2	4	0.71	0.25
	黒豚	薄切り 1枚40g	40	69	微	7.9	4.3	0	0	1	0.30	0.10
		可食部100g	172	0.1	19.7	10.8	0	0	3	0.75	0.24
肩（赤身）	一般豚	薄切り 1枚40g	40	46	微	8.4	1.5	0.1	0.1	1	0.30	0.11
		可食部100g	114	0.1	20.9	3.8	0.2	0.2	3	0.75	0.27
	黒豚	薄切り 1枚40g	40	45	0.1	8.6	1.4	0	0	1	0.33	0.11
		可食部100g	113	0.2	21.4	3.5	0	0	2	0.82	0.27
肩ロース（脂身つき）	一般豚	薄切り 1枚20g	20	47	微	3.4	3.8	微	微	1	0.13	0.05
		可食部100g	237	0.1	17.1	19.2	0.1	0.1	6	0.63	0.23
	黒豚	薄切り 1枚20g	20	48	微	3.5	3.9	0	0	1	0.14	0.05
		可食部100g	241	0.1	17.7	19.3	0	0	4	0.70	0.24
肩ロース（脂身なし）	一般豚	薄切り 1枚20g	20	42	微	3.6	3.2	微	微	1	0.13	0.05
		可食部100g	212	0.1	17.8	16.0	0.1	0.1	6	0.66	0.25
	黒豚	薄切り 1枚20g	20	42	微	3.7	3.1	0	0	1	0.15	0.05
		可食部100g	212	0.1	18.5	15.7	0	0	4	0.74	0.25

穀類
いも・でんぷん類
肉類
魚介類
卵類
乳類
豆類
野菜類
きのこ類
海藻類
果実類
種実類
砂糖・甘味類
調味料・香辛料類
油脂類
し好類
牛肉
豚肉

ミン		ミネラル						コレステロール	水分	MEMO	80kcalあたりの重量
C	E	カルシウム	鉄	リン	カリウム	ナトリウム	亜鉛				
mg	mg	mg	mg	mg	mg	mg	mg	mg	g		g
微	0.1	1	0.4	15	39	10	0.8	10	9.2	市販品の「上ひき肉」で計測したもの。脂肪の含有量は、ひき肉の原料となる肉の部位で異なる	32
1	0.4	5	1.9	80	208	51	4.2	51	49.1		
1	0.5	6	2.4	100	260	64	5.2	64	61.4		
1	0.1	2	0.2	72	128	21	1.1	26	26.3	皮下脂肪8.2%、筋間脂肪7.5%。豚肉にはビタミンB₁か多く含まれている	40
2	0.3	4	0.5	180	320	53	2.7	65	65.7		
微	0.1	2	0.2	72	128	21	1.2	28	25.4	皮下脂肪9.9%、筋間脂肪9.1%	36
1	0.3	4	0.5	180	320	53	3.0	69	63.6		
1	0.1	2	0.2	76	136	22	1.2	26	27.9	筋間脂肪8.0%	51
2	0.3	4	0.4	190	340	55	2.9	64	69.8		
微	0.1	2	0.2	76	140	23	1.3	27	27.4	筋間脂肪10.1%	47
1	0.3	5	0.5	190	350	57	3.3	67	68.5		
1	0.1	2	0.4	80	144	23	1.2	26	29.6	皮下脂肪と筋間脂肪を除いたもの	70
2	0.3	4	1.1	200	360	58	3.1	64	74.0		
1	0.1	2	0.5	84	152	24	1.4	26	29.6		71
2	0.3	5	1.2	210	380	61	3.6	66	74.0		
微	0.1	1	0.1	32	60	11	0.5	14	12.5	皮下脂肪5.7%、筋間脂肪12.4%。脂身がほどよく、こくのある部位。ローストポークなどに	34
2	0.4	4	0.6	160	300	54	2.7	69	62.6		
微	0.1	1	0.1	36	62	11	0.6	15	12.4	皮下脂肪6.6%、筋間脂肪12.6%	33
1	0.3	4	0.7	180	310	55	3.2	76	62.0		
微	0.1	1	0.1	34	62	11	0.6	14	13.0	筋間脂肪13.1%	38
2	0.4	4	0.5	170	310	56	2.9	69	65.1		
微	0.1	1	0.1	36	66	11	0.7	15	13.0	筋間脂肪13.6%	38
1	0.3	4	0.6	180	330	57	3.4	75	64.8		

肉類

分類	食品名	めやす量	正味量 (g)	エネルギー (kcal)	食塩相当量 (g)	たんぱく質 (g)	脂質 (g)	炭水化物 (g)	(*糖質) (g)	A (レチノール当量) (μg)	B1 (mg)	B2 (mg)
肩ロース（赤身）	一般豚	薄切り1枚20g	20	29	微	3.9	1.6	微	微	1	0.14	0.06
		可食部100g		146	0.2	19.7	7.8	0.1	0.1	4	0.72	0.28
	黒豚	薄切り1枚20g	20	28	微	4.1	1.4	0	0	1	0.16	0.06
		可食部100g		140	0.2	20.6	6.8	0	0	3	0.82	0.29
ロース（脂身つき）	一般豚	とんかつ・ソテー用120g	120	298	0.1	23.2	23.0	0.2	0.2	7	0.83	0.18
		可食部100g		248	0.1	19.3	19.2	0.2	0.2	6	0.69	0.15
	黒豚	とんかつ・ソテー用120g	120	330	0.1	22.0	27.1	0.2	0.2	7	0.92	0.16
		可食部100g		275	0.1	18.3	22.6	0.2	0.2	6	0.77	0.13
ロース（脂身なし）	一般豚	とんかつ・ソテー用120g	120	228	0.1	25.3	14.3	0.4	0.4	6	0.90	0.19
		可食部100g		190	0.1	21.1	11.9	0.3	0.3	5	0.75	0.16
	黒豚	とんかつ・ソテー用120g	120	244	0.1	24.7	16.3	0.2	0.2	6	1.03	0.17
		可食部100g		203	0.1	20.6	13.6	0.2	0.2	5	0.86	0.14
ロース（赤身）	一般豚	とんかつ・ソテー用120g	120	168	0.1	27.2	6.7	0.4	0.4	5	0.96	0.22
		可食部100g		140	0.1	22.7	5.6	0.3	0.3	4	0.80	0.18
	黒豚	とんかつ・ソテー用120g	120	157	0.1	27.5	5.5	0.2	0.2	5	1.15	0.18
		可食部100g		131	0.1	22.9	4.6	0.2	0.2	4	0.96	0.15
もも（脂身つき）	一般豚	薄切り1枚30g	30	51	微	6.2	3.1	0.1	0.1	1	0.27	0.06
		可食部100g		171	0.1	20.5	10.2	0.2	0.2	4	0.90	0.21
	黒豚	薄切り1枚30g	30	63	微	5.9	4.5	0.1	0.1	2	0.27	0.06
		可食部100g		211	0.1	19.5	15.1	0.2	0.2	5	0.90	0.19
もも（脂身なし）	一般豚	薄切り1枚30g	30	41	微	6.5	1.8	0.1	0.1	1	0.28	0.07
		可食部100g		138	0.1	21.5	6.0	0.2	0.2	3	0.94	0.22
	黒豚	薄切り1枚30g	30	46	微	6.4	2.3	0.1	0.1	1	0.29	0.06
		可食部100g		153	0.1	21.3	7.8	0.2	0.2	4	0.98	0.20

ビタミン		ミネラル						コレステロール	水分	MEMO	80kcalあたりの重量
C	E	カルシウム	鉄	リン	カリウム	ナトリウム	亜鉛				
mg	mg	mg	mg	mg	mg	mg	mg	mg	g		g
微	0.1	1	0.2	38	68	12	0.6	14	14.3	皮下脂肪と筋間脂肪を除いたもの	55
2	0.3	4	1.1	190	340	61	3.2	68	71.3		
微	0.1	1	0.3	40	72	13	0.8	15	14.3		57
2	0.3	4	1.3	200	360	63	3.8	73	71.5		
1	0.4	5	0.4	216	372	50	1.9	73	72.5	皮下脂肪11.4%、筋間脂肪7.9%	32
1	0.3	4	0.3	180	310	42	1.6	61	60.4		
1	0.4	4	0.4	204	372	47	1.9	74	69.6	皮下脂肪13.8%、筋間脂肪10.6%	29
1	0.3	3	0.3	170	310	39	1.6	62	58.0		
1	0.4	6	0.4	240	408	54	2.2	73	78.8	筋間脂肪8.9%	42
1	0.3	5	0.3	200	340	45	1.8	61	65.7		
1	0.4	5	0.2	228	408	52	2.2	74	77.5	筋間脂肪12.2%	39
1	0.3	4	0.2	190	340	43	1.8	62	64.6		
1	0.4	6	0.8	252	432	58	2.3	73	84.4	皮下脂肪と筋間脂肪を除いたもの	57
1	0.3	5	0.7	210	360	48	1.9	61	70.3		
1	0.4	5	0.7	252	456	56	2.4	73	85.4		61
1	0.3	4	0.6	210	380	47	2.0	61	71.2		
微	0.1	1	0.2	60	105	14	0.6	20	20.4	皮下脂肪6.9%、筋間脂肪3.4%	44
1	0.3	4	0.7	200	350	47	2.0	67	68.1		
微	0.1	1	0.2	57	99	14	0.6	21	19.3	皮下脂肪11.1%、筋間脂肪3.2%	38
1	0.3	4	0.5	190	330	48	2.0	71	64.2		
微	0.1	1	0.2	63	108	15	0.6	20	21.4	筋間脂肪3.7%	58
1	0.3	4	0.7	210	360	49	2.1	66	71.2		
微	0.1	1	0.2	60	108	15	0.7	21	20.9	筋間脂肪3.6%	52
1	0.3	4	0.5	200	360	51	2.2	70	69.6		

肉類

	食品名	めやす量	正味量	エネルギー	食塩相当量	三大栄養素				ビタ		
						たんぱく質	脂質	炭水化物	(*糖質)	A (レチノール当量)	B1	B2
			g	kcal	g	g	g	g	g	μg	mg	mg
もも（赤身）	一般豚	薄切り 1枚30g	30	36	微	6.6	1.1	0.1	0.1	1	0.29	0.07
		可食部100g	119	0.1	22.1	3.6	0.2	0.2	3	0.96	0.23	
	黒豚	薄切り 1枚30g	30	40	微	6.6	1.6	0.1	0.1	1	0.30	0.06
		可食部100g	133	0.1	21.9	5.3	0.2	0.2	4	1.01	0.21	
バラ肉	一般豚	薄切り 1枚20g	20	73	微	2.9	7.1	微	微	2	0.10	0.03
		可食部100g	366	0.1	14.4	35.4	0.1	0.1	11	0.51	0.13	
	黒豚	薄切り 1枚20g	20	80	微	2.7	8.0	0	0	2	0.09	0.02
		可食部100g	398	0.1	13.4	40.1	0	0	9	0.45	0.11	
そともも（脂身つき）	一般豚	薄切り 1枚30g	30	66	微	5.6	5.0	0.1	0.1	2	0.24	0.05
		可食部100g	221	0.1	18.8	16.5	0.2	0.2	5	0.79	0.18	
	黒豚	薄切り 1枚30g	30	76	微	5.4	6.1	0.1	0.1	1	0.21	0.05
		可食部100g	252	0.1	18.0	20.3	0.2	0.2	4	0.70	0.18	
そともも（脂身なし）	一般豚	薄切り 1枚30g	30	53	微	6.1	3.2	0.1	0.1	1	0.26	0.06
		可食部100g	175	0.1	20.2	10.7	0.2	0.2	4	0.85	0.20	
	黒豚	薄切り 1枚30g	30	48	微	6.3	2.6	0.1	0.1	1	0.24	0.06
		可食部100g	159	0.1	21.0	8.5	0.2	0.2	3	0.81	0.21	
そともも（赤身）	一般豚	薄切り 1枚30g	30	40	微	6.4	1.7	0.1	0.1	1	0.27	0.06
		可食部100g	133	0.1	21.4	5.5	0.2	0.2	3	0.90	0.21	
	黒豚	薄切り 1枚30g	30	39	微	6.6	1.4	0.1	0.1	1	0.25	0.07
		可食部100g	129	0.1	21.9	4.8	0.2	0.2	3	0.84	0.22	
ヒレ	一般豚	とんかつ・ ソテー用80g	80	94	0.1	17.8	3.0	0.2	0.2	2	1.06	0.20
		可食部100g	118	0.1	22.2	3.7	0.3	0.3	3	1.32	0.25	
	黒豚	とんかつ・ ソテー用80g	80	84	0.1	18.2	1.4	0.1	0.1	2	0.98	0.20
		可食部100g	105	0.1	22.7	1.7	0.1	0.1	2	1.22	0.25	

ミン		ミネラル						コレステロール	水分	MEMO	80kcal あたりの重量
C	E	カルシウム	鉄	リン	カリウム	ナトリウム	亜鉛				
mg	mg	mg	mg	mg	mg	mg	mg	mg	g		g
微	0.1	1	0.3	66	111	15	0.7	20	21.9	皮下脂肪と筋間脂肪を除いたもの。脂肪が少ない分、ビタミンB$_1$を多く含む	67
1	0.3	4	0.9	220	370	50	2.2	66	73.0		
微	0.1	1	0.3	63	111	16	0.7	21	21.5		60
1	0.3	4	0.9	210	370	53	2.3	70	71.5		
微	0.1	1	0.1	26	48	10	0.4	14	9.9	バラ肉は最も脂肪が多い部位。赤身と脂肪が層になっている	22
1	0.5	3	0.6	130	240	50	1.8	70	49.4		
微	0.1	1	0.1	24	44	9	0.3	14	9.2		20
1	0.4	3	0.6	120	220	43	1.6	70	45.8		
微	0.1	1	0.2	57	96	15	0.6	21	19.1	皮下脂肪10.2%、筋間脂肪7.4%	36
1	0.4	4	0.5	190	320	51	1.9	69	63.5		
微	0.1	1	0.2	51	96	15	0.7	21	18.2	皮下脂肪18.4%、筋間脂肪4.5%	32
1	0.3	4	0.6	170	320	49	2.2	70	60.6		
1	0.1	1	0.2	60	102	16	0.6	21	20.4	筋間脂肪が8.3%	46
2	0.4	4	0.5	200	340	54	2.1	69	67.9		
微	0.1	1	0.2	57	108	17	0.8	20	20.8	筋間脂肪5.5%	50
1	0.3	4	0.5	190	360	55	2.6	68	69.2		
1	0.1	1	0.3	63	108	17	0.7	20	21.5	皮下脂肪と筋間脂肪を除いたもの	60
2	0.4	4	0.9	210	360	57	2.3	68	71.8		
微	0.1	1	0.3	60	114	17	0.8	20	21.6		62
1	0.3	4	1.1	200	380	57	2.7	68	72.0		
1	0.2	2	0.7	184	344	45	1.8	47	58.7	最も肉質のきめがこまかく、やわらかな部位。脂肪はほとんどない	68
1	0.3	3	0.9	230	430	56	2.2	59	73.4		
1	0.2	3	1.0	176	320	38	1.8	52	59.4		76
1	0.3	4	1.2	220	400	48	2.3	65	74.2		

肉類

食品名	めやす量	正味量	エネルギー	食塩相当量	三大栄養素				ビタ		
					たんぱく質	脂質	炭水化物	(*糖質)	A (レチノール当量)	B1	B2
		g	kcal	g	g	g	g	g	μg	mg	mg
豚ひき肉	肉だんご1個分20g	20	42	微	3.5	3.4	微	微	2	0.14	0.04
	ロールキャベツ1人分70g	70	146	0.1	12.4	12.0	0.1	0.1	6	0.48	0.15
	可食部100g	209	0.1	17.7	17.2	0.1	0.1	9	0.69	0.22

●鶏肉

	食品名	めやす量	正味量	エネルギー	食塩相当量	たんぱく質	脂質	炭水化物	(*糖質)	A	B1	B2
手羽（皮つき）	**成鶏**	手羽1本70g	42	76	微	9.7	4.4	0	0	25	0.02	0.05
		可食部100g	182	0.1	23.0	10.4	0	0	60	0.04	0.11
	若鶏	手羽先1本70g	42	87	0.1	7.3	6.8	0	0	21	0.03	0.04
		可食部100g	207	0.2	17.4	16.2	0	0	51	0.07	0.09
		手羽元1本・60g	42	74	0.1	7.6	5.4	0	0	18	0.03	0.04
		可食部100g	175	0.2	18.2	12.8	0	0	44	0.08	0.10
		手羽70g	46	87	0.1	8.2	6.6	0	0	22	0.03	0.05
		可食部100g	189	0.2	17.8	14.3	0	0	47	0.07	0.10
胸肉（皮つき）	**成鶏**	1枚200g	200	458	0.2	39.0	34.4	0	0	144	0.10	0.16
		可食部100g	229	0.1	19.5	17.2	0	0	72	0.05	0.08
	若鶏	1枚200g	200	266	0.2	42.6	11.8	0.2	0.2	36	0.18	0.20
		可食部100g	133	0.1	21.3	5.9	0.1	0.1	18	0.09	0.10
胸肉（皮なし）	**成鶏**	1枚170g	170	192	0.2	41.5	3.2	0	0	85	0.10	0.17
		可食部100g	113	0.1	24.4	1.9	0	0	50	0.06	0.10
	若鶏	1枚170g	170	179	0.2	39.6	3.2	0.2	0.2	15	0.17	0.19
		可食部100g	105	0.1	23.3	1.9	0.1	0.1	9	0.10	0.11
もも（皮つき）	**成鶏**	1枚300g	300	702	0.3	51.9	57.3	0	0	141	0.21	0.69
		可食部100g	234	0.1	17.3	19.1	0	0	47	0.07	0.23
	若鶏	1枚300g	300	570	0.6	49.8	42.6	0	0	120	0.30	0.45
		可食部100g	190	0.2	16.6	14.2	0	0	40	0.10	0.15

C	E	カルシウム	鉄	リン	カリウム	ナトリウム	亜鉛	コレステロール	水分	MEMO	80kcalあたりの重量
mg	mg	mg	mg	mg	mg	mg	mg	mg	g		g
微	0.1	1	0.2	24	58	11	0.6	15	13.0	市販品の「上ひき肉」で計測。脂肪の含有量は、ひき肉の原料となる肉の部位で異なる	
1	0.4	4	0.7	84	203	40	2.0	52	45.4		36
1	0.5	6	1.0	120	290	57	2.8	74	64.8		
微	微	7	0.5	42	50	18	0.7	59	27.7	廃棄率40%（骨）	
1	0.1	16	1.2	100	120	44	1.7	140	66.0		43
1	0.3	8	0.3	59	88	33	0.6	50	28.2	手羽は廃棄率35%、手羽先は40%、手羽元は30%	
2	0.6	20	0.6	140	210	78	1.5	120	67.1		38
1	0.2	4	0.2	63	97	34	0.4	42	28.9		
2	0.5	10	0.5	150	230	80	1.0	100	68.9		45
1	0.3	6	0.2	69	101	36	0.6	51	31.3		
2	0.6	14	0.5	150	220	79	1.2	110	68.1		42
2	0.4	8	0.6	240	380	62	1.4	172	125.2	皮および皮下脂肪32.8%	
1	0.2	4	0.3	120	190	31	0.7	86	62.6		34
6	0.6	8	0.6	400	680	84	1.2	146	145.2	皮および皮下脂肪21.5%	
3	0.3	4	0.3	200	340	42	0.6	73	72.6		60
2	0.2	9	0.7	255	357	58	1.2	124	123.8	皮下脂肪を除いたもの	
1	0.1	5	0.4	150	210	34	0.7	73	72.8		71
5	0.5	7	0.5	374	629	77	1.2	122	126.8		
3	0.3	4	0.3	220	370	45	0.7	72	74.6		76
3	0.3	24	2.7	330	480	126	5.1	270	188.7	皮および皮下脂肪30.6%	
1	0.1	8	0.9	110	160	42	1.7	90	62.9		34
9	1.5	15	1.8	510	870	186	4.8	267	205.5	皮および皮下脂肪21.2%	
3	0.7	5	0.6	170	290	62	1.6	89	68.5		42

穀類
いも・でんぷん類
肉類
魚介類
卵類
乳類
豆類
野菜類
きのこ類
海藻類
果実類
種実類
砂糖・甘味類
調味料・香辛料類
油脂類
し好類
豚肉
鶏肉

肉類

	食品名	めやす量	正味量	エネルギー	食塩相当量	三大栄養素 たんぱく質	脂質	炭水化物	(*糖質)	ビタ A (レチノール当量)	B1	B2
			g	kcal	g	g	g	g	g	μg	mg	mg
もも（皮なし）	成鶏	1枚180g	180	230	0.2	39.6	8.6	0	0	31	0.18	0.56
		可食部100g	128	0.1	22.0	4.8	0	0	17	0.10	0.31	
	若鶏	1枚180g	180	203	0.4	34.2	9.0	0	0	29	0.22	0.34
		可食部100g	113	0.2	19.0	5.0	0	0	16	0.12	0.19	
ささ身	成鶏	1本40g	38	40	微	9.3	0.4	0	0	3	0.03	0.05
		可食部100g	105	0.1	24.6	1.1	0	0	9	0.09	0.12	
	若鶏	1本40g	38	37	微	9.1	0.3	微	微	2	0.03	0.04
		可食部100g	98	0.1	23.9	0.8	0.1	0.1	5	0.09	0.11	
鶏ひき肉		大さじ1杯 15g	15	26	微	2.6	1.8	0	0	6	0.01	0.03
		肉だんご1個分20g	20	34	微	3.5	2.4	0	0	7	0.02	0.03
		卵大ひとかたまり50g	50	86	0.1	8.8	6.0	0	0	19	0.05	0.08
		可食部100g	171	0.1	17.5	12.0	0	0	37	0.09	0.17	

●その他の肉

	食品名	めやす量	正味量	エネルギー	食塩相当量	三大栄養素 たんぱく質	脂質	炭水化物	(*糖質)	ビタ A (レチノール当量)	B1	B2
かも	あいがも	じぶ煮 1人分60g	60	182	0.1	8.5	17.4	0.1	0.1	28	0.14	0.21
		可食部100g	304	0.2	14.2	29.0	0.1	0.1	46	0.24	0.35	
	まがも	可食部100g	118	0.2	23.6	3.0	0.1	0.1	15	0.40	0.69	
マトン（脂身つき）	ロース	薄切り 1枚30g	30	58	微	5.8	4.5	0.1	0.1	4	0.05	0.06
		可食部100g	192	0.1	19.3	15.0	0.2	0.2	12	0.16	0.21	
	もも	薄切り 1枚30g	30	59	微	5.6	4.6	微	微	2	0.04	0.10
		可食部100g	198	0.1	18.8	15.3	0.1	0.1	7	0.14	0.33	
ラム（脂身つき）	ロース	薄切り 1枚30g	30	86	0.1	4.7	7.8	0.1	0.1	9	0.04	0.05
		可食部100g	287	0.2	15.6	25.9	0.2	0.2	30	0.12	0.16	
	もも	薄切り 1枚30g	30	49	0.1	6.0	3.6	0.1	0.1	3	0.05	0.08
		可食部100g	164	0.2	20.0	12.0	0.3	0.3	9	0.18	0.27	

ミン		ミネラル						コレステロール	水分	MEMO	80kcalあたりの重量
C	E	カルシウム	鉄	リン	カリウム	ナトリウム	亜鉛				
mg	mg	mg	mg	mg	mg	mg	mg	mg	g		g
2	0.2	16	3.8	270	396	90	4.1	139	130.1	皮下脂肪を除いたもの	63
1	0.1	9	2.1	150	220	50	2.3	77	72.3		
5	1.1	9	1.1	342	576	124	3.2	157	137.0		71
3	0.6	5	0.6	190	320	69	1.8	87	76.1		
微	微	3	0.2	76	106	15	0.9	20	27.8	廃棄率5%（すじ）。ささ身は、胸の両側に2本ついている、笹の葉の形をした肉。脂肪はほとんどない	75
微	0.1	8	0.6	200	280	40	2.4	52	73.2		
1	0.3	2	0.1	91	156	15	0.2	25	28.5		82
3	0.7	4	0.3	240	410	40	0.6	66	75.0		
微	0.1	1	0.1	17	38	8	0.2	12	10.5	市販品で計測。成分値は、ひき肉の原料となる肉の部位で異なる	
微	0.2	2	0.2	22	50	11	0.2	16	14.0		47
1	0.5	4	0.4	55	125	28	0.6	40	35.1		
1	0.9	8	0.8	110	250	55	1.1	80	70.2		
1	0.1	3	1.1	78	132	37	0.8	52	33.6	あいがもは、まがもとあひるの交配種。輸入ものの冷凍品で計測	26
1	0.2	5	1.9	130	220	62	1.4	86	56.0		
1	微	5	4.3	260	400	72	1.4	86	72.1	野生のかも。皮と脂肪を除いたもので計測	68
微	0.2	1	0.8	54	99	19	0.8	20	20.5	羊の肉で生後1年以上経過したものを「マトン」という	42
1	0.7	3	2.7	180	330	62	2.5	65	68.2		
微	0.4	1	0.8	42	69	11	1.0	23	19.5		40
1	1.3	4	2.5	140	230	37	3.4	78	65.0		
微	0.2	3	0.4	42	75	22	0.8	20	17.0	羊の肉で生後1年未満のものを「ラム」という	28
1	0.6	10	1.2	140	250	72	2.6	66	56.5		
微	0.1	1	0.6	60	102	18	0.9	19	20.9		49
1	0.4	3	2.0	200	340	59	3.1	64	69.7		

肉類

食品名		めやす量	正味量	エネルギー	食塩相当量	三大栄養素				ビタ		
						たんぱく質	脂質	炭水化物	(*糖質)	A (レチノール当量)	B1	B2
			g	kcal	g	g	g	g	g	μg	mg	mg
馬肉 別名 さくら肉		馬刺し1切れ 15g	15	15	微	3.0	0.4	微	微	1	0.02	0.04
		可食部100g	102	0.1	20.1	2.5	0.3	0.3	9	0.10	0.24
くじら	赤肉	刺し身1切れ 10g	10	10	微	2.4	微	微	微	1	0.01	0.02
		可食部100g	100	0.2	24.1	0.4	0.2	0.2	7	0.06	0.23
	さらしくじら	刺し身1切れ 10g	10	3	0	0.5	0.1	0	0	1	0	0
		可食部100g	28	0	5.3	0.9	0	0	8	0	0
いのしし 別名 ぼたん肉		薄切り 1枚20g	20	49	微	3.8	4.0	0.1	0.1	1	0.05	0.06
		可食部100g	244	0.1	18.8	19.8	0.5	0.5	4	0.24	0.29
うずら		可食部100g	194	0.1	20.5	12.9	0.1	0.1	45	0.12	0.50
すっぽん		可食部100g	175	0.2	16.4	13.4	0.5	0.5	94	0.91	0.41

●副生物・内臓肉

食品名	めやす量	正味量	エネルギー	食塩相当量	たんぱく質	脂質	炭水化物	(*糖質)	A	B1	B2
鶏ハツ		可食部100g	186	0.2	14.5	15.5	微	微	700	0.22	1.10
鶏レバー	焼きとり 1串30g	30	30	0.1	5.7	0.9	0.2	0.2	4200	0.11	0.54
	可食部100g	100	0.2	18.9	3.1	0.6	0.6	14000	0.38	1.80
鶏砂肝	1個30g	30	26	微	5.5	0.5	微	微	1	0.02	0.08
	可食部100g	86	0.1	18.3	1.8	微	微	4	0.06	0.26
豚ハツ		可食部100g	118	0.2	16.2	7.0	0.1	0.1	9	0.38	0.95
豚レバー	レバにら炒め 1人分50g	50	57	0.1	10.2	1.7	1.3	1.3	6500	0.17	1.80
	可食部100g	114	0.1	20.4	3.4	2.5	2.5	13000	0.34	3.60
豚マメ		可食部100g	96	0.4	14.1	5.8	微	微	75	0.33	1.75
豚ガツ		可食部100g	111	0.3	17.4	5.1	0	0	4	0.10	0.23
豚足（ゆで）		可食部100g	227	0.3	20.1	16.8	微	微	6	0.05	0.12
牛タン	薄切り 1枚15g	15	48	微	2.0	4.8	微	微	微	0.02	0.03
	可食部100g	318	0.2	13.3	31.8	0.2	0.2	3	0.10	0.23

ビタミン		ミネラル						コレステロール	水分	MEMO	80kcalあたりの重量
C	E	カルシウム	鉄	リン	カリウム	ナトリウム	亜鉛				
mg	mg	mg	mg	mg	mg	mg	mg	mg	g		g
微	0.1	2	0.6	26	45	8	0.4	10	11.4	脂肪を除いたもの	78
1	0.9	11	4.3	170	300	50	2.8	65	76.1		
微	0.1	微	0.3	21	26	6	0.1	4	7.4	ミンクくじらの脂肪を除いたもの	80
1	0.6	3	2.5	210	260	62	1.1	38	74.3		
0	微	微	0	1	微	微	微	2	9.4	くじらの尾を薄く切り、熱湯を注いでゼラチン化させ、冷水でさらしく脂肪分を除いたもの	286
0	0.1	1	0	13	微	1	微	16	93.7		
微	0.1	1	0.5	34	54	9	0.6	17	12.0	脂身つきのもので計測	33
1	0.5	4	2.5	170	270	45	3.2	86	60.1		
微	0.8	15	2.9	100	280	35	0.8	120	65.4	皮つきのもので計測	41
1	1.0	18	0.9	88	150	69	1.6	95	69.1	甲殻、頭部、脚、内臓、皮などを除いたもので計測	46
5	1.0	5	5.1	170	240	85	2.3	160	69.0	心臓	43
6	0.1	2	2.7	90	99	26	1.0	111	22.7	肝臓	80
20	0.4	5	9.0	300	330	85	3.3	370	75.7		
2	0.1	2	0.8	42	69	17	0.8	60	23.7	胃をおおっている厚い筋肉。胃袋は除いて売られている	93
5	0.3	7	2.5	140	230	55	2.8	200	79.0		
4	0.4	5	3.5	170	270	80	1.7	110	75.7	心臓	68
10	0.2	3	6.5	170	145	28	3.5	125	36.0	肝臓	70
20	0.4	5	13.0	340	290	55	6.9	250	72.0		
15	0.2	7	3.7	220	200	160	2.4	370	79.0	腎臓	83
5	0.4	9	1.5	140	150	100	2.4	250	76.8	胃	72
0	0.4	12	1.4	32	50	110	1.0	110	62.7	廃棄率40%（骨）。皮つきのもの。1本約400g	35
微	0.1	微	0.3	20	35	9	0.4	15	8.1	舌	25
1	0.9	3	2.0	130	230	60	2.8	97	54.0		

穀類
いも・でんぷん類
肉類
魚介類
卵類
乳類
豆類
野菜類
きのこ類
海藻類
果実類
種実類
砂糖・甘味類
調味料・香辛料類
油脂類
し好類
その他の肉
副生物・内臓肉

肉類

食品名	めやす量	正味量	エネルギー	食塩相当量	三大栄養素				ビタ		
					たんぱく質	脂質	炭水化物	(*糖質)	A (レチノール当量)	B1	B2
		g	kcal	g	g	g	g	g	μg	mg	mg
牛テール		可食部100g 440		0.1	11.6	47.1	微	微	20	0.06	0.17
牛ハツ		可食部100g 128		0.2	16.5	7.6	0.1	0.1	9	0.42	0.90
牛レバー		可食部100g 119		0.1	19.6	3.7	3.7	3.7	1100	0.22	3.00
牛マメ		可食部100g 118		0.2	16.7	6.4	0.2	0.2	5	0.46	0.85
牛ミノ		可食部100g 166		0.1	24.5	8.4	0	0	1	0.04	0.14
牛せんまい		可食部100g 57		0.1	11.7	1.3	0	0	4	0.04	0.32

●肉加工品

食品名	めやす量	正味量	エネルギー	食塩相当量	たんぱく質	脂質	炭水化物	(*糖質)	A	B1	B2
ベーコン	1枚15g	15	60	0.3	1.9	5.9	微	微	1	0.07	0.02
	可食部100g		400	2.0	12.9	39.1	0.3	0.3	6	0.47	0.14
ボンレスハム	1枚20g	20	23	0.6	3.7	0.8	0.4	0.4	微	0.18	0.06
	可食部100g		116	2.8	18.7	4.0	1.8	1.8	微	0.90	0.28
ロースハム	1枚20g	20	42	0.5	3.7	2.9	0.4	0.4	1	0.14	0.02
	可食部100g		211	2.3	18.6	14.5	2.0	2.0	3	0.70	0.12
プレスハム	1枚20g	20	23	0.5	3.1	0.9	0.8	0.8	微	0.11	0.04
	可食部100g		113	2.4	15.4	4.5	3.9	3.9	微	0.55	0.18
生ハム　促成	1枚7g	7	17	0.2	1.7	1.2	微	微	微	0.06	0.01
	可食部100g		243	2.8	24.0	16.6	0.5	0.5	5	0.92	0.18
生ハム　長期熟成	1枚7g	7	18	0.4	1.8	1.3	0	0	微	0.06	0.02
	可食部100g		253	5.6	25.7	18.4	0	0	5	0.90	0.27
サラミソーセージ（ドライ）	1本115g	115	537	5.1	30.7	48.3	3.0	3.0	3	0.74	0.45
	可食部100g		467	4.4	26.7	42.0	2.6	2.6	3	0.64	0.39
サラミソーセージ（セミドライ）	1枚10g	10	34	0.3	1.7	3.0	0.3	0.3	1	0.03	0.02
	可食部100g		335	2.9	16.9	29.7	2.9	2.9	8	0.26	0.23
ボロニアソーセージ		可食部100g 242		2.1	12.5	21.0	2.9	2.9	5	0.20	0.13

ミン		ミネラル						コレステロール	水分	MEMO	80kcalあたりの重量
C	E	カルシウム	鉄	リン	カリウム	ナトリウム	亜鉛				
mg	mg	mg	mg	mg	mg	mg	mg	mg	g		g
1	0.3	7	2.0	85	110	50	4.3	76	40.7	廃棄率40%（骨）。成分値は皮を除いたもの	18
4	0.6	5	3.3	170	260	70	2.1	110	74.8	心臓	63
30	0.3	5	4.0	330	300	55	3.8	240	71.5	肝臓	67
3	0.3	6	4.5	200	280	80	1.5	310	75.7	腎臓	68
2	0.4	11	0.7	82	130	51	4.2	240	66.6	牛の胃は四つあり、第一胃のこと。ゆでたもので計測	48
4	0.1	16	6.8	80	83	50	2.6	120	86.6	牛の第三胃のこと	140
5	0.1	1	0.1	35	32	120	0.3	8	6.8	塩漬けにしたバラ肉を熟成させて燻煙したもの。酸化防止用のビタミンCが添加されている	20
35	0.6	6	0.6	230	210	800	1.8	50	45.0		
10	微	2	0.1	68	52	220	0.3	10	14.4	成分値は酸化防止用に添加されているビタミンCも含む	70
49	0.2	8	0.7	340	260	1100	1.6	49	72.0		
5	微	1	0.1	56	58	182	0.3	12	12.2	成分値は、酸化防止用のビタミンCも含む	38
25	0.1	4	0.5	280	290	910	1.6	61	61.1		
9	0.1	2	0.2	52	30	186	0.3	9	14.7	豚肉に、牛、馬、羊の肉などをまぜたハム。成分値は、酸化防止用のビタミンCも含む	71
43	0.3	8	1.2	260	150	930	1.5	43	73.3		
1	微	微	微	14	33	77	0.2	5	3.9	成分値は、酸化防止用に添加されているビタミンCも含む	33
18	0.3	6	0.7	200	470	1100	2.2	78	55.0		
微	微	1	0.1	14	34	154	0.2	7	3.5	プロシュートを含む	32
微	0.3	11	1.2	200	480	2200	3.0	98	49.5		
3	1.3	31	3.0	288	495	1955	4.5	109	27.0	塩漬けしてあらくひいた牛や豚の赤身肉、豚の背脂を調味して袋に詰め、乾燥させて自然熟成させたもの	17
3	1.1	27	2.6	250	430	1700	3.9	95	23.5		
1	0.1	3	0.2	21	24	120	0.3	8	4.7	乳酸菌で発酵させたもの。成分値には、酸化防止用に添加されているビタミンCも含む	24
14	0.8	34	2.2	210	240	1200	2.7	81	46.8		
10	0.4	9	1.0	210	180	830	1.5	64	60.9	成分値は酸化防止用に添加されているビタミンCも含む	33

肉類

食品名	めやす量	正味量	エネルギー	食塩相当量	三大栄養素				ビタ		
					たんぱく質	脂質	炭水化物	(*糖質)	A (レチノール当量)	B1	B2
		g	kcal	g	g	g	g	g	μg	mg	mg
フランクフルトソーセージ	1本50g	50	148	1.0	6.4	12.4	3.1	3.1	3	0.11	0.07
	可食部100g	295	1.9	12.7	24.7	6.2	6.2	5	0.21	0.13	
ウインナーソーセージ	1本20g	20	64	0.4	2.3	6.1	0.7	0.7	微	0.07	0.02
	可食部100g	319	1.9	11.5	30.6	3.3	3.3	2	0.35	0.12	
焼き豚	1枚15g	15	25	0.4	2.9	1.2	0.8	0.8	微	0.13	0.03
	可食部100g	166	2.4	19.4	8.2	5.1	5.1	微	0.85	0.20	
ローストビーフ	1人分80g	80	152	0.6	17.4	9.4	0.7	0.7	微	0.06	0.20
	可食部100g	190	0.8	21.7	11.7	0.9	0.9	微	0.08	0.25	
コンビーフ缶詰め	1/2缶50g	50	96	0.9	9.9	6.5	0.9	0.9	微	0.01	0.07
	可食部100g	191	1.8	19.8	13.0	1.7	1.7	微	0.02	0.14	
レバーペースト	大さじ1杯15g	15	56	0.3	1.9	5.2	0.5	0.5	645	0.03	0.22
	可食部100g	370	2.2	12.9	34.7	3.6	3.6	4300	0.18	1.45	
牛肉大和煮缶詰め	1缶90g	90	140	1.6	17.3	4.0	8.9	8.9	微	0.30	0.17
	可食部100g	156	1.8	19.2	4.4	9.9	9.9	微	0.33	0.19	
焼きとり缶詰め	1缶85g	85	147	1.9	15.6	6.6	7.0	7.0	51	0.01	0.15
	可食部100g	173	2.2	18.4	7.8	8.2	8.2	60	0.01	0.18	
ゼラチン	大さじ1杯9g	9	31	0.1	7.9	微	0	0	〔0〕	〔0〕	〔0〕
	小さじ1杯3g	3	10	微	2.6	微	0	0	〔0〕	〔0〕	〔0〕
	可食部100g	347	0.7	87.6	0.3	0	0	〔0〕	〔0〕	〔0〕	

CHECK! ポイント❶

肉類は脂身の量で成分が変わります。本書での「脂身つき」とは、皮下脂肪（肉の縁についているもの）、筋間脂肪（肉の中にまじっているもの）を含みます。「脂身なし」は皮下脂肪は除くが、筋間脂肪は含みます。「赤身」は皮下脂肪と筋間脂肪の両方を除いたものです。

CHECK! ポイント❷

鶏肉は成長の程度で「成鶏肉」と「若鶏肉」に区別されますが、一般に売られているのは若鶏肉（ブロイラー）で、生後3カ月未満をさします。ただし、地鶏は3〜5カ月ほど成長させるので、成分値は成鶏肉に近いものになります。

ミン		ミネラル						コレステロール	水分	MEMO	80kcalあたりの重量
C	E	カルシウム	鉄	リン	カリウム	ナトリウム	亜鉛				
mg	mg	mg	mg	mg	mg	mg	mg	mg	g		g
5	0.2	6	0.5	85	100	370	0.9	30	27.0	豚の腸に詰めたもの。成分値は酸化防止用のビタミンCも含む	27
10	0.4	12	0.9	170	200	740	1.8	59	54.0		
6	0.1	1	0.1	40	36	148	0.3	12	10.5	羊の腸に詰めたもの。酸化防止用のビタミンCも含む	25
32	0.4	6	0.5	200	180	740	1.3	60	52.3		
3	微	1	0.1	39	44	140	0.2	7	9.6	蒸し焼きにした市販品で計測。成分値は、酸化防止用のビタミンCも含む	48
20	0.3	9	0.7	260	290	930	1.3	46	64.3		
0	0.2	5	1.8	160	208	248	3.3	56	51.2	市販品で計測。酸化防止用のビタミンCを添加した製品もある	42
0	0.3	6	2.3	200	260	310	4.1	70	64.0		
0	0.4	8	1.8	60	55	345	2.1	34	31.7	牛肉を塩漬けにしたあと、加熱したもの	22
0	0.8	15	3.5	120	110	690	4.1	68	63.4		
微	0.1	4	1.2	39	24	132	0.4	20	6.9	牛、豚、鶏などのレバーに、調味料を加えてペースト状にしたもの。豚レバーで計測	21
3	0.4	27	7.7	260	160	880	2.9	130	45.8		
0	0.6	7	3.1	99	162	648	3.6	43	57.9	缶汁も含んだもので計測	51
0	0.7	8	3.4	110	180	720	4.0	48	64.3		
〔0〕	0.3	10	2.5	64	170	723	1.4	65	53.4	缶汁も含んだもので計測	46
〔0〕	0.3	12	2.9	75	200	850	1.6	76	62.8		
〔0〕	0	1	0.1	1	1	23	微	微	1.0	豚の骨、皮、すじなどにあるコラーゲンなどの不溶性たんぱく質を、加熱処理して変化させたもの。ゼリーや魚の冷製などに使われる	23
〔0〕	0	微	微	微	微	8	微	微	0.3		
〔0〕	0	16	0.7	7	8	260	0.1	2	11.3		

穀類
いも・でんぷん類
肉類
魚介類
卵類
乳類
豆類
野菜類
きのこ類
海藻類
果実類
種実類
砂糖・甘味類
調味料・香辛料類
油脂類
し好類

CHECK! ポイント❸

一般に売られている牛肉は、和牛、国産牛、輸入牛の3種。和牛は松阪牛や米沢牛など、銘柄牛が対象。国産牛は乳用飼育牛（ホルスタイン）。

豚には中型種と大型種がありますが、一般に売られている肉の大部分は大型種。「黒豚」として売られているのは中型種で肉の味がよく、生産量は少なめ。

肉加工品

魚介類

	食品名	めやす量	正味量	エネルギー	食塩相当量	三大栄養素				ビタ		
						たんぱく質	脂質	炭水化物	(＊糖質)	A (レチノール当量)	B1	B2
			g	kcal	g	g	g	g	g	μg	mg	mg

● 魚類

	食品名	めやす量	正味量	エネルギー	食塩相当量	たんぱく質	脂質	炭水化物	(＊糖質)	A	B1	B2
あいなめ 別名 あぶらめ		1尾450g	225	236	0.9	43.0	7.7	0.2	0.2	14	0.54	0.59
		可食部100g	105	0.4	19.1	3.4	0.1	0.1	6	0.24	0.26
あこうだい		1切れ120g	120	103	0.2	20.2	2.8	0.1	0.1	31	0.13	0.05
		可食部100g	86	0.2	16.8	2.3	0.1	0.1	26	0.11	0.04
あじ	**しまあじ**	刺し身 4切れ50g	50	77	0.1	11.0	4.0	0.1	0.1	5	0.13	0.08
		可食部100g	153	0.1	21.9	8.0	0.1	0.1	10	0.25	0.15
	まあじ 別名 あじ	中1尾150g	68	76	0.2	13.4	3.1	0.1	0.1	5	0.09	0.09
		小1尾50g	23	26	0.1	4.5	1.0	微	微	2	0.03	0.03
		可食部100g	112	0.3	19.7	4.5	0.1	0.1	7	0.13	0.13
あなご	**あなご**	背開きしたもの50g	50	73	0.2	8.7	4.7	微	微	250	0.03	0.07
		可食部100g	146	0.4	17.3	9.3	微	微	500	0.05	0.14
	あなご（蒸し）	1本50g	50	87	0.2	8.8	6.4	微	微	445	0.02	0.06
		可食部100g	173	0.3	17.6	12.7	微	微	890	0.04	0.11
あまだい 別名 ぐじ		1切れ120g	120	122	0.2	22.6	4.3	微	微	32	0.05	0.07
		可食部100g	102	0.2	18.8	3.6	微	微	27	0.04	0.06
あゆ	**あゆ（養殖）**	1尾80g	40	55	微	7.1	3.2	0.2	0.2	22	0.06	0.06
		可食部100g	138	0.1	17.8	7.9	0.6	0.6	55	0.15	0.14
	あゆ（天然）	1尾80g	44	41	0.1	8.1	1.1	微	微	15	0.06	0.07
		可食部100g	93	0.2	18.3	2.4	0.1	0.1	35	0.13	0.15
	はらわた（養殖）	1尾分8g	8	39	微	0.6	4.4	微	微	352	0.01	0.04
		可食部100g	485	0.2	7.4	55.0	0.3	0.3	4400	0.16	0.44
	はらわた（天然）	1尾分8g	8	14	微	0.8	1.4	微	微	136	0.01	0.04
		可食部100g	180	0.2	9.5	17.5	0.3	0.3	1700	0.12	0.55

C (mg)	E (mg)	カルシウム (mg)	鉄 (mg)	リン (mg)	カリウム (mg)	ナトリウム (mg)	亜鉛 (mg)	コレステロール (mg)	水分 (g)	MEMO	80kcalあたりの重量 (g)
5	3.8	124	0.9	495	833	338	1.1	171	171.0	廃棄率50%（頭、内臓、骨、ひれなど）。白身だが、脂肪の多い魚	76
2	1.7	55	0.4	220	370	150	0.5	76	76.0		
微	4.1	18	0.4	204	372	90	0.5	67	95.8	1尾の場合、廃棄率60%（頭、内臓、骨、ひれなど）	93
微	3.4	15	0.3	170	310	75	0.4	56	79.8		
微	0.8	8	0.4	125	195	27	0.6	36	34.5	1尾の場合、廃棄率55%（頭、内臓、骨、ひれなど）。成分値は養殖のもの	52
微	1.6	16	0.7	250	390	53	1.1	71	68.9		
微	0.4	45	0.4	156	245	88	0.7	46	51.1	廃棄率55%（頭、内臓、骨、ひれなど）。一般にあじといえば真あじをさす	71
微	0.1	15	0.1	53	83	30	0.3	16	17.3		
微	0.6	66	0.6	230	360	130	1.1	68	75.1		
1	1.2	38	0.4	105	185	75	0.4	70	36.1	1尾の場合、廃棄率35%（頭、内臓、骨、ひれなど）。真あなごで計測	55
2	2.3	75	0.8	210	370	150	0.7	140	72.2		
1	1.5	32	0.5	90	140	60	0.4	90	34.3	あなごを蒸したもの	46
1	2.9	64	0.9	180	280	120	0.8	180	68.5		
1	1.6	70	0.4	228	432	88	0.4	62	91.8	1尾の場合、廃棄率50%（頭、内臓、骨、ひれなど）。赤あまだいで計測	78
1	1.3	58	0.3	190	360	73	0.3	52	76.5		
1	2.0	100	0.3	128	144	22	0.4	44	28.8	廃棄率50%（頭、内臓、骨、ひれなど）。天然ものとくらべて脂肪が多め	58
2	5.0	250	0.8	320	360	55	0.9	110	72.0		
1	0.5	119	0.4	136	163	31	0.4	37	34.2	廃棄率45%（頭、内臓、骨、ひれなど）	86
2	1.2	270	0.9	310	370	70	0.8	83	77.7		
微	0.6	4	0.6	10	13	6	0.1	18	2.9	内臓は苦の香りとされる香気を持ち、塩焼きなどでは内臓ごと味わう。養殖ものは天然ものとくらべて脂質が3倍	16
2	7.4	55	8.0	120	160	75	1.3	220	36.6		
微	0.2	3	1.9	14	17	7	0.2	16	5.5		44
5	1.9	43	24.0	180	210	90	2.0	200	68.6		

魚介類

食品名		めやす量	正味量	エネルギー	食塩相当量	三大栄養素				ビタ		
						たんぱく質	脂質	炭水化物	(*糖質)	A (レチノール当量)	B1	B2
			g	kcal	g	g	g	g	g	μg	mg	mg
あんこう	あんこう	1切れ70g	70	38	0.2	9.1	0.1	0.2	0.2	9	0.03	0.11
		可食部100g		54	0.3	13.0	0.2	0.3	0.3	13	0.04	0.16
	きも	1切れ50g	50	201	0.2	5.0	21.0	1.1	1.1	4150	0.07	0.18
		可食部100g		401	0.3	10.0	41.9	2.2	2.2	8300	0.14	0.35
いかなご 別名 こうなご		10尾20g	20	22	0.1	3.4	1.1	微	微	40	0.04	0.16
		可食部100g		111	0.5	17.2	5.5	0.1	0.1	200	0.19	0.81
いさき		1尾200g	110	128	0.4	18.9	6.3	0.1	0.1	45	0.07	0.13
		可食部100g		116	0.4	17.2	5.7	0.1	0.1	41	0.06	0.12
いとよりだい		1尾180g	90	77	0.2	16.3	1.5	0.1	0.1	25	0.04	0.07
		可食部100g		85	0.2	18.1	1.7	0.1	0.1	28	0.04	0.08
いぼだい 別名 えぼだい		1尾200g	110	145	0.6	18.0	9.4	微	微	105	0.04	0.21
		可食部100g		132	0.5	16.4	8.5	微	微	95	0.04	0.19
いわし	まいわし	中1尾100g	40	62	0.1	7.7	3.7	0.1	0.1	3	0.01	0.16
		可食部100g		156	0.2	19.2	9.2	0.2	0.2	8	0.03	0.39
	うるめいわし	1尾50g	33	41	0.1	7.0	1.6	0.1	0.1	43	0.03	0.12
		可食部100g		124	0.2	21.3	4.8	0.3	0.3	130	0.08	0.36
	かたくちいわし 別名 ひしこ、せぐろ	1尾15g	8	14	微	1.5	1.0	微	微	1	微	0.01
		可食部100g		171	0.2	18.2	12.1	0.3	0.3	11	0.03	0.16
いわな		1尾150g	75	78	0.1	14.3	2.7	0.1	0.1	4	0.07	0.09
		可食部100g		104	0.1	19.0	3.6	0.1	0.1	5	0.09	0.12
うなぎ	うなぎ	1尾200g	150	342	0.3	25.7	29.0	0.5	0.5	3600	0.56	0.72
		可食部100g		228	0.2	17.1	19.3	0.3	0.3	2400	0.37	0.48
	かば焼き	1串80g	80	228	1.0	18.4	16.8	2.5	2.5	1200	0.60	0.59
		可食部100g		285	1.3	23.0	21.0	3.1	3.1	1500	0.75	0.74

ビタミン		ミネラル						コレステロール	水分	MEMO	80kcalあたりの重量
C	E	カルシウム	鉄	リン	カリウム	ナトリウム	亜鉛				
mg	mg	mg	mg	mg	mg	mg	mg	mg	g		g
1	0.5	6	0.1	98	147	91	0.4	55	59.8	1尾の場合、廃棄率は65%（頭、内臓、骨、ひれなど）	148
1	0.7	8	0.2	140	210	130	0.6	78	85.4		
1	6.9	3	0.6	70	110	55	1.1	280	22.6	俗に「あんきも」と呼ばれる肝臓のこと	20
1	13.8	6	1.2	140	220	110	2.2	560	45.1		
微	0.2	100	0.5	106	78	38	0.8	40	14.8	煮干し、つくだ煮などに利用される。成分値は魚を丸ごと食べた場合	72
1	0.8	500	2.5	530	390	190	3.9	200	74.2		
微	1.0	24	0.4	242	330	176	0.7	78	83.4	廃棄率45%（頭、内臓、骨、ひれなど）。白身に近いが、脂肪がある	69
微	0.9	22	0.4	220	300	160	0.6	71	75.8		
2	0.5	41	0.5	180	351	77	0.4	63	70.9	廃棄率50%（頭、内臓、骨、ひれなど）	94
2	0.6	46	0.5	200	390	85	0.4	70	78.8		
1	0.8	45	0.6	176	308	209	0.9	63	81.4	廃棄率45%（頭、内臓、骨、ひれなど）。干物にするのは小ぶりのもの	61
1	0.7	41	0.5	160	280	190	0.8	57	74.0		
微	1.0	30	0.8	92	108	32	0.6	27	27.6	廃棄率60%（頭、内臓、骨、ひれなど）。体の両側に青黒い七つの斑点があるのが特徴	51
0	2.5	74	1.6	230	270	81	1.6	67	68.9		
微	0.5	28	0.8	96	145	31	0.4	20	23.7	廃棄率35%（頭、内臓、骨、ひれなど）。体が筒型で、目に脂っぽいうるみがあるのが特徴	65
1	1.6	85	2.3	290	440	95	1.3	60	71.7		
微	微	5	0.1	19	24	7	0.1	6	5.5	廃棄率45%（頭、内臓、骨、ひれなど）。いわしのなかではやや小ぶり	47
1	0.4	60	0.9	240	300	85	1.0	70	68.2		
1	1.2	29	0.2	195	285	37	0.6	60	57.1	廃棄率50%（頭、内臓、骨、ひれなど）。成分値は養殖のもので計測	79
1	1.6	39	0.3	260	380	49	0.8	80	76.1		
3	11.1	195	0.8	390	345	111	2.1	345	93.2	廃棄率25%（頭、内臓、骨、ひれなど）。成分値は養殖のもので計測	35
2	7.4	130	0.5	260	230	74	1.4	230	62.1		
微	3.9	120	0.6	240	240	408	2.2	184	40.4	素焼きにしてたれをかけ、焼き上げたもの。関東では素焼きにしたあと蒸してから、たれをつけて焼く	28
微	4.9	150	0.8	300	300	510	2.7	230	50.5		

穀類
いも・てんぷん類
肉類
魚介類
卵類
乳類
豆類
野菜類
きのこ類
海藻類
果実類
種実類
砂糖・甘味料
調味料・香辛料類
油脂類
し好類
魚類

魚介類

	食品名	めやす量	正味量	エネルギー	食塩相当量	三大栄養素				ビタ		
						たんぱく質	脂質	炭水化物	(*糖質)	A (レチノール当量)	B1	B2
			g	kcal	g	g	g	g	g	μg	mg	mg
うなぎ	白焼き	1串80g	80	230	0.2	16.6	20.6	0.1	0.1	1200	0.44	0.36
		可食部100g	287	0.3	20.7	25.8	0.1	0.1	1500	0.55	0.45
	きも	1串50g	50	51	0.2	6.5	2.7	1.8	1.8	2200	0.15	0.38
		可食部100g	102	0.4	13.0	5.3	3.5	3.5	4400	0.30	0.75
おこぜ		1尾350g	140	113	0.3	27.4	0.3	0.3	0.3	3	0.01	0.17
		可食部100g	81	0.2	19.6	0.2	0.2	0.2	2	0.01	0.12
おひょう 別名 おおひらめ		1切れ120g	120	109	0.2	23.9	2.0	0.1	0.1	16	0.11	0.08
		可食部100g	91	0.2	19.9	1.7	0.1	0.1	13	0.09	0.07
かさご		1尾350g	123	102	0.4	23.7	1.4	0.1	0.1	4	0.04	0.07
			83	0.3	19.3	1.1	0.1	0.1	3	0.03	0.06
かじき	まかじき	1切れ120g	120	128	0.2	27.7	2.2	0.1	0.1	10	0.11	0.08
		可食部100g	107	0.2	23.1	1.8	0.1	0.1	8	0.09	0.07
	めかじき	1切れ120g	120	167	0.2	23.0	9.1	0.1	0.1	73	0.07	0.11
		可食部100g	139	0.2	19.2	7.6	0.1	0.1	61	0.06	0.09
かつお	初がつお	1節300g	300	324	0.3	77.4	1.5	0.3	0.3	15	0.39	0.51
		刺し身5切れ80g	80	86	0.1	20.6	0.4	0.1	0.1	4	0.10	0.14
		可食部100g	108	0.1	25.8	0.5	0.1	0.1	5	0.13	0.17
	戻りがつお	1節300g	300	450	0.3	75.0	18.6	0.6	0.6	60	0.30	0.48
		刺し身5切れ80g	80	120	0.1	20.0	5.0	0.2	0.2	16	0.08	0.13
		可食部100g	150	0.1	25.0	6.2	0.1	0.1	20	0.10	0.16
	なまり	1切れ50g	50	63	0.2	14.9	0.4	0.2	0.2	〔微〕	0.10	0.09
			126	0.3	29.8	0.7	0.4	0.4	〔微〕	0.19	0.18
	なまり節	1本500g	500	810	1.0	190.0	5.5	2.5	2.5	〔微〕	2.00	1.25
		可食部100g	162	0.2	38.0	1.1	0.5	0.5	〔微〕	0.40	0.25

ミン		ミネラル						コレステロール	水分	MEMO	80kcalあたりの重量
C	E	カルシウム	鉄	リン	カリウム	ナトリウム	亜鉛				
mg	mg	mg	mg	mg	mg	mg	mg	mg	g		g
微	4.2	112	0.8	224	240	80	1.5	176	41.7	素焼きにしてから蒸し、軽くあぶったもの	27
微	5.3	140	1.0	280	300	100	1.9	220	52.1		
1	2.0	10	2.3	80	100	70	1.4	215	38.6	肝臓のこと。きもすい（吸い物）などに使う。1尾分10g	78
2	3.9	19	4.6	160	200	140	2.7	430	77.2		
0	0.6	43	0.6	280	504	119	1.0	105	110.3	廃棄率60%（頭、内臓、骨、ひれなど）。成分値はおにおこぜで計測	99
0	0.4	31	0.4	200	360	85	0.7	75	78.8		
微	1.0	0	0.1	312	480	86	0.6	59	92.4	成分値は輸入品の切り身で計測	87
微	0.8	7	0.1	260	400	72	0.5	49	77.0		
1	0.4	70	0.4	221	381	148	0.6	55	97.3	廃棄率65%（頭、内臓、骨、ひれなど）。めばると混同されがちだが、別種	96
1	0.3	57	0.3	180	310	120	0.5	45	79.1		
2	1.4	6	0.7	324	456	78	0.7	55	88.6	かじきまぐろとも呼ばれるが、まぐろとは別種。成分値は輸入品の切り身（皮なし）で計測	75
2	1.2	5	0.6	270	380	65	0.6	46	73.8		
1	5.3	4	0.6	312	528	85	0.8	86	86.6	成分値は輸入品の切り身（皮なし）のもの	58
1	4.4	3	0.5	260	440	71	0.7	72	72.2		
微	0.9	33	5.7	840	1290	129	2.4	180	216.6	1尾の場合、廃棄率35%（頭、内臓、骨、ひれなど）。春獲りが「初がつお」、秋獲りを「戻りがつお」と呼び、脂溶性成分に差がある	74
微	0.2	9	1.5	224	344	34	0.6	48	57.8		
微	0.3	11	1.9	280	430	43	0.8	60	72.2		
微	0.3	24	5.7	780	1140	114	2.7	174	201.9		53
微	0.1	6	1.5	208	304	30	0.7	46	53.8		
微	0.1	8	1.9	260	380	38	0.9	58	67.3		
[0]	0.1	6	1.9	150	150	55	0.5	40	33.5	かつおの身を蒸したもの	63
[0]	0.2	11	3.7	300	300	110	0.9	80	66.9		
[0]	2.0	100	25.0	2850	3150	475	6.0	475	294.0	三枚おろしにしたかつおをよくゆでて、軽く乾燥させたもの	49
[0]	0.4	20	5.0	570	630	95	1.2	95	58.8		

魚介類

食品名	めやす量	正味量	エネルギー	食塩相当量	三大栄養素				ビタ		
					たんぱく質	脂質	炭水化物	(*糖質)	A (レチノール当量)	B1	B2
		g	kcal	g	g	g	g	g	μg	mg	mg
かます	1尾150g	90	123	0.3	17.0	6.5	0.1	0.1	11	0.03	0.13
	可食部100g		137	0.3	18.9	7.2	0.1	0.1	12	0.03	0.14
かれい まがれい	1尾200g	100	89	0.3	19.6	1.3	0.1	0.1	5	0.03	0.35
	可食部100g		89	0.3	19.6	1.3	0.1	0.1	5	0.03	0.35
まこがれい	1尾200g	90	77	0.3	16.2	1.6	0.1	0.1	5	0.11	0.29
	可食部100g		86	0.3	18.0	1.8	0.1	0.1	6	0.12	0.32
子持ちがれい	1切れ150g	90	157	0.2	17.9	5.6	0.1	0.1	11	0.17	0.18
	可食部100g		123	0.2	19.9	6.2	0.1	0.1	12	0.19	0.20
かんぱち	刺し身5切れ50g	50	60	0.1	10.5	2.1	0.1	0.1	2	0.08	0.08
	可食部100g		119	0.2	21.0	4.2	0.1	0.1	4	0.15	0.16
きす	1尾40g	20	15	0.1	3.7	微	0	0	微	0.02	0.01
	背開き1枚20g	19	14	0.1	3.5	微	0	0	微	0.02	0.01
	可食部100g		73	0.3	18.5	0.2	0	0	1	0.09	0.03
きちじ 別名 きんき、きんきん	1尾250g	100	238	0.2	13.6	21.7	微	微	65	0.03	0.07
	可食部100g		238	0.2	13.6	21.7	微	微	65	0.03	0.07
きびなご 別名 きびいわし	1尾7g	5	4	微	0.9	0.1	微	微	〔0〕	微	0.01
	刺し身1尾分5g	5	4	微	0.9	0.1	微	微	〔0〕	微	0.01
	可食部100g		85	0.4	18.8	1.4	0.1	0.1	〔0〕	0.02	0.25
ぎんだら	1切れ90g	90	189	0.2	12.2	16.7	微	微	1350	0.05	0.09
	可食部100g		210	0.2	13.6	18.6	微	微	1500	0.05	0.10
きんめだい	1切れ120g	120	176	0.1	21.4	10.8	0.1	0.1	76	0.04	0.06
	可食部100g		147	0.1	17.8	9.0	0.1	0.1	63	0.03	0.05
ぐち 別名 いしもち	1尾200g	80	62	0.2	14.4	0.6	微	微	4	0.03	0.22
	可食部100g		78	0.2	18.0	0.8	微	微	5	0.04	0.28

ミン		ミネラル						コレステロール	水分	MEMO	80kcalあたりの重量
C	E	カルシウム	鉄	リン	カリウム	ナトリウム	亜鉛				
mg	mg	mg	mg	mg	mg	mg	mg	mg	g		g
微	0.8	37	0.3	126	288	108	0.5	52	65.4	廃棄率40%（頭、内臓、骨、ひれなど）。成分値はあかかますで計測	58
微	0.9	41	0.3	140	320	120	0.5	58	72.7		
1	1.5	43	0.2	200	330	110	0.8	71	77.8	廃棄率50%（頭、内臓、骨、ひれなど）。日本近海にすむ代表的なかれいで、体長は50cm程度	90
1	1.5	43	0.2	200	330	110	0.8	71	77.8		
1	1.4	41	0.4	171	288	108	0.7	59	71.1	廃棄率55%（頭、内臓、骨、ひれなど）。真がれいよりもやや小型	93
1	1.5	46	0.4	190	320	120	0.8	66	79.0		
4	2.6	18	0.2	180	261	69	0.7	108	65.4	廃棄率40%（頭、内臓、骨、ひれなど）。あかがれい、ばばがれいなど	65
4	2.9	20	0.2	200	290	77	0.8	120	72.7		
微	0.5	8	0.3	135	245	32	0.4	31	36.7	1尾の場合、廃棄率40%（頭、内臓、骨、ひれなど）。ぶりの近縁種	67
微	0.9	15	0.6	270	490	65	0.7	62	73.3		
微	0.1	5	微	36	68	20	0.1	18	14.5	廃棄率50%（頭、内臓、ひれなど）。背開きの場合は5%（尾）。一般的には、きすといえばしろぎすのこと	110
微	0.1	5	微	34	65	19	0.1	17	15.4		
1	0.4	27	0.1	180	340	100	0.4	88	80.8		
2	2.4	32	0.3	130	250	75	0.4	74	63.9	廃棄率60%（頭、内臓、骨、ひれなど）。北洋の深海魚で特有の脂肪がある	34
2	2.4	32	0.3	130	250	75	0.4	74	63.9		
微	微	5	0.1	12	17	8	0.1	4	3.9	廃棄率35%（頭、内臓、骨、ひれなど）。成魚で体長は10cm前後	94
微	微	5	0.1	12	17	8	0.1	4	3.9		
3	0.3	100	1.1	240	330	150	1.9	75	78.2		
0	4.1	14	0.3	162	306	67	0.3	45	60.1	「たら」とは別種でほっけやあいなめの近縁種	38
0	4.6	15	0.3	180	340	74	0.3	50	67.4		
1	2.0	37	0.4	588	396	71	0.4	72	86.5	1尾の場合、廃棄率60%（頭、内臓、骨、ひれなど）。たいとは別種で、きんめとも呼ばれる。	54
1	1.7	31	0.3	490	330	59	0.3	60	72.1		
微	0.4	30	0.3	112	208	76	0.5	53	64.1	廃棄率60%（頭、内臓、骨、ひれなど）	103
微	0.5	37	0.4	140	260	95	0.6	66	80.1		

穀類
いも・でんぷん類
肉類
魚介類
卵類
乳類
豆類
野菜類
きのこ類
海藻類
果実類
種実類
砂糖・甘味類
調味料・香辛料類
油脂類
し好類
魚類

魚介類

食品名		めやす量	正味量	エネルギー	食塩相当量	三大栄養素				ビタ		
						たんぱく質	脂質	炭水化物	(※糖質)	A (レチノール)当量	B1	B2
			g	kcal	g	g	g	g	g	μg	mg	mg
こい		筒切り1切れ100g	85	133	0.1	15.0	8.7	0.2	0.2	3	0.39	0.15
		可食部100g	157		0.1	17.7	10.2	0.2	0.2	4	0.46	0.18
こち 別名 からごちなど		1尾250g	113	106	0.3	25.4	0.6	0.2	0.2	1	0.08	0.19
		可食部100g	94		0.3	22.5	0.5	0.2	0.2	1	0.07	0.17
こはだ（酢じめ）		1尾20g	20	37	0.5	3.8	2.0	1.3	1.3	〔微〕	微	0.03
		可食部100g	184		2.3	19.1	10.1	6.4	6.4	〔微〕	微	0.17
さけ	キングサーモン 別名 ますのすけ	1切れ100g	100	176	0.1	19.5	12.5	微	微	160	0.13	0.12
		可食部100g	176		0.1	19.5	12.5	微	微	160	0.13	0.12
	銀ざけ	1切れ100g	100	188	0.1	19.6	12.8	0.3	0.3	36	0.15	0.14
		可食部100g	188		0.1	19.6	12.8	0.3	0.3	36	0.15	0.14
	紅ざけ	1切れ100g	100	127	0.1	22.5	4.5	0.1	0.1	27	0.26	0.15
		可食部100g	127		0.1	22.5	4.5	0.1	0.1	27	0.26	0.15
	白さけ	1切れ80g	80	99	0.2	17.8	3.3	0.1	0.1	9	0.12	0.17
		可食部100g	124		0.2	22.3	4.1	0.1	0.1	11	0.15	0.21
	白さけ（塩ざけ）	1切れ80g	80	146	1.4	17.9	8.9	0.1	0.1	19	0.11	0.12
		可食部100g	183		1.8	22.4	11.1	0.1	0.1	24	0.14	0.15
	白さけ（新巻きざけ）	1切れ80g	80	110	2.4	18.2	4.9	0.1	0.1	〔微〕	0.14	0.16
		可食部100g	138		3.0	22.8	6.1	0.1	0.1	〔微〕	0.18	0.20
さば	まさば	1尾600g	300	633	0.9	61.8	50.4	0.9	0.9	111	0.63	0.93
		半身1枚210g	105	222	0.3	21.6	17.6	0.3	0.3	39	0.22	0.36
		1切れ80g	80	169	0.2	16.5	13.4	0.2	0.2	30	0.17	0.25
		可食部100g	211		0.3	20.6	16.8	0.3	0.3	37	0.21	0.31
	ノルウェーさば	1切れ80g	80	236	0.2	13.8	21.4	0.3	0.3	35	0.11	0.28
		可食部100g	295		0.3	17.2	26.8	0.4	0.4	44	0.14	0.35

穀類
いも・でんぷん類
肉類
魚介類
卵類
乳類
豆類
野菜類
きのこ類
海藻類
果実類
種実類
砂糖・甘味類
調味料・香辛料類
油脂類
し好類

魚類

ミン		ミネラル						コレステロール	水分	MEMO	80kcalあたりの重量
C	E	カルシウム	鉄	リン	カリウム	ナトリウム	亜鉛				
mg	mg	mg	mg	mg	mg	mg	mg	mg	g		g
微	1.7	8	0.4	153	289	42	1.0	73	60.4	廃棄率15%。1尾の場合、50%（頭、内臓、骨、ひれなど）。成分値は養殖のもの	51
微	2.0	9	0.5	180	340	49	1.2	86	71.0		
1	0.1	58	0.2	294	509	124	0.7	64	85.2	廃棄率55%（頭、内臓、骨、ひれなど）	85
1	0.1	51	0.2	260	450	110	0.6	57	75.4		
[0]	0.1	32	0.4	34	24	178	0.2	15	12.3	体長は10cm前後。4～5cmのものは「しんこ」、15cm以上は「このしろ」と呼ぶ	43
[0]	0.5	160	1.8	170	120	890	0.9	74	61.5		
1	3.3	18	0.3	250	380	38	0.4	54	66.5	さけのなかでも最も大きく、多くは北米産。成分値は輸入品で計測	45
1	3.3	18	0.3	250	380	38	0.4	54	66.5		
1	1.8	12	0.3	290	350	48	0.6	60	66.0	多くは北太平洋産。成分値は養殖のもの	43
1	1.8	12	0.3	290	350	48	0.6	60	66.0		
微	1.3	10	0.4	260	380	57	0.5	51	71.4	さけ類のなかで身が最も赤いのが特徴。成分値は輸入品で計測	63
微	1.3	10	0.4	260	380	57	0.5	51	71.4		
1	1.0	11	0.4	192	280	53	0.4	47	57.8	最も一般的なさけで、秋に日本海沿岸でとれる	65
1	1.2	14	0.5	240	350	66	0.5	59	72.3		
1	0.3	13	0.2	216	256	576	0.3	51	50.9	さけの塩蔵品。塩分の多いもの（40%前後）を塩引きという	44
1	0.4	16	0.2	270	320	720	0.4	64	63.6		
1	0.6	22	0.8	184	304	960	0.3	56	53.6	1尾の場合、廃棄率30%。塩漬けのさけで、塩分は5～10%が一般的	58
1	0.7	28	1.0	230	380	1200	0.4	70	67.0		
3	3.9	18	3.6	660	990	330	3.3	183	186.3	廃棄率50%（頭、内臓、骨、ひれなど）。一般にさばといえば真さばをさす	38
1	1.4	6	1.3	231	347	116	1.2	64	65.2		
1	1.0	5	1.0	176	264	88	0.9	49	49.7		
1	1.3	6	1.2	220	330	110	1.1	61	62.1		
1	0.6	6	0.7	168	256	79	0.7	54	43.6	1尾の場合、廃棄率35%（頭、内臓、骨、ひれなど）。北大西洋や地中海方面から大量に輸入される大西洋さばのこと	27
1	0.7	7	0.9	210	320	99	0.9	68	54.5		

魚介類

| | 食品名 | めやす量 | 正味量 | エネルギー | 食塩相当量 | 三大栄養素 | | | | ビタ | | |
						たんぱく質	脂質	炭水化物	(＊糖質)	A (レチノール当量)	B1	B2
			g	kcal	g	g	g	g	g	µg	mg	mg
さば	しめさば	半身1枚120g	120	350	1.9	22.3	32.3	2.0	2.0	17	0.16	0.34
		可食部100g	292	1.6	18.6	26.9	1.7	1.7	14	0.13	0.28
	さめ	1切れ80g	80	110	0.2	13.4	7.5	微	微	168	0.03	0.06
		可食部100g	138	0.3	16.8	9.4	微	微	210	0.04	0.08
	さより	1尾80g	48	42	0.2	9.4	0.6	微	微	微	微	0.06
		可食部100g	88	0.5	19.6	1.3	微	微	微	微	0.12
	さわら	1切れ80g	80	129	0.2	16.1	7.8	0.1	0.1	10	0.07	0.28
		可食部100g	161	0.2	20.1	9.7	0.1	0.1	12	0.09	0.35
	さんま	1尾150g	98	281	0.4	17.7	25.1	0.1	0.1	16	0.01	0.27
		可食部100g	287	0.4	18.1	25.6	0.1	0.1	16	0.01	0.28
	しいら	1切れ80g	80	80	0.1	17.0	1.5	微	微	6	0.16	0.12
		可食部100g	100	0.1	21.3	1.9	微	微	8	0.20	0.15
	したびらめ	1尾200g	110	96	0.4	21.1	1.8	微	微	33	0.07	0.15
		可食部100g	87	0.4	19.2	1.6	微	微	30	0.06	0.14
	しらうお	大さじ1杯28g	28	20	0.1	3.8	0.6	微	微	14	0.02	0.03
		可食部100g	70	0.4	13.6	2.0	0.1	0.1	50	0.08	0.10
	すずき	1切れ80g	80	90	0.2	15.8	3.4	微	微	144	0.02	0.16
		可食部100g	113	0.2	19.8	4.2	微	微	180	0.02	0.20
たい	まだい（天然）	中1尾1000g	500	645	0.5	103.0	29.0	0.5	0.5	40	0.45	0.25
		1切れ80g	80	103	0.1	16.5	4.6	0.1	0.1	6	0.07	0.04
		可食部100g	129	0.1	20.6	5.8	0.1	0.1	8	0.09	0.05
	まだい（養殖）	中1尾1000g	450	720	0.5	94.1	42.3	0.5	0.5	50	1.44	0.36
		1切れ80g	80	128	0.1	16.7	7.5	0.1	0.1	9	0.26	0.06
		可食部100g	160	0.1	20.9	9.4	0.1	0.1	11	0.32	0.08

穀類
いも・てんぷん類
肉類
魚介類
卵類
乳類
豆類
野菜類
きのこ類
海藻類
果実類
種実類
砂糖・甘味類
調味料・香辛料類
油脂類
し好類
▼
魚類

ミン		ミネラル						コレステロール	水分	MEMO	80kcalあたりの重量
C	E	カルシウム	鉄	リン	カリウム	ナトリウム	亜鉛				
mg	mg	mg	mg	mg	mg	mg	mg	mg	g		g
微	0.6	11	1.3	192	240	768	0.5	78	60.7	酢じめにしたもの	27
微	0.5	9	1.1	160	200	640	0.4	65	50.6		
微	1.8	5	0.8	160	360	80	0.2	40	57.9	日本で主に出回っているあぶらつのざめで計測。俗に、ふかともいう	58
微	2.2	6	1.0	200	450	100	0.3	50	72.4		
1	0.4	20	0.1	91	139	91	0.9	48	37.4	廃棄率40%（頭、内臓、骨、ひれなど）	91
2	0.9	41	0.3	190	290	190	1.9	100	77.9		
微	0.2	10	0.6	176	392	52	0.8	48	54.9		50
微	0.3	13	0.8	220	490	65	1.9	60	68.6		
0	1.7	27	1.5	189	210	137	0.8	67	54.5	廃棄率35%（頭、内臓、骨、ひれなど）。季節、漁場、魚の大きさによって、脂溶性成分に差がある	28
0	1.7	28	1.4	180	200	140	0.8	68	55.6		
1	0.4	10	0.6	200	384	40	0.4	44	60.4	干物やかまぼこの材料としても利用される	80
1	0.5	13	0.7	250	480	50	0.5	55	75.5		
1	0.7	40	0.3	176	341	154	0.6	83	85.8	廃棄率45%（頭、内臓、骨、ひれなど）。くろうしのした、あかしたびらめなどが対象	90
1	0.6	36	0.3	160	310	140	0.5	75	78.0		
1	0.5	42	0.1	76	70	48	0.3	62	23.1	体ははらわたが透けて見えるほど透明。おどり食いにする「しろうお」は別種	114
4	1.8	150	0.4	270	250	170	1.2	220	82.6		
2	1.0	10	0.2	168	296	65	0.4	54	59.8	1尾の場合、廃棄率55%	71
3	1.2	12	0.2	210	370	81	0.5	67	74.8		
5	5.0	55	1.0	1100	2200	275	2.0	325	361.0	廃棄率50%（頭、内臓、骨、ひれなど）。一般に、たいといえば真だいをさす	62
1	0.8	9	0.2	176	352	44	0.3	52	57.8		
1	1.0	11	0.2	220	440	55	0.4	65	72.2		
14	10.8	54	0.9	1080	2025	234	2.3	311	308.3	廃棄率55%（頭、内臓、骨、ひれなど）。天然ものより、脂肪分を多く含む	50
2	1.9	10	0.2	192	360	42	0.4	55	54.8		
3	2.4	12	0.2	240	450	52	0.5	69	68.5		

魚介類

食品名	めやす量	正味量	エネルギー	食塩相当量	三大栄養素				ビタ		
					たんぱく質	脂質	炭水化物	(*糖質)	A (レチノール当量)	B1	B2
		g	kcal	g	g	g	g	g	μg	mg	mg
たかべ	1尾150g	90	133	0.3	16.8	8.1	微	微	14	0.05	0.16
	可食部100g	148		0.3	18.7	9.0	微	微	16	0.06	0.18
たちうお	1切れ80g	80	190	0.2	13.2	16.7	微	微	42	0.01	0.06
	可食部100g	238		0.2	16.5	20.9	微	微	52	0.01	0.07
たら まだら	1切れ100g	100	72	0.3	17.6	0.2	0.1	0.1	9	0.10	0.10
	可食部100g	72		0.3	17.6	0.2	0.1	0.1	9	0.10	0.10
しらこ	1人分50g	50	30	0.2	6.7	0.4	0.1	0.1	4	0.12	0.07
	可食部100g	60		0.3	13.4	0.8	0.2	0.2	8	0.24	0.13
すけとうだら	1切れ100g	100	72	0.3	17.4	1.0	0.1	0.1	10	0.05	0.11
	可食部100g	72		0.3	17.4	1.0	0.1	0.1	10	0.05	0.11
どじょう	1尾7g	7	5	微	1.1	0.1	微	微	1	0.01	0.08
	可食部100g	77		0.2	16.1	1.2	微	微	15	0.09	1.09
とびうお 別名 あご	1尾300g	180	160	0.4	37.8	1.3	0.2	0.2	5	0.02	0.18
	可食部100g	89		0.2	21.0	0.7	0.1	0.1	3	0.01	0.10
にしん	1尾300g	165	323	0.5	28.7	24.9	0.2	0.2	30	0.02	0.38
	可食部100g	196		0.3	17.4	15.1	0.1	0.1	18	0.01	0.23
はぜ	1尾40g	16	12	微	3.1	微	微	微	1	0.01	0.01
	可食部100g	78		0.2	19.1	0.2	0.1	0.1	7	0.04	0.04
はたはた 別名 かみなりうお	1尾50g	20	20	0.1	2.8	1.1	微	微	4	微	0.03
	可食部100g	101		0.5	14.1	5.7	微	微	20	0.02	0.14
はまち	刺し身5切れ50g	50	109	0.1	10.4	8.6	0.2	0.2	16	0.08	0.11
	可食部100g	217		0.1	20.7	17.2	0.3	0.3	32	0.16	0.21
はも	1切れ80g	80	106	0.2	17.8	4.2	微	微	47	0.03	0.14
	可食部100g	132		0.2	22.3	5.3	微	微	59	0.04	0.18

穀類
いも・でんぷん類
肉類
魚介類
卵類
乳類
豆類
野菜類
きのこ類
海藻類
果実類
種実類
砂糖・甘味類
調味料・香辛料類
油脂類
し好類
魚類

ミン		ミネラル						コレステロール	水分	MEMO	80kcalあたりの重量
C	E	カルシウム	鉄	リン	カリウム	ナトリウム	亜鉛				
mg	mg	mg	mg	mg	mg	mg	mg	mg	g		g
1	1.3	37	0.5	189	342	108	1.2	63	63.9	廃棄率40%（頭、内臓、骨、ひれなど）	54
1	1.4	41	0.6	210	380	120	1.3	70	71.0		
1	1.0	10	0.2	144	232	70	0.4	58	49.3	1尾の場合、廃棄率35%（頭、内臓、骨、ひれなど）	34
1	1.2	12	0.2	180	290	88	0.5	72	61.6		
微	0.8	32	0.2	230	350	110	0.5	58	80.9	1尾の場合、廃棄率65%（頭、内臓、骨、ひれなど）。一般に、たらといえば真だらをさす	111
微	0.8	32	0.2	230	350	110	0.5	58	80.9		
1	0.9	3	0.1	215	195	55	0.4	180	41.9	たらの精巣のこと	133
2	1.8	6	0.2	430	390	110	0.7	360	83.8		
1	0.9	13	0.2	180	350	100	0.5	76	81.6	1尾の場合、65%（頭、内臓、骨、ひれなど）。真だらより細長く小ぶり	111
1	0.9	13	0.2	180	350	100	0.5	76	81.6		
微	微	77	0.4	48	20	7	0.2	15	5.5	背開きにした場合、廃棄率40%（内臓、骨など）成分値は丸ごと食べた場合のもの	111
1	0.6	1100	5.6	690	290	96	2.9	210	79.1		
2	4.1	23	0.9	612	576	115	1.4	106	138.4	廃棄率40%（頭、内臓、骨、ひれなど）	90
1	2.3	13	0.5	340	320	64	0.8	59	76.9		
微	5.1	45	1.7	396	578	182	1.8	112	109.1	廃棄率45%（頭、内臓、骨、ひれなど）。とれる時期や場所によって、春にしん、夏にしんがあります	41
微	3.1	27	1.0	240	350	110	1.1	68	66.1		
微	0.2	7	微	30	56	15	0.1	15	12.7	廃棄率60%（頭、内臓、骨、ひれなど）。対象は真はぜ。体長10～25cmで円筒形の魚	103
1	1.0	42	0.2	190	350	93	0.6	92	79.4		
0	0.4	12	0.1	24	50	36	0.1	20	15.8	廃棄率60%（頭、内臓、骨、ひれなど）。秋田沖の漁獲量が減り、高級魚に	79
0	2.2	60	0.5	120	250	180	0.6	100	78.8		
1	2.3	10	0.5	105	170	19	0.4	39	30.8	成分値は養殖のもの。1尾の場合、廃棄率40%	37
2	4.6	19	1.0	210	340	38	0.8	77	61.5		
1	0.9	63	0.2	224	360	53	0.5	60	56.8	1尾の場合、廃棄率40%（頭、内臓、骨、ひれなど）	61
1	1.1	79	0.2	280	450	66	0.6	75	71.0		

魚介類

食品名	めやす量	正味量	エネルギー	食塩相当量	三大栄養素			(*糖質)	ビタ		
					たんぱく質	脂質	炭水化物		A (レチノール当量)	B1	B2
		g	kcal	g	g	g	g	g	μg	mg	mg
ひらまさ	1切れ80g	80	102	0.1	18.1	3.9	0.1	0.1	15	0.16	0.11
	可食部100g	128	0.1	22.6	4.9	0.1	0.1		19	0.20	0.14
ひらめ（天然）	刺し身5切れ40g	40	38	微	8.0	0.8	微	微	5	0.02	0.04
	可食部100g	94	0.1	20.0	2.0	微	微		12	0.04	0.11
ひらめ（養殖）	刺し身5切れ40g	40	40	微	8.5	1.0	微	微	4	0.09	0.03
	可食部100g	100	0.1	21.2	2.5	0.1	0.1		9	0.22	0.07
まふぐ	刺し身10切れ40g	40	31	0.1	7.6	0.2	微	微	3	0.02	0.07
	可食部100g	78	0.2	18.9	0.4	微	微		7	0.04	0.17
とらふぐ	刺し身10切れ40g	40	32	0.1	7.7	0.1	0.1	0.1	1	0.02	0.08
	可食部100g	80	0.3	19.3	0.3	0.2	0.2		3	0.06	0.21
ふな	1尾50g	25	23	微	4.6	0.6	微	微	3	0.14	0.04
	可食部100g	93	0.1	18.2	2.5	0.1	0.1		12	0.55	0.14
ぶり	1切れ80g	80	178	0.1	17.1	14.1	0.2	0.2	40	0.18	0.29
	可食部100g	222	0.1	21.4	17.6	0.3	0.3		50	0.23	0.36
ほうぼう	1尾250g	125	138	0.4	24.5	5.3	微	微	11	0.11	0.19
	可食部100g	110	0.3	19.6	4.2	微	微		9	0.09	0.15
ほっけ	1尾500g	250	256	0.5	43.3	11.0	0.3	0.3	63	0.23	0.43
	可食部100g	103	0.2	17.3	4.4	0.1	0.1		25	0.09	0.17
きはだまぐろ	刺し身5切れ50g	50	51	0.1	12.2	0.5	微	微	1	0.08	0.05
	可食部100g	102	0.1	24.3	1.0	微	微		2	0.15	0.09
ほんまぐろ（赤身） 別名 黒まぐろ、まぐろ	刺し身5切れ50g	50	58	0.1	13.2	0.7	0.1	0.1	42	0.05	0.03
	可食部100g	115	0.1	26.4	1.4	0.1	0.1		83	0.10	0.05
ほんまぐろ（トロ）	刺し身5切れ50g	50	154	0.1	10.1	13.8	0.1	0.1	135	0.02	0.04
	可食部100g	308	0.2	20.1	27.5	0.1	0.1		270	0.04	0.07

C	E	カルシウム	鉄	リン	カリウム	ナトリウム	亜鉛	コレステロール	水分	MEMO	80kcalあたりの重量
mg	mg	mg	mg	mg	mg	mg	mg	mg	g		g
2	1.1	10	0.3	240	360	38	0.6	54	56.9	体長1mを超える、ぶりによく似た魚	63
3	1.4	12	0.4	300	450	47	0.7	68	71.1		
1	0.2	9	微	96	176	18	0.2	22	30.7	1尾の場合、廃棄率40%（頭、内臓、骨、ひれなど）。淡白な白身	83
3	0.6	22	0.1	240	440	46	0.4	55	76.8		
4	0.6	3	微	92	188	16	0.1	21	30.4	1尾の場合、廃棄率45%（頭、内臓、骨、ひれなど）。成分値は皮なしのもの	70
10	1.6	8	0.1	230	470	41	0.3	53	76.0		
0	0.2	2	0.1	104	188	33	0.6	22	31.7	出回っているふぐの半分以上は、まふぐ	103
0	0.6	5	0.2	260	470	83	1.5	55	79.3		
微	0.3	2	0.1	100	172	40	0.4	26	31.6	ふぐの最上級品。旬は晩秋から冬だが、冷凍品が一年を通して出回っている	100
微	0.8	6	0.2	250	430	100	0.9	65	78.9		
微	0.4	25	0.4	40	85	8	0.5	16	19.5	廃棄率50%（頭、内臓、骨、ひれなど）。銀ぶな、源五郎ぶな、にごろぶななどが対象	86
1	1.5	100	1.5	160	340	30	1.9	64	78.0		
2	1.6	4	1.0	104	304	26	0.6	58	47.7	出世魚。関東では、わかし→いなだ→わらさ→ぶりと変わる	36
2	2.0	5	1.3	130	380	32	0.7	72	59.6		
4	0.6	53	0.5	250	475	138	0.6	69	93.6	廃棄率50%（頭、内臓、骨、ひれなど）。白身でしまった肉質を持つ	73
3	0.5	42	0.4	200	380	110	0.5	55	74.9		
3	4.3	55	1.0	550	900	203	2.8	183	192.8	廃棄率50%（頭、内臓、骨、ひれなど）。東北、北海道で多くとれる脂の多い魚	78
1	1.7	22	0.4	220	360	81	1.1	73	77.1		
0	0.2	3	1.0	145	225	22	0.3	19	37.0	店で売られている刺し身の多くは、このきはだまぐろとめばちまぐろ	78
0	0.4	5	2.0	290	450	43	0.5	37	74.0		
1	0.4	3	0.6	135	190	25	0.2	25	35.2	日本近海でとれるものが最も味がいいとされる	70
2	0.8	5	1.1	270	380	49	0.4	50	70.4		
2	0.8	4	0.8	90	115	36	0.3	28	25.7	トロは脂肪が多く、脂肪の多い順に大トロ、中トロに区別される	26
4	1.5	7	1.6	180	230	71	0.5	55	51.4		

穀類
いも・てんぷん類
肉類
魚介類
卵類
乳類
豆類
野菜類
きのこ類
海藻類
果実類
種実類
砂糖・甘味類
調味料・香辛料類
油脂類
し好類

魚類

魚介類

食品名	めやす量	正味量	エネルギー	食塩相当量	三大栄養素				ビタ		
					たんぱく質	脂質	炭水化物	(*糖質)	A(レチノール当量)	B1	B2
		g	kcal	g	g	g	g	g	μg	mg	mg
みなみまぐろ（赤身） 別名 インドまぐろ	刺し身5切れ50g	50	44	0.1	10.8	0.2	0.1	0.1	3	0.02	0.03
	可食部100g	88	0.1	21.6	0.4	0.1	0.1	6	0.03	0.05	
みなみまぐろ（トロ）	刺し身5切れ50g	50	161	0.1	10.2	14.2	0.1	0.1	17	0.05	0.03
	可食部100g	322	0.1	20.3	28.3	0.1	0.1	34	0.10	0.06	
めじまぐろ	刺し身5切れ50g	50	70	0.1	12.6	2.4	0.1	0.1	31	0.10	0.10
	可食部100g	139	0.1	25.2	4.8	0.1	0.1	61	0.19	0.19	
めばち	刺し身5切れ50g	50	58	0.1	12.7	1.2	0.2	0.2	9	0.05	0.03
	可食部100g	115	0.1	25.4	2.3	0.3	0.3	17	0.09	0.05	
びんなが 別名 びんちょう	刺し身5切れ50g	50	56	0.1	13.0	0.4	0.1	0.1	2	0.07	0.05
	可食部100g	111	0.1	26.0	0.7	0.2	0.2	4	0.13	0.10	
さくらます 別名 ます	1切れ100g	100	146	0.1	20.9	7.7	0.1	0.1	63	0.11	0.14
	可食部100g	146	0.1	20.9	7.7	0.1	0.1	63	0.11	0.14	
カラフトます 別名 あおます	1切れ100g	100	139	0.2	21.7	6.6	0.1	0.1	13	0.25	0.18
	可食部100g	139	0.2	21.7	6.6	0.1	0.1	13	0.25	0.18	
カラフトます（塩ます）	1切れ50g	50	73	2.9	10.5	3.7	0.3	0.3	10	0.11	0.09
	可食部100g	146	5.8	20.9	7.4	0.6	0.6	19	0.21	0.17	
にじます 別名 サーモントラウト	1切れ130g	130	261	0.3	27.8	18.5	0.1	0.1	74	0.22	0.08
	可食部100g	201	0.2	21.4	14.2	0.1	0.1	57	0.17	0.10	
まながつお	1切れ100g	100	156	0.4	17.1	10.9	微	微	90	0.22	0.13
	可食部100g	156	0.4	17.1	10.9	微	微	90	0.22	0.13	
むつ	1切れ120g	120	210	0.2	20.0	15.1	微	微	10	0.04	0.19
	可食部100g	175	0.2	16.7	12.6	微	微	8	0.03	0.16	
めばる	1尾180g	81	81	0.2	14.7	2.8	微	微	9	0.06	0.14
	可食部100g	100	0.2	18.1	3.5	微	微	11	0.07	0.17	

ミン		ミネラル							コレステロール	水分	MEMO	80kcalあたりの重量
C	E	カルシウム	鉄	リン	カリウム	ナトリウム	亜鉛					g
mg	mg	mg	mg	mg	mg	mg	mg	mg	mg	g		g
微	0.5	3	0.9	120	200	22	0.2		26	38.5	インド洋など南半球の海域でとれる。赤身肉に脂肪が多いのが特徴。成分値は皮なしの切り身のもの	91
微	1.0	5	1.8	240	400	43	0.4		52	77.0		
3	0.8	5	0.3	105	140	22	0.2		30	25.2		25
5	1.5	9	0.6	210	280	44	0.4		59	50.3		
1	0.6	5	0.9	145	205	21	0.3		29	34.4	まぐろ類の幼魚のこと。成分値は本まぐろの幼魚のもの	58
1	1.2	9	1.8	290	410	42	0.5		58	68.7		
1	0.5	2	0.5	135	220	20	0.2		21	36.1	漁獲量が安定しているため、本まぐろの代用品として使われる	70
1	0.9	3	0.9	270	440	39	0.4		41	72.2		
1	0.4	5	0.5	155	220	19	0.3		25	35.9	身は白くてやわらか	72
1	0.7	9	0.9	310	440	38	0.5		49	71.8		
1	2.3	15	0.4	260	390	53	0.5		54	69.8	1尾の場合、廃棄率30%。味がよく、富山の名物「ますずし」の材料としても有名	55
1	2.3	15	0.4	260	390	53	0.5		54	69.8		
1	0.7	13	0.4	260	400	64	0.6		58	70.1	一般に「ます」として売られているのは、このカラフトます。肉色は薄紅色	58
1	0.7	13	0.4	260	400	64	0.6		58	70.1		
1	0.2	14	0.2	125	155	1150	0.3		31	32.3	1尾の場合、廃棄率30%（頭、骨、ひれなど）	55
1	0.4	27	0.4	250	310	2300	0.5		62	64.6		
2	7.2	17	0.4	325	507	83	0.7		90	81.9	成分値は海面養殖（皮つき）のもので計測	40
2	5.5	13	0.3	250	390	64	0.5		69	63.0		
1	1.4	21	0.3	190	370	160	0.5		70	70.8	1尾の場合、廃棄率40%（頭、内臓、骨、ひれなど）。かつおの名がついているが、かつおとは別種	50
1	1.4	21	0.3	190	370	160	0.5		70	70.8		
微	1.1	30	0.6	216	468	102	0.5		71	83.6	深海魚。淡白ながら脂がのっている	46
微	0.9	25	0.5	180	390	85	0.4		59	69.7		
2	1.2	65	0.3	162	284	61	0.3		61	62.5	廃棄率55%（頭、内臓、骨、ひれなど）。生息する海域によって体の色が赤、金、黒、白などに変化する	80
2	1.5	80	0.4	200	350	75	0.4		75	77.2		

穀類
いも・でんぷん類
肉類
魚介類
卵類
乳類
豆類
野菜類
きのこ類
海藻類
果実類
種実類
砂糖・甘味類
調味料・香辛料類
油脂類
し好類

魚類

魚介類

食品名	めやす量	正味量	エネルギー	食塩相当量	三大栄養素				ビタ		
					たんぱく質	脂質	炭水化物	(*糖質)	A (レチノール当量)	B1	B2
		g	kcal	g	g	g	g	g	μg	mg	mg
やまめ	1尾100g	55	59	0.1	10.1	2.4	0.2	0.2	8	0.08	0.09
	可食部100g		108	0.1	18.4	4.3	0.3	0.3	15	0.15	0.16
わかさぎ	1尾20g	20	14	0.1	2.9	0.3	微	微	20	微	0.03
	可食部100g		71	0.5	14.4	1.7	0.1	0.1	99	0.01	0.14

●えび・いか・たこ・かになど

	食品名	めやす量	正味量	エネルギー	食塩相当量	たんぱく質	脂質	炭水化物	(*糖質)	A	B1	B2
えび	あまえび	1尾20g	7	6	0.1	1.4	0.1	微	微	微	微	微
		殻なし尾つき 1尾9g	7	6	0.1	1.4	0.1	微	微	微	微	微
		可食部100g		85	0.8	19.8	1.5	0.1	0.1	3	0.02	0.03
	いせえび	1尾200g	60	52	0.5	12.5	0.2	微	微	0	0.01	0.02
		可食部100g		86	0.9	20.9	0.4	微	微	0	0.01	0.03
	車えび	大1尾40g	18	16	0.1	3.9	0.1	微	微	1	0.02	0.01
		小1尾20g	9	8	微	1.9	0.1	微	微	1	0.01	0.01
		可食部100g		90	0.4	21.6	0.6	微	微	8	0.11	0.06
	さくらえび（ゆで）	大さじ1杯 10g	10	8	0.2	1.8	0.2	微	微	1	0.01	0.01
		可食部100g		79	2.1	18.2	1.5	微	微	7	0.10	0.08
	芝えび	1尾8g	4	3	微	0.7	微	微	微	微	微	微
		可食部100g		78	0.6	18.7	0.4	0.1	0.1	4	0.02	0.06
	大正えび 別名こうらいえび	小1尾（無頭）18g	14	12	0.1	3.0	微	微	微	1	微	0.01
		可食部100g		89	0.5	21.7	0.3	0.1	0.1	6	0.03	0.04
	ブラックタイガー	1尾（無頭）40g	34	26	0.1	6.3	0.1	0.1	0.1	微	0.02	0.01
		可食部100g		77	0.4	18.4	0.3	0.3	0.3	1	0.07	0.03
いか	するめいか	1ぱい300g	210	160	1.1	37.6	1.7	0.2	0.2	27	0.15	0.11
		刺し身1人分 50g	50	38	0.3	9.0	0.4	0.1	0.1	7	0.04	0.03
		可食部100g		76	0.5	17.9	0.8	0.1	0.1	13	0.07	0.05

魚類 / えび・いか・たこ・かに

ミン		ミネラル						コレステロール	水分	MEMO	80kcalあたりの重量
C	E	カルシウム	鉄	リン	カリウム	ナトリウム	亜鉛				
mg	mg	mg	mg	mg	mg	mg	mg	mg	g		g
2	1.2	47	0.3	154	231	28	0.4	36	41.6	廃棄率45%（頭、内臓、骨など）。成分値は養殖のもの	73
3	2.2	85	0.5	280	420	50	0.8	65	75.6		
微	0.1	90	0.2	70	24	40	0.4	42	16.4	淡白な味わいで、内臓ごと食べられる	113
1	0.7	450	0.8	350	120	200	2.0	210	81.8		
微	0.2	4	微	17	22	21	0.1	9	5.3	廃棄率65%（頭、殻、内臓、尾など）。近年、大量に市販されているものは北欧産の北国（ほっこく）赤えび	94
微	0.2	4	微	17	22	21	0.1	9	5.3		
微	3.4	50	0.1	240	310	300	1.0	130	78.2		
1	2.3	22	0.1	198	240	210	1.1	56	46.0	廃棄率70%（頭、殻、内臓、尾など）。えび類の中の最高級品	93
1	3.8	37	0.1	330	400	350	1.8	93	76.6		
微	0.3	7	0.1	56	77	31	0.3	31	13.7	廃棄率55%（頭、殻、内臓、尾など）。体長6〜9cmを「さいまき」、10〜12cmを「まき」、それ以上のものを「車えび」と呼ぶ。成分値は養殖もの	89
微	0.1	4	0.1	28	39	15	0.1	15	6.8		
微	1.6	41	0.7	310	430	170	1.4	170	76.1		
0	0.3	69	0.1	36	25	83	0.1	23	7.6	殻つきのままゆで、「釜揚げ」として売られているもの	98
0	2.8	690	0.5	360	250	830	1.4	230	75.6		
微	0.1	2	微	11	10	10	微	7	3.2	廃棄率50%（頭、殻、内臓、尾など）。体長は10〜15cm	103
2	1.7	56	1.0	270	260	250	1.0	170	79.3		
微	0.3	5	微	42	50	28	0.2	22	10.7	廃棄率30%（頭、殻）。1尾の場合、55%（頭、殻、内臓、尾など）	90
1	1.8	34	0.1	300	360	200	1.4	160	76.3		
微	0.5	23	0.1	71	78	51	0.5	51	27.2	無頭、殻つき。廃棄率15%（殻、尾）。成分値は養殖のもの	104
微	1.4	67	0.2	210	230	150	1.4	150	79.9		
2	4.4	23	0.2	525	630	441	3.2	525	168.4	廃棄率30%（内臓など）。日本での漁獲量が圧倒的に多いのが、このいか	105
1	1.1	6	0.1	125	150	105	0.8	125	40.1		
1	2.1	11	0.1	250	300	210	1.5	250	80.2		

魚介類

	食品名	めやす量	正味量	エネルギー	食塩相当量	三大栄養素				ビタ		
						たんぱく質	脂質	炭水化物	(＊糖質)	A (レチノール当量)	B1	B2
			g	kcal	g	g	g	g	g	μg	mg	mg
い か	ほたるいか	1ぱい5g	5	4	微	0.6	0.2	微	微	75	0.01	0.01
		可食部100g	74	0.7	11.8	3.5	0.2	0.2	1500	0.19	0.27	
	ほたるいか (ゆで)	1ぱい5g	5	5	微	0.9	0.1	微	微	95	0.01	0.02
		可食部100g	91	0.6	17.7	2.9	0.4	0.4	1900	0.20	0.30	
た こ	まだこ	足1本150g	150	105	1.1	24.6	1.1	0.2	0.2	8	0.05	0.14
		可食部100g	70	0.7	16.4	0.7	0.1	0.1	5	0.03	0.09	
	まだこ (ゆで)	足1本150g	150	137	0.9	32.6	1.1	0.2	0.2	8	0.05	0.08
		可食部100g	91	0.6	21.7	0.7	0.1	0.1	5	0.03	0.05	
	いいだこ	1ぱい60g	60	38	0.4	8.8	0.5	0.1	0.1	22	0.01	0.05
		可食部100g	64	0.6	14.6	0.8	0.1	0.1	36	0.01	0.08	
か に	毛がに	1ぱい500g	150	101	0.9	23.7	0.8	0.3	0.3	〔微〕	0.11	0.35
		可食部100g	67	0.6	15.8	0.5	0.2	0.2	〔微〕	0.07	0.23	
	毛がに (ゆで)	1ぱい500g	200	156	1.2	36.8	1.0	0.4	0.4	〔微〕	0.14	0.46
		可食部100g	78	0.6	18.4	0.5	0.2	0.2	〔微〕	0.07	0.23	
	ずわいがに 別名 松葉がに	1ぱい300g	90	53	0.7	12.5	0.4	0.1	0.1	〔微〕	0.22	0.54
		可食部100g	59	0.8	13.9	0.4	0.1	0.1	〔微〕	0.24	0.60	
	ずわいがに (ゆで)	1ぱい300g	135	88	0.8	20.3	0.8	0.1	0.1	〔微〕	0.28	0.77
		可食部100g	65	0.6	15.0	0.6	0.1	0.1	〔微〕	0.21	0.57	
	たらばがに	足1本180g	99	55	0.9	12.9	0.9	0.2	0.2	1	0.05	0.07
		可食部100g	56	0.9	13.0	0.9	0.2	0.2	1	0.05	0.07	
	たらばがに (ゆで)	足1本180g	99	76	0.8	17.3	0.5	0.3	0.3	1	0.07	0.06
		可食部100g	77	0.8	17.5	1.5	0.3	0.3	1	0.07	0.06	
	わたりがに 別名 がざみ	1ぱい200g	70	43	0.6	10.1	0.2	0.2	0.2	1	0.01	0.11
		可食部100g	61	0.9	14.4	0.3	0.3	0.3	1	0.02	0.15	

穀類
いも・でんぷん類
肉類
魚介類
卵類
乳類
豆類
野菜類
きのこ類
海藻類
果実類
種実類
砂糖・甘味類
調味料・香辛料類
油脂類
し好類

えび・いか・たこ・かに

C	E	カルシウム	鉄	リン	カリウム	ナトリウム	亜鉛	コレステロール	水分	MEMO	80kcalあたりの重量
mg	mg	mg	mg	mg	mg	mg	mg	mg	g		g
微	0.2	1	微	9	15	14	0.1	12	4.2	胴の長さが6～7cm、褐色をした小型のいか	108
5	4.3	14	0.8	170	290	270	1.3	240	83.0		
微	0.2	1	0.1	10	12	12	0.1	19	3.9	ほたるいかをゆでたもの	88
微	4.5	22	1.1	200	240	240	1.9	380	78.1		
微	2.9	24	0.9	240	435	420	2.4	225	121.7	廃棄率15%（内臓など）。たこ類の中で最も多く出回っているもの	114
微	1.9	16	0.6	160	290	280	1.6	150	81.1		
微	2.9	29	0.3	180	360	345	2.7	225	114.3		88
微	1.9	19	0.2	120	240	230	1.8	150	76.2		
1	1.6	12	1.3	114	120	150	1.9	90	49.9	産卵期に飯粒のような卵をびっしりかかえる姿から、この名がついた	125
1	2.7	20	2.2	190	200	250	3.1	150	83.2		
微	3.3	92	0.8	390	510	330	5.0	71	122.9	廃棄率70%（殻、内臓など）。北海道が主産地で、生と冷凍品が出回る	119
微	2.2	61	0.5	260	340	220	3.3	47	81.9		
微	7.4	132	1.2	400	560	480	7.6	106	158.4	廃棄率60%（殻、内臓など）。生とは廃棄率が異なる	103
微	3.7	66	0.6	200	280	240	3.8	53	79.2		
微	1.9	81	0.5	153	279	279	2.3	40	75.6	廃棄率70%（殻、内臓など）。日本海側で多くとれる	136
微	2.1	90	0.5	170	310	310	2.6	44	84.0		
微	3.5	162	0.9	203	324	324	4.2	82	111.4	廃棄率55%（殻、内臓など）。生とは廃棄率が異なる	123
微	2.6	120	0.7	150	240	240	3.1	61	82.5		
1	1.9	50	0.3	218	277	337	3.2	34	83.9	廃棄率70%（殻、内臓など）。足のみの場合、廃棄率45%	143
1	1.9	51	0.3	220	280	340	3.2	34	84.7		
微	3.0	48	0.2	188	228	306	4.2	52	79.2	廃棄率60%（殻、内臓など）。足のみの場合、廃棄率45%	104
微	3.0	48	0.2	190	230	310	4.2	53	80.0		
微	1.3	77	0.2	140	210	252	2.6	55	58.2	廃棄率65%（殻、内臓など）。卵を持つ6～9月が旬	131
微	1.8	110	0.3	200	300	360	3.7	79	83.1		

魚介類

食品名	めやす量	正味量	エネルギー	食塩相当量	三大栄養素				ビタ		
					たんぱく質	脂質	炭水化物	(＊糖質)	A (レチノール当量)	B1	B2
		g	kcal	g	g	g	g	g	μg	mg	mg
うに	むき身1個8g	8	9	微	1.3	0.4	0.3	0.3	5	0.01	0.04
	可食部100g	109	0.6	16.0	4.8	3.3	3.3	58	0.10	0.44	
しゃこ（ゆで）	殻なし尾つき1尾20g	20	18	0.2	3.8	0.3	微	微	36	0.05	0.03
	可食部100g	89	0.8	19.2	1.7	0.2	0.2	180	0.26	0.13	
なまこ	1本150g	120	26	2.0	5.5	0.4	0.6	0.6	微	0.06	0.02
	可食部100g	22	1.7	4.6	0.3	0.5	0.5	微	0.05	0.02	
ほや	1個230g	46	12	1.5	2.3	0.4	0.4	0.4	微	微	0.06
	可食部100g	27	3.3	5.0	0.8	0.8	0.8	微	0.01	0.13	

●貝類

食品名	めやす量	正味量	エネルギー	食塩相当量	たんぱく質	脂質	炭水化物	(＊糖質)	A	B1	B2
あおやぎ 別名 ばかがい	むき身1個10g	10	6	0.1	1.1	0.1	0.2	0.2	1	0.01	0.01
	可食部100g	56	0.8	10.9	0.5	2.4	2.4	5	0.14	0.06	
あか貝	むき身1個20g	20	14	0.2	2.7	0.1	0.7	0.7	7	0.04	0.04
	可食部100g	70	0.8	13.5	0.3	3.5	3.5	35	0.20	0.20	
あさり	殻つき1個10g	4	1	0.1	0.2	微	微	微	微	微	0.01
	可食部100g	27	2.2	6.0	0.3	0.4	0.4	4	0.02	0.16	
あわび	殻つき1個300g	135	103	1.5	19.3	1.1	4.9	4.9	1	0.20	0.12
	可食部100g	76	1.1	14.3	0.8	3.6	3.6	1	0.15	0.09	
かき	殻つき1個50g	13	8	0.2	0.9	0.3	0.6	0.6	3	0.01	0.02
	むき身1個20g	20	12	0.2	1.4	0.4	1.0	1.0	5	0.01	0.03
	可食部100g	58	1.2	6.9	2.2	4.9	4.9	24	0.07	0.14	
さざえ	殻つき1個200g	30	25	0.2	5.8	0.1	0.2	0.2	9	0.01	0.03
	可食部100g	83	0.6	19.4	0.4	0.8	0.8	31	0.04	0.09	
しじみ	10個30g	8	4	微	0.6	0.1	0.4	0.4	12	微	0.04
	可食部100g	54	0.4	7.5	1.4	4.5	4.5	33	0.02	0.44	

| 穀類 |
| いも・でんぷん類 |
| 肉類 |
| **魚介類** |
| 卵類 |
| 乳類 |
| 豆類 |
| 穀米類 |
| きのこ類 |
| 海藻類 |
| 果実類 |
| 種実類 |
| 砂糖・甘味類 |
| 調味料・香辛料類 |
| 油脂類 |
| し好類 |

ミン		ミネラル						コレステロール	水分	MEMO	80kcalあたりの重量
C	E	カルシウム	鉄	リン	カリウム	ナトリウム	亜鉛				
mg	mg	mg	mg	mg	mg	mg	mg	mg	g		g
微	0.3	1	0.1	31	27	18	0.2	23	5.9	日本近海でとれる代表的なものに、紫うに、ばふんうにがある	73
3	3.6	12	0.9	390	340	220	2.0	290	73.8		
0	0.6	18	0.2	50	46	62	0.7	30	15.4	いたみが早いので、多くはゆでた身が出荷される	90
0	2.8	88	0.8	250	230	310	3.3	150	77.2		
0	0.5	06	0.1	30	65	816	0.2	1	110.6	廃棄率20%（内臓）。成分値は、主に生食用とされる卵なまこで計測	364
0	0.4	72	0.1	25	54	680	0.2	1	92.2		
1	0.6	15	2.6	25	262	598	2.4	15	40.8	廃棄率80%（外皮、内臓）。食用にするのは真ぼやや、赤ぼやなど	296
3	1.2	32	5.7	55	570	1300	5.3	33	88.8		
微	0.1	4	0.1	15	22	30	0.2	12	8.5	殻つきの場合、廃棄率65%（貝殻、内臓）。身はオレンジ色で、あっさりした味だが少々くせがある	143
1	0.8	42	1.1	150	220	300	1.8	120	84.6		
微	0.2	8	1.0	28	58	60	0.3	9	16.1	殻つきの場合、廃棄率75%（貝殻、内臓）。血液中にヘモグロビンを含んでいるので、身が赤い	114
2	0.9	40	5.0	140	290	300	1.5	46	80.4		
微	微	3	0.2	3	6	35	微	2	3.6	廃棄率60%（貝殻）。輸入品が一年中出回っているが、本来の旬は冬から4月まで	296
1	0.4	66	3.8	85	140	870	1.0	40	90.3		
1	0.4	34	3.0	111	216	581	—	149	107.3	廃棄率55%（貝殻、内臓）。黒あわびのほか、えぞ、まだか、めがいなどの種類がある	105
1	0.3	25	2.2	82	160	430	—	110	79.5		
微	0.2	11	0.3	13	25	60	1.8	5	11.1	廃棄率75%（貝殻）。多く出回っているのは養殖の真がき。成分値は養殖のもので計測	138
1	0.3	17	0.4	20	38	92	2.8	8	17.0		
3	1.3	84	2.1	100	190	460	14.0	38	85.0		
微	0.7	7	0.2	42	75	72	0.7	42	23.4	廃棄率85%（貝殻、内臓）	96
1	2.3	22	0.8	140	250	240	2.2	140	78.0		
微	0.1	19	0.7	10	7	14	0.2	5	6.9	廃棄率75%（貝殻）。対象は、真しじみ、大和しじみなど	148
2	1.7	240	8.3	120	83	180	2.3	62	86.0		

えび・いか・たこ・かに

貝類

食品名	めやす量	正味量	エネルギー	食塩相当量	三大栄養素				ビタ		
					たんぱく質	脂質	炭水化物	(*糖質)	A (レチノール当量)	B1	B2
		g	kcal	g	g	g	g	g	μg	mg	mg
たいら貝（貝柱） 別名 たいらぎ	1個30g	30	28	0.2	6.5	0.1	0.5	0.5	微	微	0.0?
	可食部100g		94	0.7	21.8	0.2	1.5	1.5	微	0.01	0.0?
つぶ	むき身 1個30g	30	25	0.3	5.3	0.1	0.7	0.7	1	微	0.04
	可食部100g		82	1.0	17.8	0.2	2.3	2.3	2	微	0.1?
とこぶし	殻つき 1個50g	20	16	0.1	3.2	0.1	0.6	0.6	1	0.03	0.03
	可食部100g		78	0.7	16.0	0.4	3.0	3.0	5	0.15	0.14
とり貝（斧足）	むき身 1枚6g	6	5	微	0.8	微	0.4	0.4	微	0.01	微
	可食部100g		81	0.3	12.9	0.3	6.9	6.9	微	0.16	0.06
ばい貝	殻つき1個 30g	14	11	0.1	2.3	0.1	0.4	0.4	微	微	0.02
	可食部100g		81	0.6	16.3	0.6	3.1	3.1	1	0.03	0.14
はまぐり	殻つき1個 30g	12	4	0.2	0.7	0.1	0.2	0.2	1	0.01	0.02
	可食部100g		35	2.0	6.1	0.6	1.8	1.8	9	0.08	0.16
ほたて貝 ほたて貝	殻つき1個 200g	100	66	0.8	13.5	0.9	1.5	1.5	23	0.05	0.29
	可食部100g		66	0.8	13.5	0.9	1.5	1.5	23	0.05	0.29
ほたて貝（貝柱）	1個30g	30	25	0.1	5.1	0.1	1.1	1.1	微	微	0.02
	可食部100g		82	0.3	16.9	0.3	3.5	3.5	1	0.01	0.06
ほっき貝 別名 うば貝	殻つき1個 200g	70	46	0.4	7.8	0.8	2.7	2.7	6	0.01	0.11
	可食部100g		66	0.6	11.1	1.1	3.8	3.8	7	0.01	0.16
みる貝 別名 みるくい	むき身1個 30g	30	23	0.2	5.5	0.1	0.1	0.1	微	微	0.04
	可食部100g		77	0.8	18.3	0.4	0.3	0.3	微	微	0.14
ムール貝 別名 いがい	殻つき1個 40g	16	10	0.2	1.6	0.3	0.5	0.5	5	微	0.06
	可食部100g		63	1.4	10.3	1.6	3.2	3.2	34	0.01	0.37

C	E	カルシウム	鉄	リン	カリウム	ナトリウム	亜鉛	コレステロール	水分	MEMO	80kcalあたりの重量
mg	mg	mg	mg	mg	mg	mg	mg	mg	g		g
1	0.2	5	0.2	45	78	78	1.3	7	22.6	食用にするのは貝柱。肉質はかたく引きしまり、シコシコとした歯ざわりがある	85
2	0.8	16	0.6	150	260	260	4.3	23	75.2		
微	0.5	18	0.4	36	48	114	0.4	33	23.5	殻つきの場合、廃棄率は70%(貝殻、内臓)。対象はひめえぞぼら、えぞばいなどのむき身	98
微	1.8	60	1.3	120	160	380	1.2	110	78.2		
微	0.3	5	0.4	32	50	52	0.3	30	15.8	廃棄率60%(貝殻、内臓)。あわびに形が似ているが、小型で身もやわらかい	103
1	1.3	24	1.8	160	250	260	1.4	150	78.9		
微	0.1	1	0.2	7	9	6	0.1	1	4.7	食用にするのは、黒紫色をした足の部分。下処理してゆでたものが売られている	99
1	1.2	19	2.9	120	150	100	1.6	22	78.6		
微	0.3	6	0.1	22	45	31	0.2	15	11.0	廃棄率55%(貝殻、内臓。和名の「ばい」をさすほか、越中ばい、大越中ばいなどの総称	99
2	2.2	44	0.7	160	320	220	1.3	110	78.5		
微	0.1	16	0.3	12	19	94	0.2	3	10.7	廃棄率60%(貝殻)。グルタミン酸などを多く含んでいるため、上品で濃厚なうまみがある	229
1	0.6	130	2.1	96	160	780	1.7	25	88.8		
3	0.9	22	2.2	210	310	320	2.7	33	82.3	廃棄率50%(貝殻)。ひもや肝も食べられる	121
3	0.9	22	2.2	210	310	320	2.7	33	82.3		
1	0.2	2	0.1	69	114	36	0.2	11	23.5	ひもや肝などを除いたもの	98
2	0.8	7	0.4	230	380	120	1.5	35	78.4		
1	1.0	43	3.1	112	182	175	1.3	36	57.5	廃棄率65%(貝殻)。殻つきまたはむき身の状態で出回る	121
2	1.4	62	4.4	160	260	250	1.8	51	82.1		
微	0.2	17	1.0	48	126	99	0.3	11	23.7	廃棄率80%(貝殻、内臓)。大きく長く発達した水管の黒い皮をむいて食べる	104
1	0.6	55	3.3	160	420	330	1.0	36	78.9		
1	0.2	7	0.6	26	37	86	0.2	8	13.3	廃棄率60%(貝殻、足など)。身がオレンジ色のものと白いものがある	127
5	1.1	43	3.5	160	230	540	1.0	47	82.9		

穀類
いも・てんぷん類
肉類
魚介類
卵類
乳類
豆類
野菜類
きのこ類
海藻類
果実類
種実類
砂糖・甘味類
調味料・香辛料類
油脂類
し好類

貝類

魚介類

食品名		めやす量	正味量	エネルギー	食塩相当量	三大栄養素				ビタ		
						たんぱく質	脂質	炭水化物	(*糖質)	A (レチノール当量)	B₁	B₂
			g	kcal	g	g	g	g	g	μg	mg	mg

●魚介加工品（干物・乾物）

食品名		めやす量	正味量 g	エネルギー kcal	食塩相当量 g	たんぱく質 g	脂質 g	炭水化物 g	(*糖質) g	A μg	B₁ mg	B₂ mg
あじ開き干し		大1尾110g	72	108	1.2	14.5	6.3	0.1	0.1	〔微〕	0.07	0.11
		中1尾80g	52	78	0.9	10.5	4.6	0.1	0.1	〔微〕	0.05	0.08
		可食部100g	150		1.7	20.2	8.8	0.1	0.1	〔微〕	0.10	0.15
いわし丸干し	うるめいわし	1尾15g	13	28	0.8	5.9	0.7	微	微	〔0〕	0.03	0.06
		可食部100g	219		5.8	45.0	5.1	0.3	0.3	〔0〕	0.25	0.43
	まいわし	1尾20g	17	30	0.6	5.6	0.9	0.1	0.1	7	微	0.07
		可食部100g	177		3.8	32.8	5.5	0.7	0.7	40	0.01	0.41
いわしみりん干し	かたくちいわし	1枚15g	15	50	0.4	6.6	1.1	3.8	3.8	2	微	0.04
		可食部100g	330		2.8	44.3	7.0	25.0	25.0	13	0.02	0.24
	まいわし	1枚20g	20	63	0.3	6.3	3.1	3.3	3.3	3	微	0.10
		可食部100g	314		1.7	31.4	15.7	16.3	16.3	16	微	0.50
かつお節（削り節）		1パック5g	5	16	0.1	3.8	0.2	微	微	1	0.02	0.03
		可食部100g	327		1.2	75.7	3.2	0.4	0.4	24	0.38	0.57
くさや（むろあじ）		1尾130g	91	199	3.7	45.4	2.7	0.3	0.3	〔微〕	0.22	0.36
		可食部100g	219		4.1	49.9	3.0	0.3	0.3	〔微〕	0.24	0.40
さくらえび（素干し）		大さじ1杯3g	3	8	0.1	1.9	0.1	微	微	〔微〕	0.01	微
		可食部100g	278		3.0	64.9	4.0	0.1	0.1	〔微〕	0.17	0.15
さば節（削り節）			可食部100g	330	0.9	73.9	5.1	微	微	〔微〕	0.25	0.85
さんま開き干し		1尾170g	119	276	1.5	23.0	22.6	0.1	0.1	30	微	0.36
		可食部100g	232		1.3	19.3	19.0	0.1	0.1	25	微	0.30
さんまみりん干し		1枚100g	85	325	3.1	20.3	21.9	17.3	17.3	26	微	0.26
		可食部100g	382		3.6	23.9	25.8	20.4	20.4	31	微	0.30

穀類
いも・でんぷん類
肉類
魚介類
卵類
乳類
豆類
野菜類
きのこ類
海藻類
果実類
種実類
砂糖・甘味類
調味料・香辛料類
油脂類
し好類

ミン		ミネラル						コレステロール	水分	MEMO	80kcalあたりの重量
C	E	カルシウム	鉄	リン	カリウム	ナトリウム	亜鉛				
mg	mg	mg	mg	mg	mg	mg	mg	mg	g		g
〔0〕	0.5	26	0.6	158	223	482	0.5	53	49.2	廃棄率35%（頭、骨、ひれなど）。海水と同じ濃度の塩水につけて、乾燥させたもの。成分値は真あじのもの	53
〔0〕	0.4	19	0.4	114	161	348	0.4	38	35.6		
〔0〕	0.7	36	0.8	220	310	670	0.7	73	68.4		
微	微	74	0.6	118	107	299	0.4	29	5.2	廃棄率15%（頭、ひれなど）。塩水に浸して乾燥させたもの。成分値には内臓が含まれる	37
微	0.1	570	4.5	910	820	2300	2.7	220	40.1		
微	0.1	75	0.7	97	80	255	0.3	19	9.3		45
微	0.7	440	4.4	570	470	1500	1.8	110	54.6		
〔0〕	0.2	120	0.6	99	63	165	0.5	17	2.8	みりん、しょうゆ、砂糖などをまぜた調味液につけ、シート状に乾燥させたもの	24
〔0〕	1.1	800	3.7	660	420	1100	3.5	110	18.5		
〔0〕	0.2	48	0.9	72	58	134	0.5	15	6.7		25
〔0〕	0.9	240	4.3	360	290	670	2.3	76	33.5		
微	0.1	2	0.5	34	41	24	0.1	10	0.8	かつお節を薄く削って、ミニパックに詰めたもの	24
微	1.1	46	9.0	680	810	480	2.5	190	17.2		
〔0〕	1.1	273	2.9	737	774	1456	2.9	100	35.1	発酵させた「くさや汁」に開いたあじをつけ、乾燥させたもの。廃棄率30%（頭、骨、ひれなど）。	36
〔0〕	1.2	300	3.2	810	850	1600	3.2	110	38.6		
0	0.2	60	0.1	36	36	36	0.1	21	0.6	体長5cmほどで、薄紅色をしたえび。水揚げ後、すぐに天日でよく乾燥させたもの	32
0	7.2	2000	3.2	1200	1200	1200	4.9	700	19.4		
〔0〕	0.9	860	7.2	1200	1100	370	8.4	300	14.6	さば節を薄く削ったもの	24
〔0〕	1.8	71	1.3	167	309	595	0.8	95	71.0	廃棄率30%（頭、骨、ひれなど）。内臓をとって開き、干したもの	34
〔0〕	1.5	60	1.1	140	260	500	0.7	80	59.7		
〔0〕	0.4	102	1.9	213	315	1190	1.1	83	21.3	廃棄率15%（骨、ひれなど）	21
〔0〕	0.5	120	2.2	250	370	1400	1.3	98	25.1		

魚介類

食品名		めやす量	正味量 (g)	エネルギー (kcal)	食塩相当量 (g)	三大栄養素 たんぱく質 (g)	脂質 (g)	炭水化物 (g)	(*糖質) (g)	ビタ A レチノール当量 (μg)	B1 (mg)	B2 (mg)
ししゃも	ししゃも（生干し・国産品）	1尾20g	18	27	0.2	3.8	1.5	微	微	18	微	0.05
		可食部100g	152	1.2	21.0	8.1	0.2	0.2	100	0.02	0.25	
	ししゃも（生干し・輸入品）別名 カラフトししゃも	1尾20g	20	32	0.3	3.1	2.3	0.1	0.1	24	微	0.06
		可食部100g	160	1.5	15.6	11.6	0.5	0.5	120	微	0.31	
しらす干し	微乾燥品	カップ1杯80g	80	90	3.4	19.6	1.7	0.1	0.1	152	0.09	0.02
		大さじ1杯5g	5	6	0.2	1.2	0.1	微	微	10	0.01	微
		可食部100g	113	4.2	24.5	2.1	0.1	0.1	190	0.11	0.03	
	半乾燥品	カップ1杯80g	80	150	5.3	32.4	2.8	0.4	0.4	192	0.18	0.05
		大さじ1杯5g	5	9	0.3	2.0	0.2	微	微	12	0.01	微
		可食部100g	187	6.6	40.5	3.5	0.5	0.5	240	0.22	0.06	
すきみだら		可食部100g	165	18.8	40.5	0.3	0.1	0.1	〔微〕	0.13	0.18	
するめいか（素干し）		可食部100g	304	2.3	69.2	4.3	0.4	0.4	22	0.10	0.10	
たたみいわし		1枚5g	5	17	0.1	3.8	0.3	微	微	21	0.01	0.02
		可食部100g	348	2.2	75.1	5.6	0.7	0.7	410	0.15	0.33	
たづくり別名 ごまめ		10尾4g	4	12	0.1	2.7	0.2	微	微	〔微〕	微	微
		可食部100g	304	1.8	66.6	5.7	0.3	0.3	〔微〕	0.10	0.11	
にしん開き干し		1枚300g	225	538	2.0	41.6	44.3	0.5	0.5	〔微〕	0.02	0.07
		可食部100g	239	0.9	18.5	19.7	0.2	0.2	〔微〕	0.01	0.03	
煮干し		10尾20g	20	60	0.9	12.9	1.2	0.1	0.1	〔微〕	0.02	0.02
		可食部100g	298	4.3	64.5	6.2	0.3	0.3	〔微〕	0.10	0.10	
干しえび		大さじ1杯8g	8	17	0.3	3.9	0.2	微	微	1	0.01	0.02
		可食部100g	207	3.8	48.6	2.8	0.3	0.3	14	0.10	0.19	
干し貝柱　ほたて		1個8g	8	24	0.5	5.3	0.1	0.6	0.6	微	0.01	0.02
		可食部100g	301	6.4	65.7	1.4	7.6	7.6	微	0.12	0.30	

ミン		ミネラル						コレステロール	水分	MEMO	80kcal あたりの重量
C	E	カルシウム	鉄	リン	カリウム	ナトリウム	亜鉛				
mg	mg	mg	mg	mg	mg	mg	mg	mg	g		g
微	0.1	59	0.3	77	68	88	0.3	41	12.2	廃棄率10%（頭、尾）。軽く塩を振って、短時間干したもの。成分値は子持ちのもの	53
1	0.8	330	1.6	430	380	490	1.8	230	67.6		
微	0.3	70	0.3	72	40	118	0.4	58	13.9	出回っているししゃもの大半を占める。成分値は子持ちのもの	50
1	1.6	350	1.4	360	200	590	2.0	290	69.3		
0	0.9	224	0.5	384	136	1360	1.4	200	54.0	かたくちいわしや真いわしの稚魚を塩水でゆでて干したもの	71
0	0.1	14	微	24	9	85	0.1	13	3.4		
0	1.1	280	0.6	480	170	1700	1.7	250	67.5		
微	1.2	416	0.6	688	392	2080	2.4	312	36.8		43
微	0.1	26	微	43	25	130	0.2	20	2.3		
微	1.5	520	0.8	860	490	2600	3.0	390	46.0		
0	1.1	130	1.9	340	540	7400	0.1	140	38.2	たらを三枚におろし、塩干しにしたもの	48
0	4.4	43	0.8	1100	1100	890	5.4	980	20.2	開いたいかを素干しにしたもの	26
[0]	0.1	49	0.1	70	40	43	0.3	36	0.5	かたくちいわしなどの稚魚を、四角いシート状に薄く乾燥させたもの	23
[0]	2.7	970	2.6	1400	790	850	6.6	710	10.7		
[0]	微	100	0.1	92	64	28	0.3	29	0.6	小型のかたくちいわしを素干しにしたもの	26
[0]	0.8	2500	3.0	2300	1600	710	7.9	720	14.9		
[0]	4.7	56	4.3	585	788	810	2.3	191	134.6	廃棄率25%（頭、骨、ひれなど）。内臓をとって開き、干したもの	33
[0]	2.1	25	1.9	260	350	360	1.0	85	59.8		
[0]	0.2	440	3.6	300	240	340	1.4	110	3.1	かたくちいわしの幼魚をゆでて干したもの。いりことも呼ぶ	27
[0]	0.9	2200	18.0	1500	1200	1700	7.2	550	15.7		
0	0.2	568	1.2	79	59	120	0.3	41	1.9	殻をつけたまま乾燥させたもの	38
0	2.5	7100	15.1	990	740	1500	3.9	510	24.2		
[0]	0.2	3	0.1	49	65	200	0.5	12	1.4	ほたて貝の貝柱を、ゆでてから乾燥させたもの	27
[0]	2.5	34	1.2	610	810	2500	6.1	150	17.1		

穀類
いも・でんぷん類
肉類
魚介類
卵類
乳類
豆類
野菜類
きのこ類
海藻類
果実類
種実類
砂糖・甘味類
調味料・香辛料類
油脂類
し好類
▼
魚介加工品

魚介類

食品名	めやす量	正味量	エネルギー	食塩相当量	三大栄養素				ビタ		
					たんぱく質	脂質	炭水化物	(*糖質)	A (レチノール当量)	B1	B2
		g	kcal	g	g	g	g	g	μg	mg	mg
干しがれい (生干し)	1尾180g	108	112	1.2	21.8	3.7	微	微	2	0.27	0.11
	可食部100g	104	1.1	20.2	3.4	微	微	2	0.25	0.10	
干しだら	1切れ80g	44	132	1.7	32.2	0.4	微	微	〔微〕	0.09	0.13
	可食部100g	299	3.8	73.2	0.8	0.1	0.1	〔微〕	0.20	0.30	
ほっけ開き干し (生干し)	1尾300g	195	314	3.5	40.2	18.3	0.2	0.2	59	0.20	0.47
	可食部100g	161	1.8	20.6	9.4	0.1	0.1	30	0.10	0.24	
身欠きにしん	1本60g	55	123	0.2	11.5	9.2	0.1	0.1	〔微〕	0.01	0.02
	可食部100g	224	0.4	20.9	16.7	0.2	0.2	〔微〕	0.01	0.03	
めざし	1尾15g	13	27	0.4	2.4	2.5	0.1	0.1	10	微	0.03
	可食部100g	206	2.8	18.2	18.9	0.5	0.5	77	0.01	0.21	

●魚介加工品（塩蔵品・つくだ煮など）

食品名		めやす量	正味量	エネルギー	食塩相当量	たんぱく質	脂質	炭水化物	(*糖質)	A	B1	B2
イクラ		大さじ1杯 16g	16	40	0.4	5.2	2.5	微	微	53	0.07	0.09
		可食部100g	252	2.3	32.6	15.6	0.2	0.2	330	0.42	0.55	
うに	粒うに	大さじ1杯 15g	15	26	1.3	2.6	0.9	2.3	2.3	12	0.02	0.10
		可食部100g	172	8.4	17.2	5.8	15.6	15.6	83	0.14	0.65	
	ねりうに	大さじ1杯 15g	15	25	1.1	2.0	0.4	3.4	3.4	4	微	0.05
		可食部100g	166	7.1	13.5	2.9	22.4	22.4	25	微	0.30	
からすみ		1/4腹分35g	35	124	1.3	14.1	10.1	0.1	0.1	123	微	0.33
		可食部100g	353	3.6	40.4	28.9	0.3	0.3	350	0.01	0.93	
キャビア		大さじ1杯 13g	13	31	0.5	3.4	2.2	0.1	0.1	8	微	0.17
		可食部100g	242	4.1	26.2	17.1	1.1	1.1	60	0.01	1.31	
塩かずのこ (水もどし)		1本30g	30	24	0.4	4.5	0.9	0.2	0.2	1	微	微
		可食部100g	80	1.2	15.0	3.0	0.6	0.6	2	微	0.01	
塩くらげ（塩抜き）		可食部100g	21	0.3	5.2	0.1	微	微	0	微	0.01	

ミン		ミネラル						コレステロール	水分	MEMO	80kcalあたりの重量
C	E	カルシウム	鉄	リン	カリウム	ナトリウム	亜鉛				
mg	mg	mg	mg	mg	mg	mg	mg	mg	g		g
1	2.5	43	0.1	184	302	464	0.4	94	80.6	廃棄率40%（頭、骨、ひれなど）。対象は柳むしがれいとむしがれい。軽く塩を振って短時間干したもの	77
1	2.3	40	0.1	170	280	430	0.4	87	74.6		
〔0〕	0.1	35	微	370	704	660	0.8	106	8.1	廃棄率45%（骨、皮など）。頭をとって開き、素干しにしたもの	27
〔0〕	0.3	80	0.1	840	1600	1500	1.8	240	18.5		
8	2.5	332	1.0	644	761	1346	1.8	168	130.7	廃棄率35%（頭、骨、ひれなど）。内臓をとり除いて開き、軽く塩を振って短時間干したもの	50
4	1.3	170	0.5	330	390	690	0.9	86	67.0		
〔0〕	1.5	36	0.8	160	237	94	0.7	127	33.3	廃棄率9%（頭、内蔵、骨、ひれなど）。1カ月ほど干したもの	36
〔0〕	2.7	66	1.5	290	430	170	1.3	230	60.6		
微	微	23	0.3	25	22	143	0.2	13	7.7	廃棄率15%（頭、ひれなど）。一晩塩漬けにした真いわしなどの目に串を通し、数尾を連ねて干したもの	39
微	0.3	180	2.6	190	170	1100	1.2	100	59.0		
1	1.5	15	0.3	85	34	146	0.3	77	7.7	さけやますの成熟卵をバラバラにほぐし、塩漬けにしたもの。成分値は白ざけの卵で計測	32
6	9.1	94	2.0	530	210	910	2.1	480	48.4		
〔0〕	0.5	7	0.2	47	42	495	0.3	42	7.8	うにに塩を加えて漬け込み、熟成させたもの。アルコールなどを添加したものもある	47
〔0〕	3.6	46	1.1	310	280	3300	1.9	280	51.8		
〔0〕	0.7	6	0.3	33	35	420	0.2	38	8.0	うにに塩、または塩にアルコールと調味料などを加えてねりつぶしたもの	48
〔0〕	4.4	38	1.8	220	230	2800	1.3	250	53.1		
4	3.4	3	0.5	186	60	490	3.3	301	9.1	ぼらの卵巣を塩漬けにして干し固めたもの	23
10	9.7	9	1.5	530	170	1400	9.3	860	25.9		
1	1.2	1	0.3	59	26	208	0.3	65	6.6	ちょうざめの卵の塩漬け	33
4	9.3	8	2.4	450	200	1600	2.5	500	51.0		
0	0.3	2	0.1	28	1	144	0.4	69	24.0	塩漬けにしたにしんの卵巣を、薄い塩水に一昼夜つけて塩出ししたもの	100
0	0.9	8	0.1	94	2	480	1.3	230	80.0		
0	0.3	2	0.1	26	1	110	微	31	94.2	一晩水につけて塩抜きしたもの	381

穀類
いも・でんぷん類
肉類
魚介類
卵類
乳類
豆類
野菜類
きのこ類
海藻類
果実類
種実類
砂糖・甘味類
調味料・香辛料類
油脂類
し好類
魚介加工品

魚介類

	食品名	めやす量	正味量	エネルギー	食塩相当量	三大栄養素				ビタ		
						たんぱく質	脂質	炭水化物	(＊糖質)	A (レチノール当量)	B₁	B₂
			g	kcal	g	g	g	g	g	μg	mg	mg
たら	塩だら	1切れ70g	70	43	1.4	10.6	0.1	微	微	微	0.09	0.14
		可食部100g	61	2.0	15.2	0.1	微	微	微	0.13	0.20
	でんぶ 別名 そぼろ、おぼろ	大さじ1杯6g	6	17	0.2	1.5	0.1	2.5	2.5	微	微	微
		可食部100g	276	4.1	25.5	1.1	41.5	41.5	微	0.04	0.08
すじこ		大さじ1杯20g	20	53	1.0	6.1	3.5	0.2	0.2	134	0.08	0.12
		可食部100g	263	4.8	30.5	17.4	0.9	0.9	670	0.42	0.61
スモークサーモン（温燻）		1枚20g	20	29	0.8	5.1	1.1	微	微	9	0.05	0.05
		可食部100g	143	3.8	25.7	5.5	0.1	0.1	43	0.23	0.23
たらこ		中1腹70g	70	92	3.2	16.8	3.3	0.3	0.3	17	0.50	0.30
		可食部100g	131	4.6	24.0	4.7	0.4	0.4	24	0.71	0.43
辛子明太子		中1腹70g	70	85	4.5	14.7	2.3	2.1	2.1	29	0.24	0.23
		可食部100g	121	5.6	21.0	3.3	3.0	3.0	41	0.34	0.33
かつお角煮		1個7g	7	15	0.3	2.2	0.1	1.5	1.5	〔微〕	0.01	0.01
		可食部100g	221	3.8	31.0	1.6	21.4	21.4	〔微〕	0.15	0.12
塩辛	あみ	大さじ1杯18g	18	11	3.6	2.3	0.2	0.1	0.1	12	0.01	0.01
		可食部100g	62	19.8	12.9	1.1	0.8	0.8	65	0.07	0.07
	いか	大さじ1杯18g	18	21	1.2	2.7	0.6	1.2	1.2	36	微	0.02
		可食部100g	114	6.9	15.2	3.4	6.5	6.5	200	微	0.10
	かつお 別名 酒盗［しゅとう］	大さじ1杯18g	18	10	2.3	2.2	0.3	微	微	16	0.02	0.05
		可食部100g	55	12.7	12.0	1.5	微	微	90	0.10	0.25
	なまこ このわた	大さじ1杯18g	18	10	0.8	2.1	0.3	0.1	0.1	12	0.04	0.09
		可食部100g	54	4.6	11.4	1.8	0.5	0.5	66	0.20	0.50
つくだ煮	あさり	大さじ山盛り1杯18g	18	39	1.3	3.7	0.4	5.4	5.4	7	微	0.03
		可食部100g	218	7.4	20.8	2.4	30.1	30.1	43	0.02	0.18

穀類
いも・でんぷん類
肉類
魚介類
卵類
乳類
豆類
野菜類
きのこ類
海藻類
果実類
種実類
砂糖・甘味類
調味料・香辛料類
油脂類
し好類
魚介加工品

ミン		ミネラル						コレステロール	水分	MEMO	80kcalあたりの重量
C	E	カルシウム	鉄	リン	カリウム	ナトリウム	亜鉛				
mg	mg	mg	mg	mg	mg	mg	mg	mg	g		g
微	0.5	16	0.2	119	203	553	0.3	42	57.5	内臓などをとり除き、塩漬けにして切り身にしたもの	131
微	0.7	23	0.3	170	290	790	0.4	60	82.1		
〔0〕	微	16	0.1	13	7	96	0.1	8	1.6	成分値は市販の「桜でんぶ」で計測	29
〔0〕	0.8	260	1.3	220	120	1600	1.0	130	26.9		
2	2.2	12	0.5	98	36	380	0.4	102	9.1	さけやますの成熟卵を、卵巣膜に包まれた状態で塩蔵したもの。成分値は白ざけの卵で計測	30
9	11.0	62	2.7	490	180	1900	2.2	510	45.7		
〔0〕	0.2	4	0.2	48	50	300	0.1	10	12.8	紅ざけを、塩水につけてから燻製にしたもの	56
〔0〕	1.2	19	0.8	240	250	1500	0.5	50	64.0		
23	5.0	17	0.4	273	210	1260	2.2	245	45.6	すけとうだらの卵巣を塩漬けにしたもの。無着色のものもあるが、大部分は赤く着色されている	61
33	7.1	24	0.6	390	300	1800	3.1	350	65.2		
53	4.6	16	0.5	203	126	1540	1.9	196	46.6	塩漬けのたらこを、赤とうがらしをまぜた調味液に漬け込んだもの	66
76	6.5	23	0.7	290	180	2200	2.7	280	66.6		
〔0〕	微	1	0.4	15	20	105	微	4	2.9	ゆでたかつおを乾かして角切りにし、しょうゆと砂糖などで煮たもの	36
〔0〕	0.5	10	6.0	220	290	1500	0.7	56	41.4		
0	0.4	83	0.1	49	50	1404	0.1	25	11.5	あみを塩漬けにしたもの	129
0	2.4	460	0.5	270	280	7800	0.8	140	63.7		
微	0.6	3	0.2	38	31	486	0.3	41	12.1	いかの身にわた（肝臓）を加えて塩漬けにし、熟成させたもの。成分値は、赤作り（皮つきで作るもの）で計測	70
微	3.3	16	1.1	210	170	2700	1.7	230	67.3		
〔0〕	0.1	32	0.9	27	23	900	2.1	38	13.1	かつおの内臓を塩漬けにし、1週間ほど熟成させる	138
〔0〕	0.7	180	5.0	150	130	5000	11.8	210	72.9		
0	0.1	7	0.7	31	59	324	0.3	1	14.4	なまこの内臓で作った塩辛	148
0	0.4	41	4.0	170	330	1800	1.4	3	80.2		
0	0.3	47	3.4	54	49	522	0.5	11	6.8	あさりのむき身を濃い味をつけて煮、保存性を高めたもの	37
0	1.4	260	18.8	300	270	2900	2.8	61	38.0		

魚介類

	食品名	めやす量	正味量	エネルギー	食塩相当量	三大栄養素				ビタ		
						たんぱく質	脂質	炭水化物	(*糖質)	A (レチノール当量)	B1	B2
			g	kcal	g	g	g	g	g	μg	mg	mg
つくだ煮	あみ	大さじ1杯8g	8	18	0.6	1.5	0.1	2.8	2.8	14	0.01	0.02
		可食部100g	230		6.9	19.1	1.8	35.1	35.1	170	0.13	0.21
	こうなご 別名 いかなご	大さじ1杯10g	10	27	0.6	2.9	0.5	3.1	3.1	〔微〕	微	0.03
		可食部100g	271		5.6	29.4	4.6	30.7	30.7	〔微〕	0.02	0.27
	はぜ	大さじ1杯10g	10	28	0.6	2.4	0.3	4.0	4.0	16	0.01	0.04
		可食部100g	277		5.6	24.3	3.0	39.9	39.9	160	0.11	0.41
	はまぐり	1個4g	4	8	0.3	1.1	0.1	0.9	0.9	微	微	微
		可食部100g	211		7.1	27.0	2.8	21.4	21.4	微	0.02	0.10
甘露煮	はぜ	1尾15g	15	39	0.6	3.2	0.3	6.0	6.0	3	0.01	0.02
		可食部100g	260		3.8	21.1	2.2	40.3	40.3	22	0.05	0.11
	ふな	1尾15g	15	40	0.5	2.3	0.5	6.7	6.7	9	0.02	0.02
		可食部100g	266		3.3	15.5	3.6	44.4	44.4	61	0.16	0.16

●魚介加工品（缶詰めなど）

	食品名	めやす量	正味量	エネルギー	食塩相当量	たんぱく質	脂質	炭水化物	(*糖質)	A	B1	B2
	あさりの水煮缶詰め	1缶45g	45	46	0.5	9.1	1.0	0.9	0.9	3	微	0.04
		可食部100g	102		1.0	20.3	2.2	1.9	1.9	6	微	0.09
いわし	味つけ缶詰め	1缶150g	150	305	2.1	30.6	17.9	8.6	8.6	14	0.05	0.45
		可食部100g	203		1.4	20.4	11.9	5.7	5.7	9	0.03	0.30
	オイルサーディン	1缶105g	105	369	0.8	21.3	32.2	0.3	0.3	26	0.08	0.34
		可食部100g	351		0.8	20.3	30.7	0.3	0.3	25	0.08	0.32
	かきの燻製油漬け缶詰め	可食部100g	288		0.8	12.5	22.6	11.2	11.2	2	0.05	0.09
かつお	味つけ缶詰め（フレーク）	1缶145g	145	202	2.5	26.7	3.9	15.5	15.5	〔微〕	0.20	0.19
		可食部100g	139		1.7	18.4	2.7	10.7	10.7	〔微〕	0.14	0.13
	油漬け缶詰め（フレーク）	1缶185g	185	535	1.7	34.8	44.8	0.2	0.2	〔微〕	0.22	0.20
		可食部100g	289		0.9	18.8	24.2	0.1	0.1	〔微〕	0.12	0.11

ミン		ミネラル						コレステロール	水分	MEMO	80kcalあたりの重量
C	E	カルシウム	鉄	リン	カリウム	ナトリウム	亜鉛				
mg	mg	mg	mg	mg	mg	mg	mg	mg	g		g
0	0.4	39	0.6	33	28	216	0.1	10	2.8	干したあみをゆでて、しょうゆとみりん、または砂糖で煮詰めたもの	35
0	4.7	490	7.1	410	350	2700	1.7	120	35.0		
[0]	0.1	47	0.2	82	67	220	0.4	28	2.7	それぞれを濃い味をつけて煮、保存性を高めたもの	30
[0]	0.8	470	2.3	820	670	2200	3.6	280	26.9		
0	0.2	120	1.2	82	48	220	0.3	27	2.3		29
0	2.4	1200	12.4	820	480	2200	3.2	270	23.2		
[0]	0.1	5	0.3	14	13	112	0.2	4	1.6		38
[0]	1.9	120	7.2	340	320	2800	4.2	100	40.1		
0	0.1	147	0.6	98	30	225	0.4	32	4.4	はぜを骨までやわらかく煮、甘辛味に煮上げたもの。対象は真はぜ	31
0	0.6	980	4.2	650	200	1500	2.7	210	29.5		
0	0.1	180	1.0	107	36	195	0.8	24	4.3	ふなを骨までやわらかく煮、甘辛味に煮上げたもの	30
0	0.5	1200	6.5	710	240	1300	5.2	160	28.7		
[0]	1.2	50	13.5	117	4	176	1.5	40	32.9	ゆでたあさりを薄い食塩水とともに缶に詰めたもの	78
[0]	2.7	110	30.0	260	9	390	3.4	89	73.2		
[0]	3.2	555	3.5	570	360	840	2.9	128	88.7	原料は真いわし。成分値は缶汁を除いたもの	39
[0]	2.1	370	2.3	380	240	560	1.9	85	59.1		
0	8.6	368	1.5	389	294	336	2.2	90	48.5	10cm前後のいわしをオリーブ油か綿実油につけたもの。成分値には缶汁も含まれる	23
0	8.2	350	1.4	370	280	320	2.1	86	46.2		
[0]	9.5	35	4.5	260	140	300	25.4	110	51.2	成分値には缶汁も含まれる	27
[0]	1.5	42	3.8	276	406	943	1.0	77	95.4		57
[0]	1.0	29	2.6	190	280	650	0.7	53	65.8		
[0]	4.8	9	1.7	296	426	648	0.9	76	102.7		27
[0]	2.6	5	0.9	160	230	350	0.5	41	55.5		

魚介加工品

109

魚介類

食品名		めやす量	正味量	エネルギー	食塩相当量	三大栄養素				ビタ		
						たんぱく質	脂質	炭水化物	(*糖質)	A (レチノール当量)	B1	B2
			g	kcal	g	g	g	g	g	μg	mg	mg
さけ水煮缶詰め（カラフトます）		1缶220g	220	319	2.0	45.5	15.8	0.2	0.2	〔微〕	0.33	0.29
		可食部100g	145	0.9	20.7	7.2	0.1	0.1	〔微〕	0.15	0.13	
さば	水煮缶詰め	1缶190g	190	331	1.7	39.7	20.3	0.4	0.4	〔微〕	0.29	0.76
		可食部100g	174	0.9	20.9	10.7	0.2	0.2	〔微〕	0.15	0.40	
	みそ煮缶詰め	1缶190g	190	399	2.1	31.0	26.4	12.5	12.5	80	0.08	0.70
		可食部100g	210	1.1	16.3	13.9	6.6	6.6	42	0.04	0.37	
さんまのかば焼き缶詰め		1缶100g	100	219	1.5	17.4	13.0	9.7	9.7	28	微	0.27
		可食部100g	219	1.5	17.4	13.0	9.7	9.7	28	微	0.27	
かに	ずわいがに水煮缶詰め	中1缶110g	110	76	1.9	17.9	0.4	0.2	0.2	〔0〕	0	0.03
		可食部100g	69	1.7	16.3	0.4	0.2	0.2	〔0〕	0	0.03	
	たらばがに水煮缶詰め	中1缶185g	185	157	2.8	38.1	0.6	0.2	0.2	微	0.04	0.19
		可食部100g	85	1.5	20.6	0.3	0.1	0.1	微	0.02	0.10	
ほたて貝柱水煮缶詰め		1缶80g	80	70	0.8	15.6	0.5	1.2	1.2	微	微	0.04
		可食部100g	87	1.0	19.5	0.6	1.5	1.5	微	微	0.05	
まぐろ	味つけ缶詰め（フレーク）	小1缶80g	80	107	1.5	15.2	1.8	7.9	7.9	〔微〕	0.06	0.02
		可食部100g	134	1.9	19.0	2.3	9.9	9.9	〔微〕	0.07	0.03	
	油漬け缶詰めライト（フレーク）	小1缶80g	80	212	0.7	14.2	17.4	0.1	0.1	6	0.01	0.02
		可食部100g	265	0.9	17.7	21.7	0.1	0.1	8	0.01	0.03	
	油漬け缶詰めホワイト（フレーク）	小1缶80g	80	223	0.7	15.0	18.9	0.1	0.1	〔微〕	0.04	0.10
		可食部100g	279	0.9	18.8	23.6	0.1	0.1	〔微〕	0.05	0.13	

ミン		ミネラル						コレステロール	水分	MEMO	80kcalあたりの重量
C	E	カルシウム	鉄	リン	カリウム	ナトリウム	亜鉛				
mg	mg	mg	mg	mg	mg	mg	mg	mg	g		g
〔0〕	1.5	242	3.3	704	660	792	2.0	196	153.3		55
〔0〕	0.7	110	1.5	320	300	360	0.9	89	69.7		
〔0〕	6.1	494	3.0	361	494	646	3.2	160	125.4		46
〔0〕	3.2	260	1.6	190	260	340	1.7	84	66.0		
0	3.6	399	3.8	475	475	817	2.3	133	115.9	頭や内臓を除いてみそ煮にしたもの。成分値には缶汁も含まれる	38
0	1.9	210	2.0	250	250	430	1.2	70	61.0		
〔0〕	2.4	250	2.9	260	250	600	0.1	80	57.0	頭や内臓を除き、調味液とともに缶詰めに。成分値には缶汁も含まれる	37
〔0〕	2.4	250	2.9	260	250	600	0.1	80	57.0		
0	2.2	75	0.6	132	23	737	5.2	77	89.2	成分値は缶汁を除いたもの	116
0	2.0	68	0.5	120	21	670	4.7	70	81.1		
〔0〕	5.4	96	0.4	407	167	1073	11.7	111	142.5		94
〔0〕	2.9	52	0.2	220	90	580	6.3	60	77.0		
〔0〕	0.9	40	0.6	136	200	312	2.2	50	61.1		92
〔0〕	1.1	50	0.7	170	250	390	2.7	62	76.4		
〔0〕	0.6	19	3.2	280	224	608	0.8	46	52.6	成分値には缶汁も含まれる	60
〔0〕	0.7	24	4.0	350	280	760	1.0	58	65.7		
0	2.2	3	0.4	128	184	272	0.2	26	47.3	原料はきはだまぐろ。成分値には缶汁も含まれる	30
0	2.8	4	0.5	160	230	340	0.3	32	59.1		
〔0〕	6.6	2	1.4	216	152	296	0.3	30	44.8	原料はびんながまぐろ。成分値には缶汁も含まれる	29
〔0〕	8.3	2	1.8	270	190	370	0.4	38	56.0		

穀類
いも・てんぷん類
肉類
魚介類
卵類
乳類
豆類
野菜類
きのこ類
海藻類
果実類
種実類
砂糖・甘味類
調味料・香辛料類
油脂類
し好類

魚介加工品

魚介類

食品名	めやす量	正味量	エネルギー	食塩相当量	三大栄養素				ビタ		
					たんぱく質	脂質	炭水化物	(*糖質)	A (レチノール当量)	B₁	B₂
		g	kcal	g	g	g	g	g	μg	mg	mg

●魚介加工品（ねり製品）

食品名	めやす量	正味量	エネルギー	食塩相当量	たんぱく質	脂質	炭水化物	(*糖質)	A	B₁	B₂
かに風味かまぼこ	1本11g	11	10	0.2	1.3	0.1	1.0	1.0	2	微	微
	可食部100g	89		2.2	12.1	0.5	9.2	9.2	21	0.01	0.04
かまぼこ（蒸し）	1本200g	200	186	5.0	24.0	1.8	19.4	19.4	〔微〕	微	0.02
	厚さ1cm 1切れ20g	20	19	0.5	2.4	0.2	1.9	1.9	〔微〕	微	微
	可食部100g	93		2.5	12.0	0.9	9.7	9.7	〔微〕	微	0.01
焼きちくわ	大1本120g	120	143	2.5	14.6	2.4	16.2	16.2	〔微〕	0.06	0.10
	小1本30g	30	36	0.6	3.7	0.6	4.1	4.1	〔微〕	0.02	0.02
	可食部100g	119		2.1	12.2	2.0	13.5	13.5	〔微〕	0.05	0.08
さつま揚げ 別名 つけ揚げ	1枚65g	65	88	1.2	8.1	2.4	9.0	9.0	〔微〕	0.03	0.07
	可食部100g	135		1.9	12.5	3.7	13.9	13.9	〔微〕	0.05	0.10
はんぺん	大1枚120g	120	112	1.8	11.9	1.2	13.7	13.7	〔微〕	微	0.01
	可食部100g	93		1.5	9.9	1.0	11.4	11.4	〔微〕	微	0.01
つみれ 別名 つみいれ	大1個30g	30	31	0.4	3.6	1.3	2.0	2.0	〔微〕	0.01	0.06
	小1個20g	20	21	0.3	2.4	0.9	1.3	1.3	〔微〕	微	0.04
	可食部100g	104		1.4	12.0	4.3	6.5	6.5	〔微〕	0.02	0.20
なると	1本160g	160	128	3.2	12.2	0.6	18.6	18.6	微	微	0.02
	1切れ5g	5	4	0.1	0.4	微	0.6	0.6	微	微	微
	可食部100g	80		2.0	7.6	0.4	11.6	11.6	微		0.01
だて巻き	1本250g	250	475	2.3	36.5	18.8	44.0	44.0	150	0.10	0.50
	厚さ1cm20g	20	38	0.2	2.9	1.5	3.5	3.5	12	0.01	0.04
	可食部100g	190		0.9	14.6	7.5	17.6	17.6	60	0.04	0.20
魚肉ソーセージ	1本95g	95	150	2.0	10.9	6.8	12.0	12.0	〔微〕	0.19	0.57
	可食部100g	158		2.1	11.5	7.2	12.6	12.6	〔微〕	0.20	0.60

穀類
いも・てんぷん類
肉類
魚介類
卵類
乳類
豆類
野菜類
きのこ類
海藻類
果実類
種実類
砂糖・甘味類
調味料・香辛料類
油脂類
し好類
▼

	ミン		ミネラル						コレステロール	水分	MEMO	80kcalあたりの重量
	C	E	カルシウム	鉄	リン	カリウム	ナトリウム	亜鉛				
	mg	mg	mg	mg	mg	mg	mg	mg	mg	g		g
微	0.1	13	微	8	8	94	微	2	8.3	すけとうだらのすり身に香料や色素を加え、かに肉のような食感に仕上げたもの	90
1	0.9	120	0.2	77	76	850	0.2	17	75.6		
0	0.4	50	0.6	120	220	2000	0.4	30	148.8	でんぷん質などのまぜ物が多くなると栄養価は下がる。成分値は蒸し焼きかまぼこも含む	86
0	微	5	0.1	12	22	200	微	3	14.9		
0	0.2	25	0.3	60	110	1000	0.2	15	74.4		
[0]	0.5	18	1.2	132	114	996	0.4	30	83.9	かまぼこよりまぜ物が多くなる	67
[0]	0.1	5	0.3	33	29	249	0.1	8	21.0		
[0]	0.4	15	1.0	110	95	830	0.3	25	69.9		
[0]	0.3	39	0.5	46	39	475	0.2	13	43.9	揚げているので脂質が多め	59
[0]	0.4	60	0.8	70	60	730	0.3	20	67.5		
[0]	0.5	18	0.6	132	192	708	0.1	18	90.8	山いもを加えているので、やわらかく消化がよいが、塩分は高め	86
[0]	0.4	15	0.5	110	160	590	0.1	15	75.7		
[0]	0.1	18	0.3	36	54	171	0.2	12	22.6	主にいわしなど青背の魚で作られる	77
[0]	微	12	0.2	24	36	114	0.1	8	15.1		
[0]	0.2	60	1.0	120	180	570	0.6	40	75.4		
[0]	0.2	24	0.8	176	256	1280	0.3	27	124.5	なると巻きの略称。でんぷん質が多い	100
[0]	微	1	微	6	8	40	微	1	3.9		
[0]	0.1	15	0.5	110	160	800	0.2	17	77.8		
[0]	4.5	63	1.3	300	275	875	1.5	450	147.0	卵が入るので栄養価はアップ。対象は卵を30%使ったもの	42
[0]	0.4	5	0.1	24	22	70	0.1	36	11.8		
[0]	1.8	25	0.5	120	110	350	0.6	180	58.8		
[0]	0.2	95	1.0	190	67	770	0.4	29	62.8	魚肉製品はビタミンB$_1$が多く、鉄やカルシウムもとれる	51
[0]	0.2	100	1.0	200	70	810	0.4	30	66.1		

食品名		めやす量	正味量	エネルギー	食塩相当量	三大栄養素				ビタ		
						たんぱく質	脂質	炭水化物	(＊糖質)	A (レチノール)当量	B1	B2
			g	kcal	g	g	g	g	g	μg	mg	mg

●卵

鶏卵	**全卵**	Lサイズ1個 70g	60	85	0.2	7.3	6.1	0.2	0.2	126	0.04	0.22
		Mサイズ1個 60g	51	72	0.2	6.2	5.1	0.2	0.2	107	0.03	0.19
		MSサイズ 1個55g	47	67	0.2	5.7	4.8	0.2	0.2	99	0.03	0.17
		可食部100g	142	0.4	12.2	10.2	0.4	0.4	210	0.06	0.37	
	卵黄	Mサイズ 1個分20g	15.8	53	微	3.6	5.4	微	微	109	0.04	0.07
		可食部100g	336	0.1	10.1	34.3	0.2	0.2	690	0.21	0.45	
	卵白	Mサイズ 1個分30g	35.5	16	0.2	3.2	微	0.1	0.1	0	0	0.12
		可食部100g	44	0.5	10.5	微	0.4	0.4	0	0	0.39	
うずら卵（全卵）		1個10g	9	14	微	1.1	1.2	微	微	32	0.01	0.06
		可食部100g	157	0.3	12.6	13.1	0.3	0.3	350	0.14	0.72	
うこっけい卵 （全卵）		1個40g	35	60	0.1	4.2	4.6	0.1	0.1	56	0.04	0.11
		可食部100g	154	0.4	12.0	13.0	0.4	0.4	160	0.10	0.32	

●卵加工品

うずら卵水煮 缶詰め		1個10g	10	16	0.1	1.1	1.4	0.1	0.1	48	微	0.03
		可食部100g	162	0.5	11.0	14.1	0.6	0.6	480	0.03	0.33	
ピータン		1個100g	55	103	1.1	7.5	9.1	0	0	121	微	0.15
		可食部100g	188	2.0	13.7	16.5	0	0	220	微	0.27	
卵豆腐		1人分110g	110	84	〔1.1〕	〔7.2〕	〔5.8〕	〔1.0〕	〔1.0〕	〔91〕	〔0.04〕	〔0.19〕
		可食部100g	76	〔1.0〕	〔6.5〕	〔5.3〕	〔0.9〕	〔0.9〕	〔83〕	〔0.04〕	〔0.17〕	
卵焼き	**厚焼き卵**	1人分60g	60	88	〔0.7〕	〔6.3〕	〔5.5〕	〔3.9〕	〔3.9〕	〔84〕	〔0.04〕	〔0.16〕
		可食部100g	146	〔1.2〕	〔10.5〕	〔9.2〕	〔6.5〕	〔6.5〕	〔140〕	〔0.06〕	〔0.27〕	
	だし巻き卵	1人分60g	60	74	〔0.7〕	〔6.6〕	〔5.5〕	〔0.3〕	〔0.3〕	〔84〕	〔0.04〕	〔0.17〕
		可食部100g	123	〔1.2〕	〔11.0〕	〔9.2〕	〔0.5〕	〔0.5〕	〔140〕	〔0.06〕	〔0.28〕	

ミン		ミネラル						コレステロール	水分	MEMO	80kcalあたりの重量
C	E	カルシウム	鉄	リン	カリウム	ナトリウム	亜鉛				
mg	mg	mg	mg	mg	mg	mg	mg	mg	g		g
0	0.8	28	0.9	102	78	84	0.7	222	45.0	廃棄率15%（卵殻、殻についた卵白）。殻が厚いので保存性にすぐれ、常温で2カ月、冷蔵庫に入れれば3カ月ほどもつ	56
0	0.7	23	0.8	87	66	71	0.6	189	38.3		
0	0.6	22	0.7	80	61	66	0.5	174	35.3		
0	1.3	46	1.5	170	130	140	1.1	370	75.0		
0	0.7	22	0.8	85	16	8	0.6	190	7.8	卵黄にレシチンという脂質が含まれ、水と油をなじませて乳化状態にする働きがある	24
0	4.5	140	4.8	540	100	53	3.6	1200	49.6		
0	0	2	0	3	42	54	微	微	26.5	卵白の主成分は、水分とたんぱく質。卵黄と卵白の重量比は卵黄31：卵白69で計測	182
0	0	6	0	11	140	180	微	1	88.4		
[0]	0.1	5	0.3	20	14	12	0.2	42	6.6	廃棄率15%（卵殻、殻についた卵白）	51
[0]	0.9	60	3.1	220	150	130	1.8	470	72.9		
0	0.5	19	0.8	77	53	49	0.6	193	25.8	廃棄率13%（卵殻、殻についた卵白）。中国原産の鶏の卵で、産卵率が低いため、高価	52
0	1.3	53	2.2	220	150	140	1.6	550	73.7		
[0]	0.2	5	0.3	16	3	21	0.2	49	7.3	成分値は缶汁を除いたもの	49
[0]	1.6	47	2.8	160	28	210	1.8	490	73.3		
[0]	1.0	50	1.7	127	36	429	0.7	374	36.7	廃棄率45%（卵殻、殻についた泥状のもの）。あひるの卵を発酵させたもの	43
[0]	1.9	90	3.0	230	65	780	1.3	680	66.7		
0	[0.7]	[29]	[0.9]	[105]	[109]	[429]	[0.7]	[209]	93.7		105
0	[0.6]	[26]	[0.8]	[95]	[99]	[390]	[0.6]	[190]	85.2		
0	[0.7]	[25]	[0.8]	[90]	[78]	[270]	[0.5]	[160]	43.1	砂糖とみりんが入っているので甘め。市販品で計測	55
0	[1.1]	[41]	[1.3]	[150]	[130]	[450]	[0.9]	[320]	71.9		
0	[0.7]	[25]	[0.8]	[96]	[78]	[282]	[0.6]	[198]	46.5	だし汁、塩、薄口しょうゆで調味して厚焼きに。市販品で計測	65
0	[1.1]	[42]	[1.3]	[160]	[130]	[470]	[1.0]	[330]	77.5		

類類
いも・でんぷん類
肉類
魚介類
卵類
乳類
豆類
野菜類
きのこ類
海藻類
果実類
種実類
砂糖・甘味類
調味料・香辛料類
油脂類
し好類
卵
卵加工品

乳類

食品名	めやす量	正味量	エネルギー	食塩相当量	三大栄養素			(*糖質)	ビタ		
					たんぱく質	脂質	炭水化物		A (レチノール当量)	B$_1$	B$_2$
		g	kcal	g	g	g	g	g	μg	mg	mg

●乳・乳飲料

牛乳

普通

	コップ1杯 (200ml)210g	210	128	0.2	6.9	8.0	10.1	10.1	80	0.08	0.32
	大さじ1杯 (15ml)15g	15	9	微	0.5	0.6	0.7	0.7	6	0.01	0.02
	小さじ1杯 (5ml)5g	5	3	微	0.2	0.2	0.2	0.2	2	微	0.01
	可食部100g	61		0.1	3.3	3.8	4.8	4.8	38	0.04	0.15

濃厚

	コップ1杯 (200ml)210g	210	147	0.2	7.1	8.8	11.1	11.1	74	0.06	0.36
	大さじ1杯 (15ml)16g	16	11	微	0.5	0.7	0.8	0.8	6	微	0.03
	可食部100g	70		0.1	3.4	4.2	5.3	5.3	35	0.03	0.17

低脂肪
別名 ローファット牛乳

	コップ1杯 (200ml)210g	210	88	0.4	8.0	2.1	11.6	11.6	27	0.08	0.38
	大さじ1杯 (15ml)16g	16	7	微	0.6	0.2	0.9	0.9	2	0.01	0.03
	小さじ1杯 (5ml)6g	6	2	微	0.2	0.1	0.3	0.3	1	微	0.01
	可食部100g	42		0.2	3.8	1.0	5.5	5.5	13	0.04	0.18

無脂肪
別名 ノンファット牛乳

	コップ1杯 (200ml)210g	210	65	0.2	7.1	0.2	10.1	10.1	微	0.08	0.32
	大さじ1杯 16g	16	5	微	0.5	微	0.8	0.8	微	0.01	0.02
	可食部100g	31		0.1	3.4	0.1	4.8	4.8	微	0.04	0.15

生乳

ホルスタイン種

	コップ1杯 (200ml)210g	210	132	0.2	6.7	7.8	9.9	9.9	78	0.08	0.32
	可食部100g	63		0.1	3.2	3.7	4.7	4.7	37	0.04	0.15

ジャージー種

	コップ1杯 (200ml)210g	210	162	0.2	8.2	10.9	9.9	9.9	111	0.04	0.44
	可食部100g	77		0.1	3.9	5.2	4.7	4.7	53	0.02	0.21

コーヒー牛乳

	コップ1杯 (200ml)210g	210	118	0.2	4.6	4.2	15.1	15.1	11	0.04	0.19
	可食部100g	56		0.1	2.2	2.0	7.2	7.2	5	0.02	0.09

フルーツ牛乳

	コップ1杯 (200ml)210g	210	97	0.2	2.5	0.4	20.8	20.8	〔0〕	0.02	0.13
	可食部100g	46		0.1	1.2	0.2	9.9	9.9	〔0〕	0.01	0.06

C (mg)	E (mg)	カルシウム (mg)	鉄 (mg)	リン (mg)	カリウム (mg)	ナトリウム (mg)	亜鉛 (mg)	コレステロール (mg)	水分 (g)	MEMO	80kcalあたりの重量 (g)
2	0.2	231	微	195	315	86	0.8	25	183.5	「牛乳」と表示できるのは生乳100%のもので、無脂乳固形分8.0%以上、乳脂肪分3.0%以上のもの。成分値は、乳脂肪分3.8%のもの100gは96.9㎖、100㎖は103.2gになる	131
微	微	17	微	14	23	6	0.1	2	13.1		
微	微	6	微	5	8	2	微	1	4.4		
1	0.1	110	微	93	150	41	0.4	12	87.4		
微	0.2	231	0.2	210	357	116	0.8	34	181.2	生乳にバターやクリームを加えて、濃厚に加工したもの。成分値は、乳脂肪分4.0%以上のもの	114
微	微	18	微	16	27	9	0.1	3	13.8		
微	0.1	110	0.1	100	170	55	0.4	16	86.3		
微	微	273	0.2	189	399	126	0.8	13	186.5	普通牛乳よりも、乳脂肪を減らしたもの。成分値は、乳脂肪分1.0%表示のもので計測。100gは96.4㎖、100㎖は103.7gになる	190
微	微	21	微	14	30	10	0.1	1	14.2		
微	微	8	微	5	11	4	微	微	5.3		
微	微	130	0.1	90	190	60	0.4	6	88.8		
4	微	210	0.2	204	315	107	0.8	6	191.1	牛乳から、乳脂肪分をほとんど除いたもの	258
微	微	16	微	16	24	8	0.1	微	14.6		
2	微	100	0.1	97	150	51	0.4	3	91.0		
2	0.2	231	微	191	294	84	0.8	25	184.2	「生乳」は乳牛からしぼったままで殺菌していない乳のこと。日本の乳牛の大半はホルスタイン種	127
1	0.1	110	微	91	140	40	0.4	12	87.7		
2	0.2	294	0.2	231	294	122	0.8	36	180.0		104
1	0.1	140	0.1	110	140	58	0.4	17	85.5		
微	微	168	0.2	116	179	63	0.4	17	185.0	牛乳を主原料に、コーヒーまたはフルーツ、糖類、香料などを加えたもの。乳固形分を3%以上含有	143
微	微	80	0.1	55	85	30	0.2	8	88.1		
微	微	84	微	76	137	42	0.2	4	185.4		174
微	微	40	微	36	65	20	0.1	2	88.3		

乳類

食品名	めやす量	正味量	エネルギー	食塩相当量	三大栄養素				ビタ		
					たんぱく質	脂質	炭水化物	(*糖質)	A (レチノール当量)	B1	B2
		g	kcal	g	g	g	g	g	μg	mg	mg

●乳加工品（粉乳・練乳・ヨーグルト）

食品名	めやす量	正味量	エネルギー	食塩相当量	たんぱく質	脂質	炭水化物	(*糖質)	A	B1	B2
スキムミルク 別名 脱脂粉乳	大さじ1杯6g	6	21	0.1	2.1	0.1	3.2	3.2	微	0.02	0.10
	小さじ1杯2g	2	7	微	0.7	微	1.1	1.1	微	0.01	0.03
	可食部100g		354	1.4	34.0	1.0	53.3	53.3	6	0.30	1.60
エバミルク 別名 無糖練乳	大さじ1杯18g	18	24	0.1	1.2	1.4	2.0	2.0	9	0.01	0.06
	小さじ1杯6g	6	8	微	0.4	0.5	0.7	0.7	3	微	0.02
	可食部100g		134	0.4	6.8	7.9	11.2	11.2	50	0.06	0.35
コンデンスミルク 別名 加糖練乳	大さじ1杯21g	21	66	微	1.6	1.8	11.8	11.8	25	0.02	0.08
	小さじ1杯7g	7	22	微	0.5	0.6	3.9	3.9	8	0.01	0.03
	可食部100g		314	0.2	7.7	8.5	56.0	56.0	120	0.08	0.37
プレーンヨーグルト（全脂無糖）	カップ1杯(200㎖)210g	210	118	0.2	7.6	6.3	10.3	10.3	69	0.08	0.29
	大さじ1杯16g	16	9	微	0.6	0.5	0.8	0.8	5	0.01	0.02
	小さじ1杯5g	5	3	微	0.2	0.2	0.2	0.2	2	微	0.01
	可食部100g		56	0.1	3.6	3.0	4.9	4.9	33	0.04	0.14
ヨーグルト（加糖タイプ）	1個90g	90	59	0.2	3.9	0.2	10.7	10.7	〔0〕	0.03	0.14
	大さじ1杯16g	16	10	微	0.7	微	1.9	1.9	〔0〕	微	0.02
	小さじ1杯5g	5	3	微	0.2	微	0.6	0.6	〔0〕	微	微
	可食部100g		65	0.2	4.3	0.2	11.9	11.9	〔0〕	0.03	0.15
ドリンクヨーグルト	コップ1杯(200㎖)210g	210	134	0.2	6.1	1.1	25.6	25.6	11	0.02	0.25
	可食部100g		64	0.1	2.9	0.5	12.2	12.2	5	0.01	0.12

●乳加工品（チーズ類）

食品名	めやす量	正味量	エネルギー	食塩相当量	たんぱく質	脂質	炭水化物	(*糖質)	A	B1	B2
エメンタールチーズ	1切れ25g	25	100	0.3	7.4	8.4	0.4	0.4	55	0.01	0.12
	可食部100g		398	1.3	29.5	33.6	1.6	1.6	220	0.02	0.48

ミン		ミネラル						コレステロール	水分	MEMO	80kcalあたりの重量
C	E	カルシウム	鉄	リン	カリウム	ナトリウム	亜鉛	コレステロール	水分		
mg	mg	mg	mg	mg	mg	mg	mg	mg	g		g
微	微	66	微	60	108	34	0.2	2	0.2	牛乳から乳脂肪を除いた脱脂乳から、水分を除いて粉末にしたもの。乳脂肪分が1.0%以下と低い	23
微	微	22	微	20	36	11	0.1	1	0.1		
5	微	1100	0.5	1000	1800	570	3.9	25	3.8		
微	微	49	微	38	59	25	0.2	5	13.1	牛乳を2/5量に濃縮したもの。乳固形分25.0%以上、乳脂肪分7.5%以上	59
微	微	16	微	13	20	8	0.1	2	4.4		
微	0.2	270	0.2	210	330	140	1.0	27	72.5		
微	微	55	微	46	84	20	0.2	4	5.5	牛乳に砂糖を加えて1/3量まで濃縮したもの。成分規格は乳固形分28%以上、うち乳脂肪分8%以上	25
微	微	18	微	15	28	7	0.1	1	1.8		
2	0.2	260	0.1	220	400	96	0.8	19	26.1		
2	0.2	252	微	210	357	101	0.8	25	184.2	砂糖や香料などの添加物を加えず、牛乳を乳酸菌で発酵させたもの。乳脂肪分が3%程度含むものが一般的	143
微	微	19	微	16	27	8	0.1	2	14.0		
微	微	6	微	5	9	2	微	1	4.4		
1	0.1	120	微	100	170	48	0.4	12	87.7		
微	微	108	0.1	90	135	54	0.4	4	74.3	脱脂乳を原料に、砂糖や果糖などの糖類を加えたもの。ゼラチンや寒天で軽く固められている	123
微	微	19	微	16	24	10	0.1	1	13.2		
微	微	6	微	5	8	3	微	0	4.1		
微	微	120	0.1	100	150	60	0.4	4	82.6		
微	微	231	0.2	168	273	105	微	6	176.0	凝固したヨーグルトを、機械で液状にしたもの	125
微	微	110	0.1	80	130	50	微	3	83.8		
〔0〕	0.3	300	0.1	180	28	125	1.1	21	8.4	脂肪は45〜50%。チーズフォンデュに欠かせないチーズ	20
〔0〕	1.3	1200	0.3	720	110	500	4.3	85	33.5		

乳類

食品名	めやす量	正味量	エネルギー	食塩相当量	三大栄養素				ビタ		
					たんぱく質	脂質	炭水化物	(＊糖質)	A（レチノール当量）	B1	B2
		g	kcal	g	g	g	g	g	μg	mg	mg
エダムチーズ	1切れ25g	25	80	0.5	7.2	6.3	0.4	0.4	63	0.01	0.11
	可食部100g	321	2.0	28.9	25.0	1.4	1.4	250	0.04	0.42
カテージチーズ	カップ1杯150g	150	149	1.5	20.0	6.8	2.9	2.9	56	0.03	0.23
	大さじ1杯13g	13	13	0.1	1.7	0.6	0.2	0.2	5	微	0.02
	可食部100g	99	1.0	13.3	4.5	1.9	1.9	37	0.02	0.15
カマンベールチーズ	1/4切れ25g	25	73	0.5	4.8	6.2	0.2	0.2	60	0.01	0.12
	可食部100g	291	2.0	19.1	24.7	0.9	0.9	240	0.03	0.48
クリームチーズ	1切れ20g	20	63	0.1	1.6	6.6	0.5	0.5	50	0.01	0.04
	可食部100g	313	0.7	8.2	33.0	2.3	2.3	250	0.03	0.22
ゴーダチーズ	1切れ25g	25	89	0.5	6.5	7.3	0.4	0.4	68	0.01	0.08
	可食部100g	356	2.0	25.8	29.0	1.4	1.4	270	0.03	0.33
チェダーチーズ	1切れ25g	25	98	0.5	6.4	8.5	0.4	0.4	83	0.01	0.11
	可食部100g	390	2.0	25.7	33.8	1.4	1.4	330	0.04	0.45
パルメザンチーズ	大さじ1杯6g	6	27	0.2	2.6	1.8	0.1	0.1	14	微	0.04
	小さじ1杯2g	2	9	0.1	0.9	0.6	微	微	5	微	0.01
	可食部100g	445	3.8	44.0	30.8	1.9	1.9	240	0.05	0.68
ブルーチーズ	1切れ25g	25	82	1.0	4.7	7.3	0.3	0.3	70	0.01	0.11
	可食部100g	326	3.8	18.8	29.0	1.0	1.0	280	0.03	0.42
プロセスチーズ	ブロックタイプ1個20g	20	63	0.6	4.5	5.2	0.3	0.3	52	0.01	0.08
	スライスタイプ1枚19g	19	59	0.5	4.3	4.9	0.2	0.2	49	0.01	0.07
	スティックタイプ1本12g	12	38	0.3	2.7	3.1	0.2	0.2	31	微	0.05
	可食部100g	313	2.8	22.7	26.0	1.3	1.3	260	0.03	0.38

●乳加工品（クリーム）

ミン		ミネラル						コレステロール	水分	MEMO	80kcalあたりの重量
C	E	カルシウム	鉄	リン	カリウム	ナトリウム	亜鉛				
mg	mg	mg	mg	mg	mg	mg	mg	mg	g		g
〔0〕	0.2	165	0.1	118	16	195	1.2	16	10.3	脂肪は40%以下。オランダのエダム地方原産の硬質チーズで、味にあまりくせがない	25
〔0〕	0.8	660	0.3	470	65	780	4.6	65	41.0		
〔0〕	0.2	83	0.2	195	75	600	0.8	30	118.5	水分が70%以上、脂肪は4%前後。脱脂乳や脱脂粉乳から作る軟質タイプで、熟成させずにすぐ食べる	81
〔0〕	微	7	微	17	7	52	0.1	3	10.3		
〔0〕	0.1	55	0.1	130	50	400	0.5	20	79.0		
〔0〕	0.2	115	0.1	83	30	200	0.7	22	13.0	脂肪は45〜50%。白カビタイプの軟質チーズ	27
〔0〕	0.9	460	0.2	330	120	800	2.8	87	51.8		
〔0〕	0.2	14	微	17	14	52	0.1	20	11.1	熟成させない軟質チーズ。脂肪が多く33%程度含まれる	26
〔0〕	1.2	70	0.1	85	70	260	0.7	99	55.5		
〔0〕	0.2	170	0.1	123	19	260	0.9	21	10.0	脂肪は29%。牛乳や低脂肪乳から作られる、半硬質チーズ。クリーミーでくせがない	22
〔0〕	0.8	680	0.3	490	75	800	3.6	83	40.0		
〔0〕	0.4	185	0.1	125	21	200	1.0	25	8.8	脂肪45〜49%。イギリスを代表する硬質チーズ	21
〔0〕	1.6	740	0.3	500	85	800	4.0	100	35.3		
〔0〕	微	78	微	51	7	90	0.4	6	0.9	脂肪32〜35%。イタリア原産で、熟成期間2〜3年の超硬質チーズ	18
〔0〕	微	26	微	17	2	30	0.1	2	0.3		
〔0〕	0.8	1300	0.4	850	120	1500	7.3	96	15.4		
〔0〕	0.2	148	0.1	110	30	375	0.6	23	11.4	青カビを使って熟成させた半硬質チーズ。刺激の強い独特な香りが特徴	25
〔0〕	0.6	590	0.3	440	120	1500	2.5	90	45.6		
0	0.2	126	0.1	146	12	220	0.6	16	9.0	ナチュラルチーズを各種混合し、加熱してとかし、乳化したもの。原料のチーズの配合によって、とける程度に差がある	26
0	0.2	120	0.1	139	11	209	0.6	15	8.6		
0	0.1	76	微	88	7	132	0.4	9	5.4		
0	1.1	630	0.3	730	60	1100	3.2	78	45.0		

穀類
いも・でんぷん類
肉類
魚介類
卵類
乳類
豆類
野菜類
きのこ類
海藻類
果実類
種実類
砂糖・甘味類
調味料・香辛料類
油脂類
し好類

乳加工品

食品名		めやす量	正味量	エネルギー	食塩相当量	三大栄養素				ビタ		
						たんぱく質	脂質	炭水化物	(*糖質)	A (レチノール当量)	B1	B2
			g	kcal	g	g	g	g	g	μg	mg	mg
生クリーム	乳脂肪	カップ1杯 200g	200	808	0.2	38	86.0	13.0	13.0	320	0.04	0.2●
		大さじ1杯 15g	15	61	微	0.3	6.5	1.0	1.0	24	微	0.0●
		可食部100g	404		0.1	1.9	43.0	6.5	6.5	160	0.02	0.1●
	植物性脂肪	カップ1杯 200g	200	700	0.2	2.6	79.0	6.6	6.6	18	0.02	0.1●
		大さじ1杯 15g	15	53	微	0.2	5.9	0.5	0.5	1	微	0.0●
		可食部100g	353		0.1	1.3	39.5	3.3	3.3	9	0.01	0.07
コーヒーホワイトナー（乳脂肪）		1個5g	5	16	微	0.3	0.9	0.3	0.3	8	微	微
		可食部100g	205		0.4	5.2	18.3	5.5	5.5	150	0.01	0.05
ホイップクリーム		大さじ1杯 15g	15	61	微	0.3	6.1	1.9	1.9	53	微	0.01
		可食部100g	409		0.1	1.8	40.7	12.9	12.9	350	0.02	0.08
アイスクリーム	高脂肪	カップアイス 1個95g	95	195	0.2	3.3	11.4	21.3	21.2	95	0.06	0.17
		可食部100g	205		0.2	3.5	12.0	22.4	22.3	100	0.06	0.18
	普通脂肪	カップアイス 1個80g	80	142	0.2	3.1	6.4	18.6	18.5	46	0.05	0.16
		可食部100g	178		0.3	3.9	8.0	23.2	23.1	58	0.06	0.20
	アイスミルク	1本30g	30	50	0.1	1.0	1.9	7.2	7.2	7	0.01	0.04
		可食部100g	167		0.2	3.4	6.4	23.9	23.9	22	0.03	0.14
	ラクトアイス （普通脂肪）	カップアイス 1個150g	150	326	0.3	4.7	20.4	33.3	33.1	15	0.05	0.23
		可食部100g	217		0.2	3.1	13.6	22.2	22.1	10	0.03	0.15
乳酸菌飲料	乳製品	1本65g	65	42	0	0.7	0.1	10.7	10.7	0	0.01	0.03
		可食部100g	64		0	1.1	0.1	16.4	16.4	0	0.01	0.05
	殺菌乳製品	大さじ1杯 18g	18	39	0	0.3	微	9.5	9.5	〔0〕	微	0.01
		可食部100g	217		0	1.5	0.1	52.6	52.6	〔0〕	0.02	0.08
	非乳製品	大さじ1杯 18g	18	7	0	0.1	微	1.8	1.8	微	微	微
		可食部100g	39		0	0.4	0.1	10.0	9.8	1	0.01	0.01

C	E	カルシウム	鉄	リン	カリウム	ナトリウム	亜鉛	コレステロール	水分	MEMO	80kcalあたりの重量
mg	mg	mg	mg	mg	mg	mg	mg	mg	g		g
0	0.8	98	0.2	168	152	86	0.4	128	96.4	乳脂肪だけで、添加物のないもの。脂肪含有量は40～61%。お菓子などのホイップ用として使われる	20
0	0.1	7	微	13	11	6	微	10	7.2		
0	0.4	49	0.1	84	76	43	0.2	64	48.2		
0	8.0	100	0	158	134	80	0.4	42	111.0	植物性脂肪が主原料で、脱脂粉乳、乳化剤などが添加されている	23
0	0.6	8	0	12	10	6	微	3	8.3		
0	4.0	50	0	79	67	40	0.2	21	55.5		
微	微	2	微	8	3	8	微	3	3.5	脂肪含有量21%前後。主にコーヒー用に使われる	39
微	0.3	30	0.1	150	55	150	0.4	50	70.3		
微	0.1	8	微	7	11	4	微	17	6.6	クリームにグラニュー糖を添加して泡立てたもの	20
微	0.7	54	0.1	45	72	24	0.2	110	44.3		
微	0.2	124	0.1	105	152	76	0.5	30	58.2	乳固形分15%以上、うち乳脂肪8%以上のものをアイスクリームという。成分値は、高脂肪は乳脂肪12%、普通脂肪は乳脂肪8%で計測	39
微	0.2	130	0.1	110	160	80	0.5	32	61.3		
微	0.2	112	0.1	96	152	88	0.3	42	51.1		45
微	0.2	140	0.1	120	190	110	0.4	53	63.9		
微	微	33	微	30	42	23	0.1	5	19.7	乳固形分10%以上、うち乳脂肪3%以上のもの。ほとんどが植物性脂肪を加えている	48
微	0.1	110	0.1	100	140	75	0.3	18	65.6		
微	0.9	143	0.2	140	225	92	0.6	32	90.6	乳固形分3%以上(乳脂肪分に規格はない)のもの。主に植物性脂肪が使われる	37
微	0.6	95	0.1	93	150	61	0.4	21	60.4		
微	微	28	微	20	31	12	0.3	1	53.4	無脂乳固形分が3%以上。発酵後に殺菌処理をせず、乳酸菌が生きているもの。商品名「ヤクルト」など	125
微	微	43	微	30	48	18	0.4	1	82.1		
0	微	10	微	7	11	3	微	微	8.2	無脂乳固形分が3%以上で、発酵後に殺菌処理をしたもの。商品名「カルピス」など	37
0	微	55	0.1	40	60	19	0.2	2	45.5		
0	微	3	微	2	8	2	微	微	16.1	無脂乳固形分が3%未満のもの。商品名「マミー」など	205
0	5	16	微	13	44	10	微	1	89.3		

穀類
いも・でんぷん類
肉類
魚介類
卵類
乳類
豆類
野菜類
きのこ類
海藻類
果実類
種実類
砂糖・甘味類
調味料・香辛料類
油脂類
し好類
乳加工品

豆類

食品名		めやす量	正味量	エネルギー	食塩相当量	三大栄養素				ビタ		
						たんぱく質	脂質	炭水化物	(*糖質)	A (レチノール当量)	B₁	B₂
			g	kcal	g	g	g	g	g	μg	mg	mg

● 豆 ➡ そら豆、グリンピース、枝豆は野菜類

食品名		めやす量	正味量	エネルギー	食塩相当量	たんぱく質	脂質	炭水化物	(*糖質)	A	B₁	B₂
あずき	乾燥	カップ1杯 170g	170	517	0	35.4	3.4	101.3	59.2	2	0.78	0.27
		大さじ1杯 12g	12	36	0	2.5	0.2	7.2	4.2	微	0.06	0.02
		可食部100g	304	0	20.8	2.0	59.6	34.8	1	0.46	0.16	
	ゆで	可食部100g	122	0	8.6	0.8	25.6	13.5	微	0.15	0.04	
いんげん豆	乾燥	カップ1杯 160g	160	448	0	35.4	4.0	90.2	58.9	微	1.02	0.26
		大さじ1杯 12g	12	34	0	2.7	0.3	6.8	4.4	微	0.08	0.02
		可食部100g	280	0	22.1	2.5	56.4	36.8	微	0.64	0.16	
	ゆで	可食部100g	127	0	9.3	1.2	24.5	10.9	〔0〕	0.22	0.07	
えんどう豆	乾燥	カップ1杯 150g	150	465	0	32.6	3.5	90.6	64.5	12	1.08	0.23
		大さじ1杯 15g	15	47	0	3.3	0.3	9.1	6.5	1	0.11	0.02
		可食部100g	310	0	21.7	2.3	60.4	43.0	8	0.72	0.15	
	ゆで	可食部100g	129	0	9.2	1.0	25.2	17.5	4	0.27	0.06	
ささげ(乾燥)		カップ1杯 160g	160	448	0	38.2	3.2	88.0	58.6	3	0.80	0.16
		大さじ1杯 12g	12	34	0	2.9	0.2	6.6	4.4	微	0.06	0.01
		可食部100g	280	0	23.9	2.0	55.0	36.6	2	0.50	0.10	
そら豆(乾燥)		可食部100g	323	0	26.0	2.0	55.9	46.6	微	0.50	0.20	
大豆	国産(乾燥)	カップ1杯 150g	150	558	0	50.7	29.6	44.3	12.0	2.0	1.07	0.39
		大さじ1杯 13g	13	48	0	4.4	2.6	3.8	1.0	微	0.09	0.03
		可食部100g	372	0	33.8	19.7	29.5	8.0	1	0.71	0.26	
	国産(ゆで)	カップ1杯 130g	130	212	0	19.2	12.7	10.9	0.1	0	0.22	0.10
		可食部100g	163	0	14.8	9.8	8.4	0.1		0.17	0.08	
	水煮缶詰め	カップ1杯 135g	135	167	0.7	17.4	9.0	10.4	2.7	〔0〕	0.01	0.03
		可食部100g	124	0.5	12.9	6.7	7.7	0.9	〔0〕	0.01	0.02	

ミン		ミネラル						食物繊維総量	水分	MEMO	80kcalあたりの重量
C	E	カルシウム	鉄	リン	カリウム	ナトリウム	亜鉛				
mg	mg	mg	mg	mg	mg	mg	mg	g	g		g
3	0.2	119	9.4	595	2210	2	4.1	42.2	30.3	あずきは粒の大きさによって小粒、中粒、大粒に分けられる。大粒で、煮ても皮が破れない「大納言」は菓子によく使われる	
微	微	8	0.7	42	156	微	0.3	3.0	7.7		26
2	0.1	70	5.5	350	1300	1	2.4	24.8	17.8		
微	0.1	27	1.6	95	430		0.9	12.1	63.9		65
微	0.2	224	9.4	592	2240	微	4.0	31.4	24.5	白いんげん豆のほか、うずら豆、ぎんとき豆、とら豆などを含む	
微	微	17	0.7	44	168	微	0.3	2.4	1.8		29
微	0.1	140	5.9	370	1400	微	2.5	19.6	15.3		
微	0	62	2.0	140	410	微	1.0	13.6	63.6		63
微	0.2	98	7.5	540	1305	2	6.2	26.1	20.1	赤えんどうと青えんどうを含む。ただし、赤えんどうの場合は、100gあたりレチノール当量は乾燥1μg、ゆで1μgになる	
微	微	10	0.8	54	131	微	0.6	2.6	2.0		26
微	0.1	65	5.0	360	870	1	4.1	17.4	13.4		
微	0	28	2.2	65	260	1	1.4	7.7	63.8		62
微	微	120	9.0	640	2240	2	7.8	29.4	24.8	あずきに似た色と形をしているが、あずきより明るい赤色。赤飯などに使用	
微	微	9	0.7	48	168	微	0.6	2.2	1.9		24
微	微	75	5.6	400	1400	1	4.9	18.4	15.5		
微	0.7	100	5.7	440	1100	1	4.6	9.3	13.3		25
5	3.5	270	10.2	735	2850	2	4.7	32.3	18.6	対象は黄大豆、黒大豆(黒豆)。「畑の肉」と呼ばれるほど、栄養豊富な食品	
微	0.3	23	0.9	64	247	微	0.4	2.8	1.6		22
3	2.3	180	6.8	490	1900	1	3.1	21.5	12.4		
微	2.1	103	2.9	247	689	1	2.5	11.1	85.0	ゆでると、乾燥品の重量の約2.2倍にふえる	49
微	1.6	79	2.2	190	530	1	1.9	8.5	65.4		
微	0.7	135	2.4	230	338	284	1.5	9.2	96.8	液汁を除いたもの。乾燥大豆をゆでたものより、各栄養素はやや少なくなる	65
微	0.5	100	1.8	170	250	210	1.1	6.8	71.7		

穀類
いも・でんぷん類
肉類
魚介類
卵類
乳類
豆類
野菜類
きのこ類
海藻類
果実類
種実類
砂糖・甘味類
調味料・香辛料類
油脂類
し好類
豆

豆類

食品名		めやす量	正味量	エネルギー	食塩相当量	三大栄養素				ビタ		
						たんぱく質	脂質	炭水化物	(*糖質)	A(レチノール当量)	B1	B2
			g	kcal	g	g	g	g	g	μg	mg	mg
ひよこ豆	乾燥 別名 ガルバンゾー	カップ1杯170g	170	571	0	34.0	8.8	104.6	76.8	3	0.63	0.26
		可食部100g		336	0	20.0	5.2	61.5	45.2	2	0.37	0.15
	ゆで	可食部100g		149	0	9.5	2.5	27.4	15.8	1	0.16	0.07
花豆(乾燥) 別名 紅花いんげん		カップ1杯170g	170	464	0	29.2	2.9	104.0	58.6	微	1.14	0.26
		可食部100g		273	0	17.2	1.7	61.2	34.5	微	0.67	0.15
緑豆(乾燥)		カップ1杯170g	170	542	0	42.7	2.6	100.5	75.7	22	1.19	0.37
		可食部100g		319	0	25.1	1.5	59.1	44.5	13	0.70	0.22
レンズ豆(乾燥) 別名 ひら豆		カップ1杯170g	170	532	0	39.4	2.6	103.2	74.8	5	0.88	0.29
		可食部100g		313	0	23.2	1.5	60.7	44.0	3	0.52	0.17

●豆加工品（大豆）

食品名		めやす量	正味量	エネルギー	食塩相当量	たんぱく質	脂質	炭水化物	(*糖質)	A	B1	B2
納豆	ひきわり納豆	1パック100g	100	185	0	16.6	10.0	10.5	4.6	[0]	0.14	0.36
		小1パック50g	50	93	0	8.3	5.0	5.3	2.3	[0]	0.07	0.18
		可食部100g		185	0	16.6	10.0	10.5	4.6	[0]	0.14	0.36
	納豆 別名 糸ひき納豆	1パック100g	100	190	0	16.5	10.0	12.1	5.4	[0]	0.07	0.56
		小1パック50g	50	95	0	8.3	5.0	6.1	2.7	[0]	0.04	0.28
		可食部100g		190	0	16.5	10.0	12.1	5.4	[0]	0.07	0.56
	寺納豆 別名 浜納豆	大さじ1杯12g	12	30	1.7	2.2	1.0	3.8	2.9	[0]	微	0.04
		可食部100g		248	14.2	18.6	8.1	31.5	23.9	[0]	0.04	0.35
豆腐	木綿	1丁300g	300	219	微	21.0	14.7	4.5	1.2	0	0.27	0.12
		可食部100g		73	微	7.0	4.9	1.5	0.4	0	0.09	0.04
	絹ごし	1丁300g	300	168	微	15.9	10.5	6.0	3.3	0	0.33	0.12
		可食部100g		56	微	5.3	3.5	2.0	1.1	0	0.11	0.04
	充てん	1丁300g	300	168	0	15.0	9.3	7.5	6.6	[0]	0.45	0.15
		可食部100g		56	0	5.0	3.1	2.5	2.2	[0]	0.15	0.05

穀類 / いも・てんぷん類 / 肉類 / 魚介類 / 卵類 / 乳類 / **豆類** / 野菜類 / きのこ類 / 海藻類 / 果実類 / 種実類 / 砂糖・甘味類 / 調味料・香辛料類 / 油脂類 / し好類

豆 / 豆加工品

ミン		ミネラル						食物繊維総量	水分	MEMO	80kcalあたりの重量
C	E	カルシウム	鉄	リン	カリウム	ナトリウム	亜鉛				
mg	mg	mg	mg	mg	mg	mg	mg	g	g		g
微	4.3	170	4.4	459	2040	29	5.4	27.7	17.7	豆類の中では脂質とビタミンEが多め	24
微	2.5	100	2.6	270	1200	17	3.2	16.3	10.4		
微	1.7	45	1.2	120	350	5	1.8	11.6	59.6		54
微	0.2	133	9.2	731	2890	2	5.8	45.4	26.2	白色と紫黒色があり、成分値はどちらも含む。カリウムが大豆並みに多い	29
微	0.1	78	5.4	430	1700	1	3.4	26.7	15.4		
微	0.5	170	10.0	544	2210	0	6.8	24.8	18.4	抗酸化作用のあるβ-カロテンが豊富	25
微	0.3	100	5.9	320	1300	0	4.0	14.6	10.8		
微	1.4	97	15.3	731	1700	微	8.2	28.4	20.4	豆は直径7〜8mmくらいで、丸く平たいレンズに似ている	26
微	0.8	57	9.0	430	1000	微	4.8	16.7	12.0		
微	0.8	59	2.6	250	700	2	1.3	5.9	60.9	大豆を納豆菌の働きで発酵させることにより、大豆のたんぱく質が、消化しやすい形になる。	43
微	0.4	30	1.3	125	350	1	2.6	3.0	30.5		
微	0.8	59	2.6	250	700	2	1.3	5.9	60.9		
微	0.5	90	3.3	190	660	2	1.9	6.7	59.5		42
微	0.3	45	1.7	95	330	1	1.0	3.4	29.8		
微	0.5	90	3.3	190	660	2	1.9	6.7	59.5		
微	0.1	13	0.7	40	120	672	0.5	0.9	2.9	納豆菌のかわりにこうじ菌をまぜて発酵させたもの。塩分が多い	32
微	0.9	110	5.9	330	1000	5600	3.8	7.6	24.4		
0	0.6	279	4.5	264	330	27	1.8	3.3	257.7	栄養価はほぼ変わらないが、木綿どうふは水分が少ない分、ビタミンE、カルシウム、鉄が多く、絹ごしはビタミンB₁、B₂が多め	110
0	0.2	93	1.5	88	110	9	0.6	1.1	85.9		
0	0.3	225	3.6	204	450	33	1.5	2.7	265.5		143
0	0.1	75	1.2	68	150	11	0.5	0.9	88.5		
微	0.9	93	2.4	204	600	30	1.8	0.9	265.8	プラスチック容器に直接豆乳と凝固剤を入れ、熱湯中で固めたもの。日もちがよくなる	143
微	0.3	31	0.8	68	200	10	0.6	0.3	88.6		

食品名	めやす量	正味量	エネルギー	食塩相当量	三大栄養素				ビタ		
					たんぱく質	脂質	炭水化物	(*糖質)	A (レチノール当量)	B1	B2
		g	kcal	g	g	g	g	g	µg	mg	mg
焼き豆腐	1丁300g	300	246	0	23.4	17.1	3.0	1.5	〔0〕	0.21	0.0
	可食部100g	82	0	7.8	5.7	1.0	0.5	〔0〕	0.07	0.0	
生揚げ 別名 厚揚げ	1枚150g	150	215	0	16.1	17.0	1.4	0.3	〔0〕	0.11	0.0
	可食部100g	143	0	10.7	11.3	0.9	0.2	〔0〕	0.07	0.0	
油揚げ	1枚20g	20	75	0	4.7	6.9	0.1	0	〔0〕	0.01	0.01
	可食部100g	377	0	23.4	34.4	0.4	0	〔0〕	0.06	0.0	
がんもどき 別名 ひりょうず	中1個70g	70	156	0.4	10.7	12.5	1.1	0.1	〔0〕	0.02	0.03
	可食部100g	223	0.5	15.3	17.8	1.6	0.2	〔0〕	0.03	0.0	
高野豆腐 別名 凍り豆腐	1個20g	20	106	0.2	10.1	6.8	0.8	0.3	微	微	微
	可食部100g	496	1.1	50.5	34.1	4.2	1.7	1	0.02	0.02	
おから 別名 うのはな、きらず	カップ1杯 80g	80	70	0	4.9	2.9	11.0	1.8	〔0〕	0.09	0.02
	可食部100g	88	0	6.1	3.6	13.8	2.3	〔0〕	0.11	0.0	
ゆば **生ゆば**	1枚15g	15	33	0	3.3	2.1	0.6	0.5	微	0.03	0.01
	可食部100g	218	0	21.8	13.7	4.1	3.3	1	0.17	0.09	
ゆば（干し）	2個5g	5	24	0	2.5	1.6	0.4	0.2	微	0.02	0.01
	可食部100g	485	0	50.4	32.1	7.2	4.2	1	0.35	0.12	
豆乳	コップ1杯 (200㎖) 210g	210	92	0	7.6	4.2	6.5	6.1	〔0〕	0.06	0.04
	可食部100g	44	0	3.6	2.0	3.1	2.9	〔0〕	0.03	0.02	
調製豆乳 プレーン	コップ1杯 (200㎖) 210g	210	132	0.2	6.7	7.6	10.1	9.5	〔0〕	0.15	0.04
	可食部100g	63	0.1	3.2	3.6	4.8	4.5	〔0〕	0.07	0.02	
きな粉	大さじ1杯5g	5	23	0	1.8	1.3	1.4	0.5	微	微	0.01
	小さじ1杯2g	2	9	0	0.7	0.5	0.6	0.2	微	微	微
	可食部100g	451	0	36.7	25.7	28.5	10.4	微	0.07	0.24	
テンペ	可食部100g	180	0	15.8	9.0	15.4	5.2	微	0.07	0.09

ビタミン		ミネラル						食物繊維総量	水分	MEMO	80kcalあたりの重量
C	E	カルシウム	鉄	リン	カリウム	ナトリウム	亜鉛				
mg	mg	mg	mg	mg	mg	mg	mg	g	g		g
微	0.6	450	4.8	330	270	12	2.4	1.5	254.4	木綿豆腐で作るのが一般的。水分が少ない分、栄養素が多く含まれる	98
微	0.2	150	1.6	110	90	4	0.8	0.5	84.8		
微	1.2	360	3.9	225	180	5	1.7	1.1	113.9	油で揚げている分、エネルギーは豆腐の2倍に	56
微	0.8	240	2.6	150	120	3	1.1	0.7	75.9		
0	0.3	62	0.6	70	17	1	0.5	0.3	8.0		21
0	1.3	310	3.2	350	86	4	2.5	1.3	39.9		
微	1.1	189	2.5	140	56	133	1.1	1.0	44.5	豆腐におろした山いも、野菜などを加えてねり、油で揚げたもの	36
微	1.5	270	3.6	200	80	190	1.6	1.4	63.5		
0	0.4	126	1.5	164	7	88	1.0	0.5	1.4	豆腐を急速凍結し、低温保存でスポンジ化させて乾燥する機械製造が主流	16
0	1.9	630	7.5	820	34	440	5.2	2.5	7.2		
微	0.3	65	1.0	79	280	4	0.5	9.2	60.4	食物繊維が豊富	91
微	0.4	81	1.3	99	350	5	0.6	11.5	75.5		
微	0.1	14	0.5	38	44	1	0.3	0.1	8.9	豆乳を加熱して濃縮させると表面に薄い膜ができる。これを引き上げて、水きりしたもの	37
微	0.9	90	3.6	250	290	4	2.2	0.8	59.1		
微	0.1	11	0.4	30	42	1	0.2	0.2	0.3		16
微	2.4	210	8.3	600	840	12	4.9	3.0	6.9		
微	0.2	32	2.5	103	399	4	0.6	0.4	190.7	やわらかくした大豆をすり砕き、水を加えて加熱し、かすを除いた乳状の液。栄養価も高い	182
微	0.1	15	1.2	49	190	2	0.3	0.2	90.8		
微	4.6	65	2.5	92	357	105	0.8	0.6	184.6	豆乳に糖類などを加え、飲みやすくした市販品	127
微	2.2	31	1.2	44	170	50	0.4	0.3	87.9		
微	0.1	10	0.4	33	100	微	0.2	0.9	0.2	成分値は、一般的な黄大豆を原料にしたもの。青大豆で作ったものは、100gあたりレチノール当量が4μgになる	18
微	微	4	0.2	13	40	微	0.1	0.4	0.1		
1	1.7	190	8.0	660	2000	1	4.1	18.1	4.0		
微	0.8	70	2.4	250	730	2	1.7	10.2	57.8		44

穀類
いも・でんぷん類
肉類
魚介類
卵類
乳類
豆類
野菜類
きのこ類
海藻類
果実類
種実類
砂糖・甘味類
調味料・香辛料類
油脂類
し好類

豆加工品

豆類

食品名	めやす量	正味量	エネルギー	食塩相当量	三大栄養素				ビタ		
					たんぱく質	脂質	炭水化物	(*糖質)	A (レチノール当量)	B1	B2
		g	kcal	g	g	g	g	g	μg	mg	mg

●豆加工品（ゆであずき他）

あずき

食品名	めやす量	正味量	エネルギー	食塩相当量	たんぱく質	脂質	炭水化物	(*糖質)	A	B1	B2
ゆであずき（砂糖入り缶詰め）	カップ1杯 250g	250	505	0.5	11.0	1.0	123.0	114.5	〔0〕	0.05	0.10
	大さじ1杯20g	20	40	微	0.9	0.1	9.8	9.2	〔0〕	微	0.01
	可食部100g	202	0.2	4.4	0.4	49.2	45.8	〔0〕	0.02	0.04
あずき こしあん	カップ1杯 240g	240	346	0	23.5	1.4	65.0	48.7	〔0〕	0.05	0.12
	大さじ1杯 20g	20	29	0	2.0	0.1	5.4	4.0	〔0〕	微	0.01
	可食部100g	144	0	9.8	0.6	27.1	20.3	〔0〕	0.02	0.05
あずき さらしあん	カップ1杯 180g	180	603	0	42.3	1.8	120.2	72.0	〔0〕	0.02	0.05
	大さじ1杯 11g	11	37	0	2.6	0.1	7.3	4.4	〔0〕	微	微
	可食部100g	335	0	23.5	1.0	66.8	40.0	〔0〕	0.01	0.03
あずき つぶしあん 別名 小倉あん	カップ1杯 250g	250	598	0.3	14.0	1.5	135.0	120.8	〔0〕	0.05	0.08
	大さじ1杯 20g	20	48	微	1.1	0.1	10.8	9.7	〔0〕	微	0.01
	可食部100g	239	0.1	5.6	0.6	54.0	48.3	〔0〕	0.02	0.03
うぐいす豆（煮豆）	大さじ山盛り1杯17g	17	39	0.1	1.0	0.1	9.0	8.1	微	微	微
	可食部100g	228	0.4	5.6	0.7	52.9	47.6	微	0.02	0.01
うずら豆（煮豆）	大さじ山盛り1杯20g	20	43	0.1	1.3	0.3	9.9	8.7	〔0〕	0.01	微
	可食部100g	214	0.3	6.7	1.3	49.6	43.7	〔0〕	0.03	0.01
おたふく豆（煮豆）	1粒5g	5	12	微	0.4	0.1	2.6	2.3	〔0〕	微	微
	可食部100g	237	0.4	7.9	1.2	52.2	46.3	〔0〕	0.01	0.01
ふき豆（煮豆）	1人分30g	30	75	0.2	2.9	0.5	15.8	14.4	〔0〕	0.01	微
	可食部100g	251	0.8	9.6	1.6	52.5	48.0	〔0〕	0.02	0.01
ぶどう豆（煮豆）	1人分30g	30	80	0.5	4.2	2.8	11.1	9.2	〔0〕	0.03	0.02
	可食部100g	265	1.6	14.1	9.4	37.0	30.7	〔0〕	0.09	0.05

| ミン | | ミネラル | | | | | | 食物繊維総量 | 水分 | MEMO | 80kcalあたりの重量 |
| C | E | カルシウム | 鉄 | リン | カリウム | ナトリウム | 亜鉛 | | | | |
mg	mg	mg	mg	mg	mg	mg	mg	g	g		g
微	0	33	3.3	200	400	225	1.0	8.5	113.3	100gあたり砂糖が35.3g含まれているもので計測。液汁を含む	
微	0	3	0.3	16	32	18	0.1	0.7	9.1		40
微	0	13	1.3	80	160	90	0.4	3.4	45.3		
微	0	175	6.7	204	144	7	2.6	16.3	148.8	煮た豆をつぶして皮を除いた、こし生あん。砂糖などの調味料は入っていない	
微	0	15	0.6	17	12	1	0.2	1.4	12.4		54
微	0	73	2.8	85	60	3	1.1	6.8	62.0		
微	0.2	104	13.0	378	306	20	4.1	48.2	14.0	こしあん（こし生あん）を加熱して乾燥させ、粉末状にしたもの。水を加えてねるとこしあんに戻る	
微	微	6	0.8	23	19	1	0.3	2.9	0.9		24
微	0.1	58	7.2	210	170	11	2.3	26.8	7.8		
微	0.3	48	3.8	183	400	140	1.8	14.3	98.3	あずきの粒を残したあん。加糖	
微	微	4	0.3	15	32	11	0.1	1.1	7.9		33
微	0.1	19	1.5	73	160	56	0.7	5.7	39.3		
微	0	3	0.4	22	17	26	0.1	0.9	6.7	青えんどうを煮たもの。100gあたり砂糖が38.0g含まれているものを計測	35
微	0	18	2.5	130	100	150	0.8	5.3	39.7		
微	0	8	0.5	20	46	22	0.1	1.2	8.3	いんげん豆を煮たもの。100gあたり砂糖が34.2g含まれているものを計測	37
微	0	41	2.3	100	230	110	0.6	5.9	41.4		
微	微	3	0.3	7	6	8	微	0.3	1.9	そら豆を皮つきのまま煮たもの。100gあたり砂糖が38.0g含まれているものを計測	34
微	0.3	54	5.3	140	110	160	0.8	5.9	37.2		
微	微	12	0.8	45	33	96	0.3	1.4	10.4	そら豆の皮をとって煮たもの。100gあたり砂糖が38.4g含まれているものを計測	32
微	0.2	39	2.7	150	110	320	0.9	4.5	34.5		
微	0.7	24	1.3	60	99	186	0.3	1.9	10.8	大豆を砂糖と少量のしょうゆで煮たもの。100gあたり砂糖が28.2g含まれているものを計測	30
微	2.4	80	4.2	200	330	620	1.1	6.3	36.0		

穀類
いも・てんぷん類
肉類
魚介類
卵類
乳類
豆類
野菜類
きのこ類
海藻類
果実類
種実類
砂糖・甘味類
調味料・香辛料類
油脂類
し好類

豆加工品

野菜類

食品名	めやす量	正味量	エネルギー	食塩相当量	三大栄養素			(＊糖質)	ビタ		
					たんぱく質	脂質	炭水化物		A(レチノール当量)	B1	B2
		g	kcal	g	g	g	g	g	μg	mg	mg

●野菜

食品名	めやす量	正味量	エネルギー	食塩相当量	たんぱく質	脂質	炭水化物	(＊糖質)	A	B1	B2
アーティチョーク 別名 朝鮮あざみ	1個400g	100	39	0.1	2.3	0.2	11.3	2.6	1	0.08	0.10
	可食部100g	39	0.1	2.3	0.2	11.3	2.6	1	0.08	0.10
あさつき	1束40g	40	14	0	1.7	0.1	2.2	0.9	25	0.06	0.06
	1本4g	4	1	0	0.2	微	0.2	0.1	2	0.01	0.01
	可食部100g	34	0	4.2	0.3	5.6	2.3	62	0.15	0.16
あしたば	1束180g	176	53	0.4	5.8	0.2	11.8	1.9	774	0.18	0.42
	1茎11g	11	3	微	0.4	微	0.7	0.1	48	0.01	0.03
	可食部100g	30	0.2	3.3	0.1	6.7	0.1	440	0.10	0.24
エシャロット	1本15g	10	6	0	0.2	微	1.6	0.6	微	微	微
	可食部100g	59	0	2.3	0.2	17.8	6.4	2	0.03	0.05
枝豆	10さや25g	14	18	0	1.6	0.9	1.2	0.5	3	0.04	0.02
	むき実カップ1杯140g	140	175	0	16.4	8.7	12.3	5.3	31	0.43	0.21
	可食部100g	125	0	11.7	6.2	8.8	3.8	22	0.31	0.15
エンダイブ 別名 きくちしゃ	1株300g	255	36	0.3	3.1	0.5	7.4	1.8	357	0.15	0.20
	可食部100g	14	0.1	1.2	0.2	2.9	0.7	140	0.06	0.08
オクラ	1本8g	7	2	0	0.1	微	0.5	0.1	4	0.01	0.01
	可食部100g	26	0	2.1	0.2	6.6	1.6	56	0.09	0.09
貝割れ大根	1パック100g	100	21	0	2.1	0.5	3.3	1.4	160	0.08	0.13
	可食部100g	21	0	2.1	0.5	3.3	1.4	160	0.08	0.13
かぶ **根**	中1個80g	68	13	0	0.4	0.1	3.3	2.3	〔0〕	0.02	0.02
	可食部100g	19	0	0.6	0.1	4.8	3.4	〔0〕	0.03	0.03
かぶ **根（皮つき）**	中1個80g	73	13	0	0.5	0.1	3.4	2.3	〔0〕	0.02	0.02
	可食部100g	18	0	0.7	0.1	4.6	3.1	〔0〕	0.03	0.03

ミン		ミネラル						食物繊維総量	水分	MEMO	80kcalあたりの重量
C	E	カルシウム	鉄	リン	カリウム	ナトリウム	亜鉛				
mg	mg	mg	mg	mg	mg	mg	mg	g	g		g
15	0.4	52	0.8	61	430	21	0.2	8.7	85.1	廃棄率75%（茎、ガクのかたい部分）。ガクのつけ根と底の花托部分が食用	205
15	0.4	52	0.8	61	430	21	0.2	8.7	85.1		
10	0.4	8	0.3	34	132	2	0.3	1.3	35.6	葉は万能ねぎに似ているが、根に近い白い部分にふくらみがある	235
1	微	1	微	3	13	微	微	0.1	3.6		
26	0.9	20	0.7	86	330	4	0.8	3.3	89.0		
72	4.6	114	1.8	114	950	11	1.1	9.9	155.9	廃棄率2%（根元）。特有の香りとほろ苦さがあり、栄養価の高い緑黄色野菜	267
5	0.3	7	0.1	7	59	7	0.1	0.6	9.7		
41	2.6	65	1.0	65	540	60	0.6	5.6	88.6		
2	微	2	0.1	4	26	微	微	1.0	7.1	廃棄率35%（株元、葉の部分）。若どりしたらっきょう。フランスの香味野菜とは別種	136
21	0.4	20	0.8	47	290	2	0.5	11.4	79.1		
4	0.1	8	0.4	24	83	微	0.2	0.7	10.0	廃棄率45%（さや）。枝つきの場合は60%。大豆を完熟前に収穫したもの。対象は輸入品も含む	64
38	1.1	81	3.8	238	826	1	2.0	7.0	100.4		
27	0.8	58	2.7	170	590	1	1.4	5.0	71.7		
18	2.0	130	1.5	77	689	89	1.0	5.6	241.2	廃棄率15%（株元）。葉全体が縮れていて、苦みがある	571
7	0.8	51	0.6	30	270	35	0.4	2.2	94.6		
1	0.1	6	微	4	18	微	微	0.4	6.3	廃棄率15%（へた）。刻むと粘りが出るのが特徴	308
11	1.2	92	0.5	58	260	4	0.6	5.0	90.2		
47	2.1	54	0.5	61	99	5	0.3	1.9	93.4	水耕栽培したもの。根元1cmを除いたもので計測	381
47	2.1	54	0.5	61	99	5	0.3	1.9	93.4		
12	0	16	0.1	17	170	3	0.1	1.0	63.9	廃棄率15%（ひげ根、葉元、皮）。成分値は、皮をむいたもの	421
18	0	24	0.2	25	250	5	0.1	1.4	93.9		
14	0	18	0.2	20	204	4	0.1	1.1	68.5	廃棄率9%（ひげ根、葉元）。成分値は皮つきのもの	444
19	0	24	0.2	28	280	5	0.1	1.5	93.9		

野菜

野菜類

	食品名	めやす量	正味量	エネルギー	食塩相当量	三大栄養素				ビタ		
						たんぱく質	脂質	炭水化物	(＊糖質)	A (レチノール当量)	B1	B2
			g	kcal	g	g	g	g	g	μg	mg	mg
かぶ	葉	1株分50g	35	7	微	0.8	微	1.4	0.4	81	0.03	0.06
		可食部100g	20		0.1	2.3	0.1	3.9	1.0	230	0.08	0.16
かぼちゃ	西洋かぼちゃ 別名 栗かぼちゃ	1/4個400g	360	281	0	6.8	1.1	74.2	61.6	1188	0.25	0.32
		煮物1人分150g	135	105	0	2.6	0.4	27.8	23.1	446	0.09	0.12
		4cm角30g	30	23	0	0.6	0.1	6.2	5.1	99	0.02	0.03
		可食部100g	78		0	1.9	0.3	20.6	17.1	330	0.07	0.09
	日本かぼちゃ	煮物1人分150g	137	56	0	2.2	0.1	14.9	11.1	82	0.10	0.08
		厚さ1cm くし形15g	15	6	0	0.2	微	1.6	1.2	9	0.01	0.01
		可食部100g	41		0	1.6	0.1	10.9	8.1	60	0.07	0.06
からしな		1束500g	500	130	1.0	16.5	0.5	23.5	5.0	1150	0.60	1.35
		1株35g	35	9	0.1	1.2	微	1.6	0.4	81	0.04	0.09
		可食部100g	26		0.2	3.3	0.1	4.7	1.0	230	0.12	0.27
カリフラワー		1個600g	300	84	0	9.0	0.3	15.6	6.9	6	0.18	0.33
		1房25g	25	7	0	0.7	微	1.3	0.6	1	0.02	0.03
		サラダ1人分80g	80	22	0	2.4	0.1	4.2	1.8	2	0.05	0.08
		可食部100g	28		0	3.0	0.1	5.2	2.3	2	0.06	0.11
きく		1個10g	9	2	0	0.1	0	0.6	0.3	1	0.01	0.01
		可食部100g	25			1.4	0	6.5	3.1	6	0.10	0.11
キャベツ	キャベツ	小1枚50g	43	9	0	0.6	0.1	2.2	1.4	2	0.02	0.01
		可食部100g	21		0	1.3	0.2	5.2	3.4	4	0.04	0.03
	グリーンボール	1枚50g	43	9	0	0.6	微	1.8	1.1	4	0.02	0.02
		可食部100g	20		0	1.4	0.1	4.3	2.7	9	0.05	0.04
	紫キャベツ 別名 レッドキャベツ	1枚50g	45	14	0	0.9	微	3.0	1.8	1	0.03	0.01
		可食部100g	30		0	2.0	0.1	6.7	3.9	3	0.07	0.03

C	E	カルシウム	鉄	リン	カリウム	ナトリウム	亜鉛	食物繊維総量	水分	MEMO	80kcalあたりの重量
mg	mg	mg	mg	mg	mg	mg	mg	g	g		g
29	1.1	88	0.7	15	116	8	0.1	1.0	32.3	廃棄率30%(葉元)。カロテンやビタミンC、鉄などが多く含まれる	400
82	3.1	250	2.1	42	330	24	0.3	2.9	92.3		
155	17.6	54	1.8	155	1620	4	1.1	12.6	274.3	廃棄率10%(種、わた、へた)。えびす、みやこの2品種が全体の生産量の50%を占めている	103
58	6.6	20	0.7	58	608	1	0.4	4.7	102.9		
13	1.5	5	0.2	13	135	微	0.1	1.1	22.9		
43	4.9	15	0.5	43	450	1	0.3	3.5	76.2		
22	2.5	27	0.7	58	548	1	0.4	3.8	118.8	廃棄率9%(種、わた、へた)。皮に深い縦みぞがあり、果肉は水分が多く粘質。黒皮、ちりめんなどの種類がある	195
2	0.3	3	0.1	6	60	微	微	0.4	13.0		
16	1.8	20	0.5	42	400	1	0.3	2.8	86.7		
320	15.0	700	11.0	360	3100	300	4.5	18.5	451.5	株元を除いたもの。ピリッとした辛みと香りがあり、葉や茎は漬け物に利用する	308
22	1.1	49	0.8	25	217	21	0.3	1.3	31.6		
64	3.0	140	2.2	72	620	60	0.9	3.7	90.3		
243	0.6	72	1.8	204	1230	24	1.8	8.7	272.4	廃棄率50%(茎、葉)。キャベツの変種で、つぼみを食べる。乳白色のほか、紫や黄緑、緑色をした種類もある	286
20	微	6	0.2	17	103	微	0.2	0.7	22.7		
65	0.2	19	0.5	54	328	6	0.5	2.3	72.6		
81	0.2	24	0.6	68	410	8	0.6	2.9	90.8		
1	0.4	2	0.1	3	25	微	微	0.3	8.2	廃棄率15%(はなびらのつけ根)。花の色、香り、歯ざわりを楽しむ食用ぎく	320
11	4.6	22	0.7	28	280	2	0.3	3.4	91.5		
18	微	18	0.1	12	86	2	0.1	0.8	39.9	廃棄率15%(芯)。冬キャベツと春キャベツがあるが、成分値の変動はほとんどない	381
41	0.1	43	0.3	27	200	5	0.2	1.8	92.7		
20	0.1	25	0.2	18	116	2	0.1	0.7	40.2	廃棄率15%(芯)。鮮やかな緑色をした小型キャベツで葉がやわらかい	400
47	0.2	58	0.4	41	270	4	0.2	1.6	93.4		
31	微	18	0.2	19	140	2	0.1	1.3	40.7	廃棄率10%(芯)。葉の表面は紫色をしているが、葉肉は白色	267
68	0.1	40	0.5	43	310	4	0.3	2.8	90.4		

上部見出し：ミン／ミネラル

穀類
いも・でんぷん類
肉類
魚介類
卵類
乳類
豆類
野菜類
きのこ類
海藻類
果実類
種実類
砂糖・甘味類
調味料・香辛料類
油脂類
し好類
野菜

野菜類

食品名	めやす量	正味量	エネルギー	食塩相当量	三大栄養素				ビタ		
					たんぱく質	脂質	炭水化物	(*糖質)	A (レチノール当量)	B1	B2
		g	kcal	g	g	g	g	g	μg	mg	mg
きゅうり	1本100g	98	13	0	1.0	0.1	2.9	1.8	27	0.03	0.03
	可食部100g	13	0	1.0	0.1	3.0	1.9	28	0.03	0.03
京菜 別名 水菜	1/6束120g	102	23	0.1	2.2	0.1	4.9	1.8	112	0.08	0.15
	可食部100g	23	0.1	2.2	0.1	4.8	1.8	110	0.08	0.15
グリーンアスパラガス	太1本30g	24	5	0	0.6	微	0.9	0.5	7	0.03	0.04
	細1本10g	8	2	0	0.2	微	0.3	0.2	2	0.01	0.01
	可食部100g	21	0	2.6	0.2	3.9	2.1	31	0.14	0.15
グリンピース 別名 むきえんどう	むき実カップ1杯120g	120	91	0	8.3	0.5	18.4	9.1	42	0.47	0.19
	大さじ1杯10g	10	8	0	0.7	微	1.5	0.7	4	0.04	0.02
	可食部100g	76	0	6.9	0.4	15.3	7.6	35	0.39	0.16
クレソン 別名 みずがらし	1束40g	34	4	微	0.7	微	0.9	0	78	0.03	0.07
	1本6g	5	1	微	0.1	微	0.1	0	12	0.01	0.01
	可食部100g	13	0.1	2.1	0.1	2.5	0	230	0.10	0.20
くわい	1個30g	24	31	0	1.5	微	6.4	5.8	〔0〕	0.03	0.02
	可食部100g	128	0	6.3	0.1	26.6	24.2	〔0〕	0.12	0.07
ごぼう	中1本200g	180	104	0	3.2	0.2	27.7	17.5	微	0.09	0.07
	きんぴら1人分40g	36	21	0	0.6	微	5.5	3.5	微	0.02	0.01
	可食部100g	58	0	1.8	0.1	15.4	9.7	微	0.05	0.04
小松菜	1束300g	255	33	0	3.8	0.5	6.1	1.3	663	0.23	0.33
	1株50g	43	6	0	0.6	0.1	1.0	0.2	112	0.04	0.06
	可食部100g	13	0	1.5	0.2	2.4	0.5	260	0.09	0.13
さやいんげん 別名 三度豆	1本8g	8	2	0	0.1	微	0.4	0.2	4	微	0.01
	あえ物1人分50g	49	11	0	0.9	微	2.5	1.3	24	0.03	0.05
	可食部100g	23	0	1.8	0.1	5.1	2.7	49	0.06	0.11

	80kcal あたりの重量
	穀類
	いも・でんぷん類
	肉類
	魚介類
	卵類
	乳類
	豆類
	野菜類
	きのこ類
	海藻類
	果実類
	種実類
	砂糖・甘味類
	調味料・香辛料類
	油脂類
	し好類
	野菜

ミン		ミネラル						食物繊維総量	水分	MEMO	80kcal あたりの重量
C	E	カルシウム	鉄	リン	カリウム	ナトリウム	亜鉛				
mg	mg	mg	mg	mg	mg	mg	mg	g	g		g
14	0.3	25	0.3	35	196	1	0.2	1.1	93.5	廃棄率2%（両端）。季節による成分値の変動はわずか	615
14	0.3	26	0.3	36	200	1	0.2	1.1	95.4		
56	1.8	214	2.1	65	490	37	0.5	3.1	93.2	廃棄率15%（株元）。京都の壬生地方でとれる壬生菜も京菜の一種	348
55	1.8	210	2.1	64	180	36	0.5	3.0	91.4		
4	0.4	5	0.2	14	65	微	0.1	0.4	22.7	廃棄率20%（根元）。季節による成分値の変動はほとんどない	381
1	0.1	2	0.1	5	22	微	微	0.1	7.4		
15	1.5	19	0.7	60	270	2	0.5	1.8	92.6		
23	0.1	28	2.0	144	408	1	1.4	9.2	91.8	さやつきの場合、廃棄率55%。えんどうの種実用品種。さや用品種がさやえんどう	105
2	微	2	0.2	12	34	微	微	0.8	7.7		
19	0.1	23	1.7	120	340	1	1.2	7.7	76.5		
9	0.5	37	0.4	19	112	8	0.1	0.9	32.0	廃棄率15%（株元）。清流に自生するが、栽培品もふえている。ピリッとした辛みと香りが特徴	615
1	0.1	6	0.1	3	17	1	微	0.1	4.7		
26	1.6	110	1.1	57	330	23	0.2	2.5	94.1		
微	0.7	1	0.2	36	144	1	0.5	0.6	15.7	廃棄率20%（皮、芽）。青くわいが主流。白くわいは中国大陸で栽培されている	63
2	3.0	5	0.8	150	600	3	2.2	2.4	65.5		
5	1.1	83	1.3	112	576	32	1.4	10.3	147.1	廃棄率10%（皮、根元）。季節による栄養成分の変動はほとんどない	138
1	0.2	17	0.3	22	115	6	0.3	2.1	29.4		
3	0.6	46	0.7	62	320	18	0.8	5.7	81.7		
99	2.3	434	7.1	115	1275	38	0.5	4.8	240.0	廃棄率15%（株元、いたんだ葉）。栽培品が一年中出回るが、本来は、寒さに強い冬の野菜	615
17	0.4	73	1.2	19	215	6	微	0.8	40.5		
39	0.9	170	2.8	45	500	15	0.2	1.9	94.1		
1	微	4	0.1	3	21	微	微	0.2	7.4	廃棄率3%（筋、両端）。最近は筋のない品種が多く出回っている	348
4	0.1	24	0.3	20	127	微	0.1	1.2	45.2		
8	0.2	48	0.7	41	260	1	0.3	2.4	92.2		

食品名	めやす量	正味量	エネルギー	食塩相当量	三大栄養素				ビタ		
					たんぱく質	脂質	炭水化物	(*糖質)	A (レチノール当量)	B1	B2
		g	kcal	g	g	g	g	g	µg	mg	mg
さやえんどう 別名 絹さや	1枚2g	2	1	0	0.1	微	0.2	0.1	1	微	微
	つけ合わせ 1人分40g	36	14	0	1.1	0.1	2.7	1.6	17	0.05	0.04
	可食部100g	38	0	3.1	0.2	7.5	4.5	47	0.15	0.11
サラダ菜	1株100g	90	9	0	0.9	0.2	2.4	0.8	162	0.05	0.12
	1枚6g	5	1	0	0.1	微	0.1	微	9	微	0.01
	可食部100g	10	0	1.0	0.2	2.7	0.9	180	0.06	0.13
ししとうがらし 別名 青とう	1本4g	4	1	0	0.1	微	0.2	0.1	2	微	微
	可食部100g	25	0	1.9	0.3	5.7	2.1	44	0.07	0.07
しそ しそ葉 別名 大葉	1枚1g	1	微	0	微	微	0.1	0	9	微	微
	可食部100g	32	0	3.9	0.1	7.5	0.2	880	0.13	0.34
しそ しその実	可食部100g	32	0	3.4	0.1	8.9	0	220	0.09	0.16
しゅんぎく 別名 菊菜	1束200g	198	40	0.4	4.6	0.6	7.7	1.4	752	0.20	0.32
	1本30g	30	6	0.1	0.7	0.1	1.2	0.2	11	0.03	0.05
	可食部100g	20	0.2	2.3	0.3	3.9	0.7	380	0.10	0.16
しょうが しょうが 別名 根しょうが、ひねしょうが	1かけ10g	8	2	0	0.1	微	0.5	0.4	微	微	微
	可食部100g	28	0	0.9	0.3	6.6	4.5	微	0.03	0.02
しょうが 葉しょうが 別名 はじかみ	1本5g	3	微	0	微	微	0.1	微	微	微	微
	可食部100g	9	0	0.5	0.2	2.1	0.5	微	0.02	0.03
しろうり	1本250g	188	28	0	1.7	0.2	6.2	3.9	11	0.06	0.06
	可食部100g	15	0	0.9	0.1	3.3	2.1	6	0.03	0.03
ずいき	1本150g	105	16	0	0.5	0	4.3	2.6	9	0.01	0.02
	可食部100g	15	0	0.5	0	4.1	2.5	9	0.01	0.02
ズッキーニ	1本150g	144	23	0	1.9	0.1	4.0	2.2	39	0.07	0.07
	可食部100g	16	0	1.3	0.1	2.8	1.5	27	0.05	0.05

穀類
いも・でんぷん類
肉類
魚介類
卵類
乳類
豆類
野菜類
きのこ類
海藻類
果実類
種実類
砂糖・甘味類
調味料・香辛料類
油脂類
し好類
野菜

ミン		ミネラル						食物繊維総量	水分	MEMO	80kcalあたりの重量
C	E	カルシウム	鉄	リン	カリウム	ナトリウム	亜鉛				
mg	mg	mg	mg	mg	mg	mg	mg	g	g		g
1	微	1	微	1	4	微	微	0.1	1.8	廃棄率9%（筋、両端）。成分値には中国産や台湾産の輸入品も含まれる	211
22	0.3	13	0.3	23	72	微	0.2	1.1	31.9		
60	0.7	35	0.9	63	200	1	0.6	3.0	88.6		
13	1.3	50	2.2	44	369	5	0.2	1.6	85.4	廃棄率10%（株元）。レタスの仲間で、葉がやわらかくて生食向き	800
1	0.1	3	0.1	2	21	微	微	0.1	4.7		
14	1.4	56	2.4	49	410	6	0.2	1.8	94.9		
2	0.1	微	微	1	14	微	微	0.1	3.7	廃棄率10%（へた）。とうがらしの甘味種で、食用にするのは未熟果	333
57	1.3	11	0.5	34	340	1	0.3	3.6	91.4		
微	微	2	微	1	5	微	微	0.1	0.9	小枝つきの場合の廃棄率は40%。成分値には青じそと赤じそを含む	250
26	3.9	230	1.7	70	500	1	1.3	7.3	86.7		
5	3.8	100	1.2	85	300	1	1.0	8.9	85.7	花穂が成熟して実を結んだもの	250
38	3.4	238	3.4	87	911	145	0.4	6.3	181.8	廃棄率1%（根元）。最近は水耕栽培品も出回っていて、成分値には水耕栽培品も含まれる	400
6	0.5	36	0.5	13	138	22	0.1	1.0	27.5		
19	1.7	120	1.7	44	460	73	0.2	3.2	91.8		
微	微	1	微	2	22	微	微	0.2	7.3	廃棄率20%（皮）。成分値には中国からの輸入品も含まれる	286
2	0.1	12	0.5	25	270	6	0.1	2.1	91.4		
微	微	微	微	1	9	微	微	微	2.9	廃棄率40%（葉、茎）。さっとゆでて甘酢に漬けたりする	889
3	0.1	15	0.4	21	310	5	0.4	1.6	96.3		
15	0.4	66	0.4	38	414	2	0.4	2.3	179.2	廃棄率25%（わた、両端）。まくわうりの変種。皮は薄緑色をしていて、完熟すると白くなる	533
8	0.2	35	0.2	20	220	1	0.2	1.2	95.3		
5	0.4	84	0.1	14	410	1	1.1	1.7	99.2	廃棄率30%（根元、皮）。さといもの茎。煮物などに	533
5	0.4	80	0.1	13	390	1	1.0	1.6	94.5		
29	0.6	35	0.7	53	461	1	0.6	1.9	136.7	廃棄率4%（両端）。ペポかぼちゃの一種。皮の色が緑色と黄色のものがある	500
20	0.4	24	0.5	37	320	1	0.4	1.3	94.9		

139

野菜類

食品名	めやす量	正味量	エネルギー	食塩相当量	三大栄養素 たんぱく質	脂質	炭水化物	(*糖質)	ビタ A (レチノール当量)	B1	B2
		g	kcal	g	g	g	g	g	μg	mg	mg
スナップえんどう 別名 スナックえんどう	1さや10g	10	5	0	0.3	微	1.0	0.7	3	0.01	0.01
	可食部100g	47	0	2.9	0.1	9.9	7.4	34	0.13	0.09
そら豆 別名 おたふく豆、一寸豆	1粒5g	4	4	0	0.4	微	0.6	0.5	1	0.01	0.01
	可食部100g	102	0	10.9	0.2	15.5	12.9	20	0.30	0.20
せり	1束150g	105	18	0	2.1	0.1	3.5	0.8	168	0.04	0.14
	可食部100g	17	0	2.0	0.1	3.3	0.8	160	0.04	0.13
セロリ	1本150g	98	12	0.1	0.4	0.1	3.5	2.0	4	0.03	0.03
	可食部100g	12	0.1	0.4	0.1	3.6	2.1	4	0.03	0.03
タアサイ（塌菜）	小1株250g	235	28	0.2	3.1	0.5	5.2	0.7	423	0.12	0.21
	可食部100g	12	0.1	1.3	0.2	2.2	0.3	180	0.05	0.09
大根 根	中1本800g	680	102	0	2.7	0.7	27.9	19.1	〔0〕	0.14	0.07
	大根おろし 30g	26	4	0	0.1	微	1.1	0.8	〔0〕	0.01	微
	可食部100g	15	0	0.4	0.1	4.1	2.8	〔0〕	0.02	0.01
大根 葉	1本分150g	135	31	0.1	3.0	0.1	7.2	1.8	446	0.12	0.22
	可食部100g	23	0.1	2.2	0.1	5.3	1.3	330	0.09	0.16
たけのこ	小1本300g	150	41	0	5.4	0.3	6.5	2.3	2	0.08	0.17
	可食部100g	27	0	3.6	0.2	4.3	1.5	1	0.05	0.11
たけのこ（ゆで）	小1本150g	150	47	0	5.3	0.3	8.3	3.3	2	0.06	0.14
	可食部100g	31	0	3.5	0.2	5.5	2.2	1	0.04	0.09
玉ねぎ 玉ねぎ	中1個150g	141	47	0	1.4	0.1	11.8	9.7	0	0.06	0.01
	小玉ねぎ1個 25g	24	8	0	0.2	微	2.0	1.7	0	0.01	微
	可食部100g	33	0	1.0	0.1	8.4	6.9	0	0.04	0.01
玉ねぎ 紫玉ねぎ 別名 赤玉ねぎ、レッドオニオン	1個150g	138	47	0	1.2	0.1	12.4	10.1	〔0〕	0.04	0.03
	可食部100g	34	0	0.9	0.1	9.0	7.3	〔0〕	0.03	0.02

穀類

いも・でんぷん類

肉類

魚介類

卵類

乳類

豆類

野菜類

きのこ類

海藻類

果実類

種実類

砂糖・甘味類

調味料・香辛料類

油脂類

し好類

ミン		ミネラル						食物繊維総量	水分	MEMO	80kcalあたりの重量
C	E	カルシウム	鉄	リン	カリウム	ナトリウム	亜鉛				
mg	mg	mg	mg	mg	mg	mg	mg	g	g		g
4	微	3	0.1	6	16	微	微	0.3	8.7	廃棄率5%（筋、両端）。実が大きくなってもさやがかたくならない品種	170
43	0.4	32	0.6	62	160	1	0.4	2.5	86.6		
1	微	1	0.1	9	18	微	0.1	0.1	2.9	廃棄率25%（皮）。さやが空に向いてつくのが特徴	78
23	微	22	2.3	220	440	1	1.4	2.6	72.3		
21	0.7	36	1.7	54	431	20	0.3	2.6	98.1	廃棄率30%（根元、皮）	471
20	0.7	34	1.6	51	410	19	0.2	2.5	93.4		
7	0.2	38	0.2	38	402	27	0.7	1.5	92.8	廃棄率35%（根元、葉、細い茎、筋）。成分値には輸入品も含まれる	667
7	0.2	39	0.2	39	410	28	0.2	1.5	94.7		
73	3.5	282	1.6	108	1011	68	1.2	4.5	221.6	廃棄率6%（株元）。中国野菜の一種。葉の表面に縮みがある	667
31	1.5	120	0.7	46	430	29	0.5	1.9	94.3		
75	0	156	1.4	116	1564	116	0.7	8.8	643.3	廃棄率15%（根元、葉元、皮）。いろいろな種類があるが、主流は辛みが少なく、甘みが強い青首大根。成分値は皮むき	533
3	0	6	0.1	4	60	4	微	0.3	24.6		
11	0	23	0.2	17	230	17	0.1	1.3	94.6		
72	5.1	351	4.2	70	540	65	0.1	5.4	122.3	廃棄率10%（葉元）。カロテンが豊富な緑黄色野菜	348
53	3.8	260	3.1	52	400	48	0.4	4.0	90.6		
15	1.1	24	0.6	93	780	微	2.0	4.2	136.2	廃棄率50%（竹皮、根元）、はちく、まだけなど小型のものは60%。一般的なのは孟宗竹のたけのこ	296
10	0.7	16	0.4	62	520	微	1.3	2.8	90.8		
12	1.5	26	0.6	90	705	2	1.8	5.0	134.9	水煮たけのことして出回っている、ゆでてアクを抜いた市販品	258
8	1.0	17	0.4	60	470	1	1.2	3.3	89.9		
10	微	24	0.4	44	212	3	0.3	2.1	127.0	廃棄率6%（皮、両端）。春に早どりしたものを新玉ねぎというが、成分値の変動はわずか	242
2	微	4	0.1	7	36	微	微	0.4	21.6		
7	微	17	0.3	31	150	2	0.2	1.5	90.1		
10	0.1	26	0.4	47	207	3	0.1	2.3	123.6	廃棄率8%（皮、両端）。辛みが少なく、サラダなどの生食向き	235
7	0.1	19	0.3	34	150	2	0.2	1.7	89.6		

野菜

食品名	めやす量	正味量	エネルギー	食塩相当量	三大栄養素				ビタ		
					たんぱく質	脂質	炭水化物	(*糖質)	A (レチノール当量)	B1	B2
		g	kcal	g	g	g	g	g	µg	mg	mg
チコリ 別名 アンディーブ	1個150g	128	22	0	1.3	微	5.0	3.6	1	0.08	0.03
	可食部100g	17	0	1.0	微	3.9	2.8	1	0.06	0.02
チンゲンサイ （青梗菜）	1株100g	85	8	0.1	0.5	0.1	1.7	0.7	145	0.03	0.06
	可食部100g	9	0.1	0.6	0.1	2.0	0.8	170	0.03	0.07
つまみな	1つかみ20g	20	4	微	0.4	0.1	0.7	0.3	32	0.01	0.03
	可食部100g	19	0.1	1.9	0.3	3.6	1.3	160	0.06	0.14
つるむらさき	1束200g	200	22	0	1.4	0.4	5.2	0.8	500	0.06	0.14
	可食部100g	11	0	0.7	0.2	2.6	0.4	250	0.03	0.07
とうがん	煮物1人分100g	70	11	0	0.4	0.1	2.7	1.8	[0]	0.01	0.01
	可食部100g	15	0	0.5	0.1	3.8	2.5	[0]	0.01	0.01
トウミョウ	1つかみ20g	20	6	0	0.8	0.1	0.8	0.1	68	0.05	0.05
	可食部100g	28	0	3.8	0.4	4.0	0.7	340	0.24	0.27
とうもろこし スイートコーン	1本450g	225	200	0	8.1	3.8	37.8	31.1	9	0.34	0.23
	3cm輪切り40g	28	25	0	1.0	0.5	4.7	3.9	1.1	0.04	0.03
	可食部100g	89	0	3.6	1.7	16.8	13.8	4	0.15	0.10
ヤングコーン 別名 ベビーコーン	1本8g	8	2	0	0.2	微	0.5	0.3	微	0.01	0.01
	可食部100g	29	0	2.3	0.2	6.0	3.3	3	0.09	0.11
トマト トマト	中1個150g	146	29	0	1.0	0.1	6.9	5.4	66	0.07	0.03
	可食部100g	20	0	0.7	0.1	4.7	3.7	45	0.05	0.02
ミニトマト 別名 プチトマト、チェリートマト	1個10g	10	3	0	0.1	微	0.7	0.6	8	0.01	0.01
	可食部100g	30	0	1.1	0.1	7.2	5.8	80	0.07	0.05
ねぎ類 長ねぎ 別名 根深ねぎ	1本120g	72	25	0	1.0	0.1	6.0	4.2	5	0.04	0.03
	10cm20g	20	7	0	0.3	微	1.7	1.2	1	0.01	0.01
	可食部100g	35	0	1.4	0.1	8.3	5.8	7	0.05	0.04

C	E	カルシウム	鉄	リン	カリウム	ナトリウム	亜鉛	食物繊維総量	水分	MEMO	80kcalあたりの重量
mg	mg	mg	mg	mg	mg	mg	mg	g	g		g
3	0.3	31	0.3	32	218	4	0.3	1.4	121.2	廃棄率15%（株元、芯）。白菜の芯に似た形をしている	471
2	0.2	24	0.2	25	170	3	0.2	1.1	94.7		
20	0.6	85	0.9	23	221	27	0.1	1.0	81.6	廃棄率15%（芯）。中国野菜。熱を加えると緑色が鮮やかになる	889
24	0.7	100	1.1	27	260	32	0.3	1.2	96.0		
9	0.3	42	0.7	11	90	1	0.1	0.5	18.5	雪白体菜［せっぱくたいさい］を、本葉が5～6枚つくまでの間に若どりしたもの	421
47	1.4	210	3.3	55	450	22	0.4	2.3	92.3		
82	2.2	300	1.0	56	420	18	0.8	4.4	190.2	葉、若茎を食用にする。肉厚で光沢があり、特有のぬめりがある	727
41	1.1	150	0.5	28	210	9	0.4	2.2	95.1		
27	0.1	13	0.1	13	140	1	0.1	0.9	66.6	廃棄率30%（へた、皮、わた）。品種によって大小がある。果肉はやわらかく、味も香りも淡白	533
39	0.1	19	0.2	18	200	1	0.1	1.3	95.2		
16	0.7	7	0.2	12	70	1	0.1	0.7	18.2	中国野菜の一種で、えんどうの若い茎葉。根元を除いたもので計測	286
79	3.3	34	1.0	61	350	7	0.4	3.3	90.9		
18	0.7	7	1.8	225	653	微	2.3	6.8	173.5	廃棄率50%（皮、芯など）。皮なしの場合は30%。とうもろこしの中でも甘みの強い種で、未熟なうちに収穫する。ハニーバンタムが代表的	90
2	0.1	1	0.2	28	81	微	0.3	0.8	21.6		
8	0.3	3	0.8	100	290	微	1.0	3.0	77.1		
1	微	2	微	5	18	0	0.1	0.2	7.3	スイートコーンをごく若いうちに収穫したもの	276
9	0.4	19	0.4	63	230	0	0.8	2.7	90.9		
22	1.3	10	0.3	38	307	4	0.1	1.5	137.2	廃棄率3%（へた）。出回っているトマトのほとんどは、完熟型と呼ばれる品種	400
15	0.9	7	0.2	26	210	3	0.1	1.0	94.0		
3	0.1	1	微	3	29	微	微	0.1	9.1	廃棄率2%（へた）。赤のほか、黄色のものもある	267
32	0.9	12	0.4	29	290	4	0.2	1.4	91.0		
10	0.1	26	0.2	19	144	微	0.2	1.8	64.5	廃棄率40%（根元、葉の部分）。深谷ねぎに代表される、関東地方特有のねぎ。土寄せをして白根を長くしたもの	229
3	微	7	0.1	5	40	微	0.1	0.5	17.9		
14	0.2	36	0.3	27	200	微	0.3	2.5	89.6		

ミン　ミネラル

穀類
いも・でんぷん類
肉類
魚介類
卵類
乳類
豆類
野菜類
きのこ類
海藻類
果実類
種実類
砂糖・甘味類
調味料・香辛料類
油脂類
し好類
野菜

野菜類

	食品名	めやす量	正味量	エネルギー	食塩相当量	三大栄養素				ビタ		
						たんぱく質	脂質	炭水化物	(*糖質)	A (レチノール当量)	B1	B2
			g	kcal	g	g	g	g	g	μg	mg	mg
ねぎ類	**葉ねぎ**	1本20g	19	6	0	0.4	0.1	1.2	0.6	23	0.01	0.02
		可食部100g	29	0	1.9	0.3	6.5	3.3	120	0.06	0.11
	万能ねぎ	1本3g	3	1	0	0.1	微	0.2	0.1	6	微	微
		可食部100g	26	0	2.0	0.3	5.4	2.9	190	0.08	0.14
	リーキ 別名 ポロねぎ、西洋ねぎ	1本300g	195	59	0	3.1	0.2	13.5	8.6	8	0.12	0.16
		可食部100g	30	0	1.6	0.1	6.9	4.4	4	0.06	0.08
なす	**なす**	中1個80g	72	13	0	0.8	0.1	3.7	2.1	6	0.04	0.04
		可食部100g	18	0	1.1	0.1	5.1	2.9	8	0.05	0.05
	米なす 別名 洋なす	1個250g	175	35	0	1.9	0.2	9.3	5.1	7	0.07	0.07
		可食部100g	20	0	1.1	0.1	5.3	2.9	4	0.04	0.04
	菜の花 (和種)	1束200g	200	68	0	8.8	0.4	11.6	3.2	360	0.32	0.56
		1本10g	10	3	0	0.4	微	0.6	0.2	18	0.02	0.03
		可食部100g	34	0	4.4	0.2	5.8	1.6	180	0.16	0.28
	なばな (洋種)	おひたし 1人分50g	50	18	0	2.1	0.2	3.0	1.1	110	0.06	0.12
		可食部100g	36	0	4.1	0.4	6.0	2.3	220	0.11	0.24
	にがうり 別名 ゴーヤ、つるれいし	1本200g	170	26	0	1.7	0.2	6.6	2.2	29	0.09	0.12
		可食部100g	15	0	1.0	0.1	3.9	1.3	17	0.05	0.07
にら	**黄にら**	1束40g	40	7	0	0.8	微	1.3	0.5	2	0.02	0.03
		可食部100g	18	0	2.1	0.1	3.3	1.3	5	0.05	0.08
	にら	1束100g	95	17	0	1.6	0.3	3.8	1.2	276	0.06	0.12
		1茎5g	5	1	0	0.1	微	0.2	0.1	15	微	0.01
		可食部100g	18	0	1.7	0.3	4.0	1.3	290	0.06	0.13
	にんじん	中1本200g	180	54	0.2	1.4	0.2	15.7	11.3	1242	0.11	0.09
		可食部100g	30	0.1	0.8	0.1	8.7	6.3	690	0.06	0.05

C	E	カルシウム	鉄	リン	カリウム	ナトリウム	亜鉛	食物繊維総量	水分	MEMO	80kcalあたりの重量
mg	mg	mg	mg	mg	mg	mg	mg	g	g		g
6	0.2	15	0.2	8	49	微	0.1	0.6	17.2	廃棄率7%（株元）。土寄せしないで育て、緑色の葉を食用にする。関西以南に多く、九条ねぎが代表的	276
32	0.9	80	1.0	40	260	1	0.3	3.2	90.5		
1	微	3	微	1	10	微	微	0.1	2.7	小ねぎ。廃棄率10%（株元）。葉ねぎを若どりしたもの	308
44	1.3	100	1.0	36	320	1	0.3	2.5	91.3		
21	0.6	60	1.4	53	449	4	0.6	4.9	177.1	廃棄率35%（株元、葉の部分）。白い部分が太くて短く、甘みが強い西洋ねぎ	267
11	0.3	31	0.7	27	230	2	0.3	2.5	90.8		
3	0.2	13	0.2	22	158	微	0.1	1.6	67.1	廃棄率10%（へた）。栽培されているものの大半は、長なすまたは卵形なすの黒紫色種	444
4	0.3	18	0.3	30	220	微	0.2	2.2	93.2		
11	0.5	18	0.7	46	385	2	0.4	4.2	162.8	廃棄率30%（へた）。へたが緑色をした、大型の丸なす	400
6	0.3	10	0.4	26	220	微	0.2	2.4	93.0		
260	5.8	320	5.8	172	780	32	1.4	8.4	176.8	あぶらなの若い葉と花やつぼみ、茎など、穂先だけをつみとってそろえたもの	235
13	0.3	16	0.3	9	39	2	0.1	4.2	8.8		
130	2.9	160	2.9	86	390	16	0.7	4.2	88.4		
55	0.9	49	0.5	39	205	6	0.3	1.9	44.2	かき菜などの名で売られている、菜の花の西洋種。茎が長く、葉も濃緑色で厚みがある	222
110	1.7	97	0.9	78	410	12	0.6	3.7	88.3		
129	1.4	24	0.7	53	442	2	0.3	4.4	160.5	廃棄率15%（両端、わた、種）。果肉に特有の苦みがある夏野菜	533
76	0.8	14	0.4	31	260	1	0.2	2.6	94.4		
6	0.1	6	0.3	14	72	微	0.1	0.8	37.6	にらを日光をさえぎって軟化栽培した中国野菜。アクがなく甘みがある	444
15	0.3	15	0.7	35	180	微	0.2	2.0	94.0		
18	2.4	46	0.7	29	485	2	0.3	2.6	88.0	廃棄率5%（株元）。一つの株から10回は収穫できる。味わいがよいのは一番どりのもの	444
1	0.1	2	微	2	26	微	微	0.1	4.6		
19	2.5	48	0.7	31	510	1	0.3	2.7	92.6		
7	0.9	52	0.4	47	432	49	0.4	4.3	161.5	廃棄率10%（根元、葉元、皮）。成分値は、皮をむいたもの。季節による成分値の変動はわずか	229
4	0.5	29	0.2	26	240	27	0.2	2.4	89.7		

穀類
いも・でんぷん類
肉類
魚介類
卵類
乳類
豆類
野菜類
きのこ類
海藻類
果実類
種実類
砂糖・甘味類
調味料・香辛料類
油脂類
し好類

野菜

野菜類

食品名		めやす量	正味量	エネルギー	食塩相当量	三大栄養素				ビタ		
						たんぱく質	脂質	炭水化物	(*糖質)	A (レチノール当量)	B1	B2
			g	kcal	g	g	g	g	g	μg	mg	mg
にんにく	にんにく	1個100g	91	118	0	5.8	0.8	25.0	19.4	0	0.17	0.06
		1かけ7g	6	8	0	0.4	0.1	1.7	1.8	0	0.01	微
		可食部100g	129	0	6.4	0.9	27.5	21.3	0	0.19	0.07	
	にんにくの芽 別名 茎にんにく	1束100g	100	44	0	1.9	0.3	10.6	6.8	60	0.11	0.10
		可食部100g	44	0	1.9	0.3	10.6	6.8	60	0.11	0.10	
白菜		1枚100g	94	12	0	0.8	0.1	3.0	1.8	8	0.03	0.03
		大1枚150g	141	18	0	1.1	0.1	4.5	2.7	11	0.04	0.04
		可食部100g	13	0	0.8	0.1	3.2	1.9	8	0.03	0.03	
パセリ		1本10g	9	3	0	0.4	0.1	0.7	0.1	56	0.01	0.02
		可食部100g	34	0	4.0	0.7	7.8	1.0	620	0.12	0.24	
葉とうがらし		1束400g	160	51	0	5.4	0.2	11.5	2.4	688	0.25	0.45
		可食部100g	32	0	3.4	0.1	7.2	1.5	430	0.08	0.28	
ビーツ 別名 ビート、テーブルビート		1個200g	180	68	0.2	2.9	0.2	16.7	11.9	〔0〕	0.09	0.09
		可食部100g	38	0.1	1.6	0.1	9.3	6.6	〔0〕	0.05	0.05	
ピーマン	ピーマン	中1個40g	34	7	0	0.3	0.1	1.7	0.9	11	0.01	0.01
		可食部100g	20	0	0.9	0.2	5.1	2.8	33	0.03	0.03	
	赤ピーマン 別名 クイーンベル、パプリカ	1個150g	135	38	0	1.4	0.3	9.7	7.5	119	0.08	0.19
		可食部100g	28	0	1.0	0.2	7.2	5.6	88	0.06	0.14	
	黄ピーマン 別名 キングベル、パプリカ	1個150g	135	38	0	1.1	0.3	8.9	7.2	23	0.05	0.04
		可食部100g	28	0	0.8	0.2	6.6	5.3	17	0.04	0.03	
ブロッコリー		1株250g	163	41	微	8.8	1.0	10.8	2.4	122	0.28	0.37
		つけ合わせ 1人分80g	80	13	微	4.3	0.5	5.3	1.2	60	0.14	0.18
		1房25g	25	9	微	1.4	0.2	1.7	0.4	19	0.04	0.06
		可食部100g	37	微	5.4	0.6	6.6	1.5	75	0.17	0.23	

ミン		ミネラル						食物繊維総量	水分	MEMO	80kcalあたりの重量
C	E	カルシウム	鉄	リン	カリウム	ナトリウム	亜鉛				
mg	mg	mg	mg	mg	mg	mg	mg	g	g		g
11	0.5	13	0.7	146	464	7	0.7	5.6	58.1	廃棄率9%（根元、皮）。山中や林中に自生するものを行者［ぎょうじゃ］にんにくという	62
1	微	1	微	10	31	微	微	0.4	3.8		
12	0.5	14	0.8	160	510	8	0.8	6.2	63.9		
45	0.8	45	0.5	33	160	9	0.3	3.8	86.7	にんにくの葉が出たあとに伸びた花茎で、花が咲く前の若い茎を食用にする	182
45	0.8	45	0.5	33	160	9	0.3	3.8	86.7		
18	0.2	40	0.3	31	207	9	0.2	1.2	89.5	廃棄率6%（株元）。季節による成分値の変動はわずか	615
27	0.3	61	0.4	47	310	8	0.3	1.8	134.2		
19	0.2	43	0.3	33	220	6	0.2	1.3	95.2		
11	0.3	26	0.7	5	90	1	微	0.6	7.6	廃棄率10%（茎）。香辛野菜の一種	235
120	3.3	290	7.5	61	1000	9	1.0	6.8	84.7		
147	12.3	784	3.5	104	1040	5	0.6	9.1	138.7	廃棄率60%（かたい茎、へた）。実と葉を使ってつくだ煮やしそ巻きなどに	250
92	7.7	490	2.2	65	650	3	0.4	5.7	86.7		
9	0.2	22	0.7	41	828	54	0.5	4.9	157.7	廃棄率10%（根、皮、葉元）。ゆでてマリネにしたり、ボルシチに	211
5	0.1	12	0.4	23	460	30	0.3	2.7	87.6		
26	0.3	4	0.1	7	65	微	0.1	0.8	31.8	廃棄率15%（へた、芯、種）。完熟させると赤くなる	400
76	0.8	11	0.4	22	190	1	0.2	2.3	93.4		
230	5.8	9	0.5	30	284	微	0.3	2.2	123.0	廃棄率10%（へた、芯、種）。ずんぐりした形で肉厚の外来種。対象は輸入品	286
170	4.3	7	0.4	22	210	微	0.2	1.6	91.1		
203	3.2	11	0.4	28	270	微	0.3	1.8	124.2	廃棄率10%（へた、芯、種）。ずんぐりした形で肉厚の外来種。対象は輸入品	286
150	2.4	8	0.3	21	200	微	0.2	1.3	92.0		
232	4.9	82	2.1	179	750	11	1.3	8.3	140.5	廃棄率35%（茎、葉）。野生キャベツの変種で、つぼみと茎を食べる。季節による成分値の変動はわずか	216
112	2.4	40	1.0	88	368	6	0.6	4.1	69.0		
35	0.8	13	0.3	28	115	2	0.2	2.0	21.6		
140	3.0	50	1.3	110	460	7	0.8	5.1	86.2		

穀類
いも・でんぷん類
肉類
魚介類
卵類
乳類
豆類
野菜類
きのこ類
海藻類
果実類
種実類
砂糖・甘味類
調味料・香辛料類
油脂類
し好類

野菜

食品名		めやす量	正味量	エネルギー	食塩相当量	三大栄養素				ビタ		
						たんぱく質	脂質	炭水化物	(*糖質)	A (レチノール当量)	B1	B2
			g	kcal	g	g	g	g	g	μg	mg	mg
ほうれんそう		1束300g	270	49	0	5.9	1.1	8.4	0.8	945	0.30	0.54
		1株30g	27	5	0	0.6	0.1	0.8	0	95	0.03	0.05
		可食部100g		18	0	2.2	0.4	3.1	0.3	350	0.11	0.20
三つ葉	糸三つ葉	1束50g	46	6	0	0.4	微	1.3	0.2	124	0.02	0.06
		可食部100g		12	0	0.9	0.1	2.9	0.6	270	0.04	0.14
	切り三つ葉	1束50g	50	8	0	0.5	0.1	2.0	0.8	31	0.02	0.05
		可食部100g		16	0	1.0	0.1	4.0	1.5	61	0.03	0.09
	根三つ葉	1束300g	195	37	0	3.7	0.2	8.0	2.3	273	0.10	0.25
		1株25g	16	3	0	0.3	微	0.7	0.2	22	0.01	0.02
		可食部100g		19	0	1.9	0.1	4.1	1.2	140	0.05	0.13
みょうが		1個15g	15	2	0	0.1	微	0.4	0.1	微	0.01	0.01
		可食部100g		11	0	0.9	0.1	2.6	0.5	3	0.05	0.05
芽キャベツ		1個15g	15	8	0	0.9	微	1.5	0.7	9	0.03	0.03
		可食部100g		52	0	5.7	0.1	9.9	4.4	59	0.19	0.23
もやし	アルファルファ	サラダ1人分20g	20	2	0	0.3	微	0.4	0.1	1	0.01	0.02
		可食部100g		11	0	1.6	0.1	2.0	0.6	5	0.07	0.09
	大豆もやし	ナムル1人分30g	29	8	0	1.1	0.4	0.7	0	[0]	0.03	0.02
		可食部100g	29	29	0	3.7	1.5	2.3	0	[0]	0.09	0.07
	ブラックマッペもやし	1袋250g	250	43	0	5.5	微	7.0	3	[0]	0.10	0.15
		おひたし1人分60g	60	10	0	1.3	微	1.7	0.8	[0]	0.02	0.04
		つけ合わせ1人分40g	40	7	0	0.9	微	1.1	0.5	[0]	0.02	0.02
		可食部100g		17	0	2.2	微	2.8	1.3	[0]	0.04	0.06
	緑豆もやし	つけ合わせ1人分40g	39	6	0	0.7	微	1.0	0.5	微	0.02	0.02
		可食部100g		15	0	1.7	0.1	2.6	1.3	微	0.04	0.05

ビタ	ミン	ミネラル						食物繊維総量	水分	MEMO	80kcalあたりの重量
C	E	カルシウム	鉄	リン	カリウム	ナトリウム	亜鉛				
mg	mg	mg	mg	mg	mg	mg	mg	g	g		g
95	5.7	132	5.4	127	1863	43	1.9	7.6	249.5	廃棄率10%（株元）。旬は冬でビタミンCの含有量も夏の3倍に。成分値は平均値で、夏どりは20mg、冬どりは60mgに	444
9	0.6	13	0.5	13	186	4	0.2	0.8	24.9		
35	2.1	49	2.0	47	690	16	0.7	2.8	92.4		
6	0.4	22	0.4	22	230	1	微	1.1	43.5	廃棄率8%（株元）。水耕栽培が主で、根にスポンジがついた状態で出荷される	667
13	0.9	47	0.9	47	500	3	0.1	2.3	94.6		
4	0.4	13	0.2	25	320	4	0.1	1.3	46.9		500
8	0.7	25	0.3	50	640	8	0.1	2.5	93.8		
43	2.1	101	3.5	125	975	10	0.4	5.7	180.8	廃棄率35%（根、株元）。軟白栽培をしたもので、茎が白く太いのが特徴。三つ葉の中でいちばん香りが強い	421
4	0.2	8	0.3	10	80	1	微	0.5	14.8		
22	1.1	52	1.8	64	500	5	0.2	2.9	92.7		
微	微	4	0.1	2	32	微	0.1	0.3	14.3	花が咲く前のつぼみと若茎を食用にする	727
2	0.1	25	0.5	12	210	1	0.4	2.1	95.6		
24	0.1	6	0.2	11	92	1	0.1	0.8	12.5	キャベツの変種で、直径2～3cmの球形をしている	154
160	0.6	37	1.0	73	610	5	0.6	5.5	83.2		
1	0.4	3	0.1	7	9	1	0.1	0.3	19.2	牧草のアルファルファの種子を発芽させたもの。糸のように細くやわらかい	727
5	1.9	14	0.5	37	43	7	0.4	1.4	96.0		
1	0.1	7	0.1	15	46	1	0.1	0.7	26.7	廃棄率4%（種皮、いたんだもの）。大豆を発芽させたもので、10～15cmに伸びた豆つきを食用に	276
5	0.5	23	0.5	51	160	3	0.4	2.3	92.0		
25	微	40	1.0	80	163	20	0.8	3.8	236.8	けつるあずきを発芽させたもの。最もよく出回っているもやし	471
6	微	10	0.2	19	39	5	0.2	0.9	56.8		
4	微	6	0.2	13	26	3	0.1	0.6	37.9		
10	微	16	0.4	32	65	8	0.3	1.5	94.7		
3	微	4	0.1	10	27	1	0.1	0.5	37.2	廃棄率3%（種皮、いたんだもの）。中国から輸入した緑豆を発芽させたもの	533
8	0.1	10	0.2	25	69	2	0.3	1.3	95.4		

穀類
いも・でんぷん類
肉類
魚介類
卵類
乳類
豆類
野菜類
きのこ類
海藻類
果実類
種実類
砂糖・甘味類
調味料・香辛料類
油脂類
し好類

野菜

野菜類

食品名	めやす量	正味量	エネルギー	食塩相当量	たんぱく質	脂質	炭水化物	(*糖質)	A (レチノール当量)	B1	B2
		g	kcal	g	g	g	g	g	μg	mg	mg
モロヘイヤ	1袋110g	83	30	0	4.0	0.4	5.2	0.3	697	0.15	0.35
	可食部100g	36	0		4.8	0.5	6.3	0.4	840	0.18	0.42
ゆり根	1個80g	72	86	0	2.7	0.1	20.4	16.5	〔0〕	0.06	0.05
	可食部100g	119	0		3.8	0.1	28.3	22.9	〔0〕	0.08	0.07
らっきょう	1個8g	7	6	0	0.1	微	2.1	0.6	〔0〕	微	微
	可食部100g	83	0		1.4	0.2	29.3	8.6	〔0〕	0.07	0.05
ラディッシュ 別名 二十日大根	1個15g	11	1	0	0.1	微	0.3	0.2	〔0〕	微	微
	可食部100g	13	0		0.8	0.1	3.1	1.9	〔0〕	0.02	0.02
ルバーブ	1本200g	180	41	0	1.3	0.2	10.8	6.3	5	0.07	0.09
	可食部100g	23	0		0.7	0.1	6.0	3.5	3	0.04	0.05
レタス — レタス	中1個400g	392	43	0	2.4	0.4	11.0	6.7	78	0.20	0.12
	1枚30g	29	3	0	0.2	微	0.8	0.5	6	0.01	0.01
	可食部100g	11	0		0.6	0.1	2.8	1.7	20	0.05	0.03
サニーレタス	1株300g	282	42	0	3.4	0.6	9.0	3.4	479	0.28	0.28
	1枚15g	14	2	0	0.2	微	0.4	0.2	24	0.01	0.01
	可食部100g	15	0		1.2	0.2	3.2	1.2	170	0.10	0.10
リーフレタス	1株300g	282	51	0	3.9	0.3	9.3	3.9	564	0.28	0.28
	1枚15g	14	3	0	0.2	微	0.5	0.2	28	0.01	0.01
	可食部100g	18	0		1.4	0.1	3.3	1.4	200	0.10	0.10
れんこん	小1節150g	120	79	0.1	2.3	0.1	18.6	16.2	微	0.12	0.01
	煮物1人分30g	24	16	微	0.5	微	3.7	3.2	微	0.02	微
	可食部100g	66	0.1		1.9	0.1	15.5	13.5	微	0.10	0.01
わけぎ	1束200g	192	58	0	3.1	0	14.2	8.8	422	0.12	0.19
	可食部100g	30	0		1.6	0	7.4	4.6	220	0.06	0.10

ミン		ミネラル						食物繊維総量	水分	MEMO	80kcalあたりの重量
C	E	カルシウム	鉄	リン	カリウム	ナトリウム	亜鉛				
mg	mg	mg	mg	mg	mg	mg	mg	g	g		g
54	5.4	216	0.8	91	440	1	0.5	4.9	71.5	廃棄率25%（木質の茎）で計測。若い茎葉を食用にする。刻むと粘りが出る	222
65	6.5	260	1.0	110	530	1	0.6	5.9	86.1		
6	0.4	7	0.7	51	533	1	0.5	3.9	47.9	廃棄率10%（根、根元、いたんだところ）。おにゆり、山ゆりなどの球根。でんぷんを多く含む	67
9	0.5	10	1.0	71	740	1	0.7	5.4	66.5		
2	0.1	1	微	2	16	微	微	1.4	4.8	廃棄率15%（根、薄皮、両端）。小粒のものが花らっきょう用	96
23	0.8	14	0.5	35	230	2	0.5	20.7	68.3		
1	0	2	微	5	24	1	微	0.1	10.5	廃棄率25%（ひげ根、葉、葉元）。小さなかぶに似た形の赤い丸形が一般的	615
12	0	21	0.3	46	220	8	0.1	1.2	95.3		
9	0.4	133	0.4	67	720	2	0.1	4.5	165.8	廃棄率10%（皮、両端）。ふきに似た、長さ50～60cmの赤色を帯びた葉柄を食用にする	348
5	0.2	74	0.2	37	400	1	0.1	2.5	92.1		
20	1.2	74	1.2	86	784	8	0.8	4.3	375.9	廃棄率2%（株元）。レタスの中で最も多く作られる玉レタスのこと	727
1	0.1	6	0.1	6	58	1	0.1	0.3	27.8		
5	0.3	19	0.3	22	200	2	0.2	1.1	95.9		
48	3.4	186	5.1	87	1156	11	1.1	5.6	265.4	廃棄率6%（株元）。レタスのように結球しないリーフレタスの一種で、葉が赤紫色	533
2	0.2	9	0.3	4	57	1	0.1	0.3	13.2		
17	1.2	66	1.8	31	410	4	0.4	2.0	94.1		
59	3.7	164	2.8	116	1382	17	1.4	5.4	265.1	廃棄率6%（株元）。葉は幅広く、表面が縮れている。全体に緑色で、薄くてやわらか	500
3	0.2	8	0.1	6	69	1	0.1	0.3	13.2		
21	1.3	58	1.0	41	490	6	0.5	1.9	94.0		
58	0.7	24	0.6	89	528	29	0.4	2.4	97.8	廃棄率20%（筋、皮）。はすの地下茎のこと。季節による栄養成分値の変動はほとんどない	121
12	0.1	5	0.1	18	106	6	0.1	0.3	19.6		
48	0.6	20	0.5	74	440	24	0.3	2.0	81.5		
71	2.7	113	0.8	48	442	2	0.4	5.4	173.4	廃棄率4%（株元）。形は葉ねぎに近く、葉ねぎよりやわらか	267
37	1.4	59	0.4	25	230	1	0.2	2.8	90.3		

食品名	めやす量	正味量	エネルギー	食塩相当量	三大栄養素				ビタ		
					たんぱく質	脂質	炭水化物	(*糖質)	A (レチノール当量)	B1	B2
		g	kcal	g	g	g	g	g	μg	mg	mg

●山菜他

食品名	めやす量	正味量	エネルギー	食塩相当量	たんぱく質	脂質	炭水化物	(*糖質)	A	B1	B2
うど	中1本400g	260	49	0	2.1	0.3	11.2	7.5	〔0〕	0.05	0.03
	あえ物1人分 50g	33	6	0	0.3	微	1.4	0.9	〔0〕	0.01	微
	可食部100g	19	0		0.8	0.1	4.3	2.9	〔0〕	0.02	0.01
やまうど	1本220g	143	27	0	1.6	0.1	6.1	3.6	微	0.04	0.03
	可食部100g	19	0		1.1	0.1	4.3	2.5	微	0.03	0.02
おかひじき	1パック100g	94	15	0.1	1.3	0.2	3.2	0.8	263	0.06	0.12
	可食部100g	16	0.1		1.4	0.2	3.4	0.9	280	0.06	0.13
ぜんまい	あえ物1人分 60g	51	14	0	0.9	0.1	3.4	1.4	22	0.01	0.05
	可食部100g	27	0		1.7	0.1	6.6	2.8	44	0.02	0.09
ぜんまい（ゆで）	あえ物1人分 60g	60	10	0	0.7	0.2	2.5	0.4	22	0.01	0.03
	可食部100g	17	0		1.1	0.4	4.1	0.6	36	0.01	0.05
たらの芽	1個10g	7	2	0	0.3	微	0.3	0	3	0.01	0.01
	可食部100g	27	0		4.2	0.2	4.3	0.1	48	0.15	0.20
とんぶり（ゆで）	大さじ1杯 10g	10	9	0	0.6	0.4	1.3	0.6	7	0.01	0.02
	可食部100g	89	0		6.1	3.5	12.9	5.8	67	0.11	0.17
ふき	葉なし60g	54	6	0.1	0.2	0	1.6	0.9	2	微	0.01
	可食部100g	11	0.1		0.3	0	3.0	1.7	4	微	0.02
ふきのとう	1個8g	8	3	0	0.2	微	0.8	0.3	3	0.01	0.01
	可食部100g	38	0		2.5	0.1	10.0	3.6	33	0.10	0.17
よもぎ	草もち1個分 8g	8	3	0	0.4	微	0.7	0.1	35	0.02	0.03
	可食部100g	43	0		5.2	0.3	8.7	0.9	440	0.19	0.34
わさび	1本60g	42	37	微	2.4	0.1	7.7	5.9	微	0.03	0.06
	可食部100g	89	0.1		5.6	0.2	18.4	14.0	1	0.06	0.15

C	E	カルシウム	鉄	リン	カリウム	ナトリウム	亜鉛	食物繊維総量	水分	MEMO	80kcalあたりの重量
mg	mg	mg	mg	mg	mg	mg	mg	g	g		g
10	0.5	18	0.5	65	572	微	0.3	3.6	245.4	廃棄率35%（根元、葉、皮）。日光をあてずに栽培したもの。色が白く、アクも少なく、繊維もやわらか	421
1	0.1	2	0.1	8	73	微	微	0.5	31.2		
4	0.2	7	0.2	25	220	微	0.1	1.4	94.4		
7	0.3	16	0.4	44	386	1	0.3	2.6	134.3	廃棄率35%（株元、葉、皮）。半地下式で、上半分を緑化する栽培法で作られたものが対象	500
5	0.3	11	0.3	31	270	1		1.8	93.9		
20	0.9	141	1.2	38	639	53	0.6	2.4	87.0	廃棄率6%（根元）。葉がひじきに似た、海辺の砂地などに自生する山菜	296
21	1.0	150	1.3	40	680	56	0.6	2.5	92.5		
12	0.3	5	0.3	19	173	1	0.3	1.9	46.4	廃棄率15%（株元、綿毛）。山野に自生するしだ類の一種。丸く渦を巻いた若芽を食用にする	471
24	0.6	10	0.6	37	340	1	0.5	3.8	90.9		
1	0.3	11	0.2	12	23	1	0.2	2.1	56.5	生のぜんまいを木灰か重曹を加えた熱湯でゆで、アクを抜いたもの	381
2	0.5	19	0.3	20	38	2	0.4	3.5	94.2		
微	0.2	1	0.1	8	32	微	0.1	0.3	6.3	廃棄率30%（つけ根の茶色のはかま）。たらの木の枝先に出る新芽。ハウス栽培ものも出回る	296
7	2.4	16	0.9	120	460	1	0.8	4.2	90.2		
微	0.5	2	0.3	17	19	1	0.1	0.7	7.7	ほうき木の種子。プチプチした歯ざわりが特徴。対象はゆでてフィルム包装したもの	90
1	4.6	15	2.8	170	190	5	1.4	7.1	76.7		
1	0.1	22	0.1	10	178	19	0.1	0.7	51.7	廃棄率40%（葉、皮、葉元）。葉なしの場合、廃棄率は10%。ハウスものが主流	727
2	0.2	40	0.1	18	330	35	0.2	1.3	95.8		
1	0.3	5	0.1	7	59	微	0.1	0.5	6.8	廃棄率2%（茎）。ふきの花のつぼみのことで、ほろ苦さを味わう	211
14	3.2	61	1.3	89	740	4	0.8	6.4	85.5		
3	0.3	14	0.3	8	71	1	微	0.6	6.7	若葉を食用にする春の野草の一つ。草もちに使うことから、もち草とも呼ばれる	186
35	3.2	180	4.3	100	890	10	0.6	7.8	83.6		
32	0.6	42	0.3	33	210	10	0.3	1.8	31.2	廃棄率30%（根元、葉、葉元）。対象は、山間の清流で栽培される沢わさび	90
75	1.4	100	0.8	79	500	24	0.7	4.4	74.2		

穀類
いも・でんぷん類
肉類
魚介類
卵類
乳類
豆類
野菜類
きのこ類
海藻類
果実類
種実類
砂糖・甘味類
調味料・香辛料類
油脂類
し好類

▼

山菜他

野菜類

食品名	めやす量	正味量	エネルギー	食塩相当量	三大栄養素				ビタ		
					たんぱく質	脂質	炭水化物	(＊糖質)	A (レチノール当量)	B₁	B₂
		g	kcal	g	g	g	g	g	μg	mg	mg
わらび	1本6g	6	1	0	0.1	微	0.2	0	1	微	0.07
	可食部100g	19	0	2.4	0.1	4.0	0.4	18	0.02	1.09

●野菜加工品（缶詰め他）➡トマトピューレ、ケチャップは調味料・香辛料類

食品名	めやす量	正味量	エネルギー	食塩相当量	たんぱく質	脂質	炭水化物	(＊糖質)	A	B₁	B₂
枝豆（冷凍）	むき実カップ1杯140g	140	200	0	18.2	10.6	14.8	4.6	21	0.39	0.18
	可食部100g	143	0	13.0	7.6	10.6	3.3	15	0.28	0.13
グリンピース 水煮缶詰め	大さじ1杯10g	10	8	0.1	0.4	微	2.0	1.3	2	微	微
	可食部100g	82	0.8	3.6	0.4	19.7	12.8	17	0.04	0.04
じゅんさい水煮びん詰め	可食部100g	4	0	0.4	0	1.0	0	2	0	0.02
とうもろこし クリームタイプ缶詰め	小1缶230g	230	189	1.6	3.9	1.2	42.8	38.6	9	0.05	0.12
	可食部100g	82	0.7	1.7	0.5	18.6	16.8	4	0.02	0.05
とうもろこし ホールタイプ缶詰め	小1缶130g	130	101	0.7	3.0	0.7	23.1	18.9	7	0.04	0.07
	可食部100g	78	0.5	2.3	0.5	17.8	14.5	5	0.03	0.05
トマト トマト缶詰め（ホール）	1個60g	60	13	微	0.5	0.1	2.6	1.9	28	0.04	0.02
	可食部100g	21	微	0.9	0.2	4.4	3.1	47	0.06	0.03
トマト トマトジュース	コップ1杯(200㎖)210g	210	32	1.3	1.5	0.2	8.4	6.9	55	0.08	0.08
	可食部100g	15	0.6	0.7	0.1	4.0	3.3	26	0.04	0.04
トマト 野菜ジュース	コップ1杯(200㎖)210g	210	38	0.4	1.3	0	9.0	7.6	67	0.06	0.06
	可食部100g	18	0.2	0.6	0	4.3	3.6	32	0.03	0.03
ホワイトアスパラガス水煮缶詰め	1本15g	15	4	0.1	0.4	微	0.6	0.4	微	0.01	0.01
	可食部100g	24	0.9	2.4	0.1	4.3	2.6	1	0.07	0.06
かんぴょう（乾燥）	50cm3g	3	7	0	0.2	微	2.0	1.1	〔0〕	0	微
	可食部100g	239	0	6.3	0.2	68.1	38.0	〔0〕	0	0.04
切り干し大根	煮物1人分10g	10	28	0.1	1.0	0.1	7.0	4.8	0	0.04	0.02
	可食部100g	280	0.5	9.7	0.8	69.7	48.4	0	0.35	0.20

ビタミン		ミネラル						食物繊維総量	水分	MEMO	80kcalあたりの重量
C	E	カルシウム	鉄	リン	カリウム	ナトリウム	亜鉛				
mg	mg	mg	mg	mg	mg	mg	mg	g	g		g
1	0.1	1	微	3	22	微	微	0.2	5.6	廃棄率6%（根元）。山菜の一種。出回っているもののほとんどは栽培品。若い茎葉を食用にする	421
11	1.6	12	0.7	47	370	1	0.6	3.6	92.7		
38	1.7	106	3.5	266	910	7	2.0	10.2	93.9		56
27	1.2	76	2.5	190	650	5	1.4	7.3	67.1		
0	0	3	0.2	8	4	33	0.1	0.7	7.5	成分値に汁は含まれない	98
0	0	33	1.8	82	37	330	0.6	6.9	74.9		
0	0.1	4	0	5	2	2	0.2	1.0	98.6	池や湖沼に自生する水草の若芽	2000
7	0.2	5	0.9	106	345	598	0.9	4.1	179.9	砕いたとうもろこしをクリーム状にのばして塩味をつけたもの	98
3	0.1	2	0.4	46	150	260	0.4	1.8	78.2		
3	0.1	3	0.5	52	169	273	0.8	4.3	101.9	ゆでたもの。成分値に汁は含まれない	103
2	0.1	2	0.4	40	130	210	0.6	3.3	78.4		
6	0.7	5	0.2	16	144	2	0.1	0.8	56.0	トマトの皮、へた、芯を除き、丸ごと水煮にしたもの。食塩無添加品。成分値に缶汁は含まれない	381
10	1.2	9	0.4	26	240	4	0.1	1.3	93.3		
13	1.5	13	0.6	38	546	483	0.2	1.5	197.6	果汁100%。塩を加えたもの	444
6	0.7	6	0.3	18	260	230	0.1	0.7	94.1		
6	1.7	23	0.6	23	420	172	0.2	1.5	197.8	トマトジュースを主原料（50%以上）に、セロリやにんじんなどのジュース、塩、香辛料などを加えたもの	444
3	0.8	11	0.3	11	200	82	0.1	0.7	94.2		
2	0.1	3	0.1	6	26	53	微	0.3	13.8	成分値に缶汁は含まれない	333
11	0.4	21	0.9	41	170	350	0.3	1.7	91.9		
0	微	8	0.1	4	54	微	0.1	0.9	0.6	夕顔の果肉を細長く帯状にむいて、干したもの	33
0	0.4	250	2.9	140	1800	3	1.8	30.1	19.8		
3	0	50	0.3	22	350	21	0.2	2.1	0.8	大根をせん切りなどにして天日乾燥したもの。甘みと風味が加わる	29
28	0	500	3.1	220	3500	210	2.1	21.3	8.4		

野菜類

食品名	めやす量	正味量	エネルギー	食塩相当量	三大栄養素				ビタ		
					たんぱく質	脂質	炭水化物	(＊糖質)	A (レチノール当量)	B1	B2
		g	kcal	g	g	g	g	g	μg	mg	mg
干しずいき 別名 いもがら	煮物1人分20g	20	46	0	1.3	0.1	12.7	7.5	微	0.03	0.06
	可食部100g	232	0		6.6	0.4	63.5	37.7	1	0.15	0.30
干しぜんまい	煮物1人分7g	7	19	微	1.0	微	5.0	2.5	4	0.01	0.03
	可食部100g	277		0.1	14.6	0.6	70.8	36.0	59	0.10	0.41

●野菜加工品（漬け物類）＊梅は果実類だが、梅干しは野菜類に掲載

食品名		めやす量	正味量	エネルギー	食塩相当量	たんぱく質	脂質	炭水化物	(＊糖質)	A (レチノール当量)	B1	B2
梅干し	塩漬け	大1個15g	11	3	2.0	0.1	0.1	0.9	0.6	微	微	微
		中1個7g	5	1	0.9	0.1	微	0.4	0.3	微	微	微
		可食部100g	29	18.2		0.9	0.7	8.6	5.3	1	0.02	0.01
	調味漬け	大1個15g	11	10	0.8	0.2	0.1	2.3	2.0	微	微	微
		中1個7g	5	5	0.4	0.1	微	1.1	1.0	微	微	微
		小1個3g	2	2	0.2	微	微	0.4	0.3	微	微	微
		可食部100g	90	7.6		1.5	0.6	21.1	18.6	微	0.01	0.01
かぶ	葉 ぬかみそ漬け	1株40g	32	11	1.2	1.1	微	2.3	1.0	45	0.10	0.08
		可食部100g	35	3.8	3.3	0.1	7.1	3.1	140	0.31	0.24
	葉 塩漬け	1株40g	32	9	0.7	0.7	0.1	1.9	0.7	32	0.02	0.06
		可食部100g	27	2.3	2.3	0.2	6.0	2.4	100	0.07	0.19
	根 ぬかみそ漬け	1個60g	60	16	1.3	0.9	0.1	3.5	2.3	〔0〕	0.15	0.02
		可食部100g	27	2.2	1.5	0.1	5.9	3.9	〔0〕	0.25	0.04
	根 塩漬け	1個60g	60	13	1.7	0.6	0.1	2.9	1.8	〔0〕	0.01	0.02
		可食部100g	21	2.8	1.0	0.2	4.9	3.0	〔0〕	0.02	0.03
からしな 塩漬け		1人分50g	50	18	1.3	2.0	0.1	3.6	1.1	125	0.04	0.14
		可食部100g	36	2.5	4.0	0.1	7.2	2.2	250	0.08	0.28
きゅうり	ぬかみそ漬け	1本分90g	88	25	4.7	1.3	0.1	5.5	4.1	16	0.23	0.04
		可食部100g	28	5.3	1.5	0.1	6.2	4.7	18	0.26	0.05

156

穀類
いも・てんぷん類
肉類
魚介類
卵類
乳類
豆類
野菜類
きのこ類
海藻類
果実類
種実類
砂糖・甘味類
調味料・香辛料類
油脂類
し好類
野菜加工品

ミン		ミネラル						食物繊維総量	水分	MEMO	80kcalあたりの重量
C	E	カルシウム	鉄	リン	カリウム	ナトリウム	亜鉛				
mg	mg	mg	mg	mg	mg	mg	mg	g	g		g
0	0.1	240	1.8	42	2000	1	1.1	5.2	2.0	さといもの茎を干したもの	34
0	0.4	1200	9.0	210	10000	6	5.4	25.8	9.9		
0	0.1	11	0.5	14	154	2	0.3	2.4	0.6	生のぜんまいを木灰か重曹を加えた熱湯でゆでてアクを抜き、乾燥させたもの	29
0	1.4	150	7.7	200	2200	25	4.6	34.8	8.5		
0	微	4	0.1	2	24	792	微	0.1	7.9	廃棄率25%(種)。完熟前の梅を塩漬りにし、天日で適度に乾燥させたもの	276
0	微	2	0.1	1	11	360	微	0.2	3.6		
0	0.2	33	1.1	21	220	7200	0.1	3.3	72.2		
0	微	3	0.3	2	14	330	微	0.3	7.6	廃棄率25%(種)。塩のほかに調味料を加えて漬けたもの	89
0	微	1	0.1	1	7	150	微	0.1	3.4		
0	微	1	微	微	3	60	微	0.1	1.4		
0	0.2	25	2.4	15	130	3000	0.1	2.5	68.7		
16	1.3	90	0.7	26	173	480	0.1	1.3	26.7	廃棄率20%(葉元)。成分値は、ぬかを洗い流したもので計測	229
49	4.0	280	2.2	81	540	1500	0.4	4.0	83.5		
14	0.9	77	0.8	15	93	182	0.1	1.2	28.1		296
44	2.9	240	2.6	46	290	910	0.3	3.6	87.9		
17	0	34	0.2	26	300	516	0.1	1.2	53.7	皮つき。成分値は、ぬかを洗い流したもので計測	296
28	0	57	0.3	44	500	860	0.2	2.0	89.5		
11	0	29	0.2	22	186	660	0.1	1.1	54.3	皮つき	381
19	0	48	0.3	36	310	1100	0.1	1.9	90.5		
40	1.6	75	0.9	36	265	485	0.6	2.5	42.3	からしなは特有のピリッとした辛みがあるが、塩漬けにするとやわらぐ	222
80	3.1	150	1.8	71	530	970	1.1	5.0	84.5		
19	0.2	19	0.3	77	537	1848	0.2	1.3	75.3	廃棄率2%(両端)。成分値は、ぬかを洗い流したもので計測	286
22	0.2	22	0.3	88	610	2100	0.2	1.5	85.6		

野菜類

	食品名	めやす量	正味量	エネルギー	食塩相当量	三大栄養素				ビタ		
						たんぱく質	脂質	炭水化物	(*糖質)	A (レチノール当量)	B1	B2
			g	kcal	g	g	g	g	g	μg	mg	mg
きゅうり	塩漬け	1本分90g	88	15	2.2	0.9	0.1	3.3	2.1	16	0.02	0.03
		可食部100g	17		2.5	1.0	0.1	3.7	2.4	18	0.02	0.03
	ピクルス スイート型	1本40g	40	28	0.4	0.1	微	7.3	6.6	2	微	微
		可食部100g	70		1.1	0.3	0.1	18.3	16.6	4	微	0.01
大根	根 みそ漬け	1人分20g	20	10	1.4	0.4	0.1	2.3	1.9	0	0.74	微
		可食部100g	52		7.2	2.1	0.3	11.4	9.3	0	3.70	0.01
	根 ぬかみそ漬け	1人分30g	30	9	1.1	0.4	微	2.0	1.5	[0]	0.10	0.01
		可食部100g	29		3.8	1.3	0.1	6.7	4.9	[0]	0.33	0.04
	たくあん漬け 塩押し大根漬け 別名 早漬けたくあん	1人分20g	20	9	0.7	0.1	0.1	2.2	1.7	[0]	微	微
		可食部100g	43		3.3	0.6	0.3	10.8	8.5	[0]	0.01	0.01
	たくあん漬け 干し大根漬け 別名 本たくあん	1人分20g	20	5	0.5	0.4	微	1.1	0.4	[0]	0.04	0.01
		可食部100g	23		2.5	1.9	0.1	5.5	1.8	[0]	0.21	0.03
	べったら漬け	1人分20g	20	11	0.6	0.1	微	2.6	2.3	[0]	微	微
		可食部100g	53		2.8	0.4	0.2	13.1	11.5	[0]	微	0.11
たかな漬け		1人分30g	30	9	0.9	0.6	0.2	1.9	0.7	60	微	0.01
		可食部100g	30		4.0	1.9	0.6	6.2	2.2	200	0.01	0.03
なす	ぬかみそ漬け	へたなし 1個60g	60	16	1.5	1.0	0.1	3.7	2.1	1	0.06	0.02
		可食部100g	27		2.5	1.7	0.1	6.1	3.4	2	0.10	0.04
	塩漬け	へたなし 1個60g	60	13	1.3	0.8	0.1	3.1	1.5	2	0.02	0.02
		可食部100g	22		2.2	1.4	0.1	5.2	2.5	4	0.03	0.04
	からし漬け	1個10g	10	13	0.5	0.3	微	3.1	2.7	1	0.01	微
		可食部100g	127		4.8	2.6	0.2	30.7	26.5	6	0.06	0.04
のざわな	塩漬け	1人分30g	29	5	0.4	0.3	微	1.2	0.5	38	0.01	0.03
		可食部100g	17		1.5	1.2	0.1	4.1	1.6	130	0.05	0.11

ビタ(ミン)		ミネラル						食物繊維総量	水分	MEMO	80kcalあたりの重量
C	E	カルシウム	鉄	リン	カリウム	ナトリウム	亜鉛				
mg	mg	mg	mg	mg	mg	mg	mg	g	g		g
10	0.3	23	0.2	33	194	880	0.2	1.1	81.0	廃棄率2%（両端）	471
11	0.3	26	0.2	38	220	1000	0.2	1.3	92.1		
0	微	10	0.1	6	7	176	微	0.7	32.0	砂糖を加えたピクルス液で漬けたもの	114
0	0.1	25	0.3	16	18	440	0.1	1.7	80.0		
0	微	4	0.1	8	16	560	微	0.4	15.8		154
0	微	18	0.3	42	80	2800	0.2	2.1	79.0		
5	0	13	0.1	13	144	450	微	0.5	26.1	皮つきで漬け込んだもの。成分値は、みそを洗い流したもの	276
15	0	44	0.3	44	480	1500	0.1	1.8	87.1		
8	微	3	微	2	11	143	微	0.5	17.0	生大根を塩漬けしたあと、本漬けにしたもの	186
40	微	16	0.2	12	56	1300	0.1	2.3	85.0		
2	0	15	0.2	30	100	194	0.2	0.7	17.8	大根をある程度干したあと、本漬けにしたもの。成分値は、洗ったもので計測	348
12	0	76	1.0	150	500	970	0.8	3.7	88.8		
10	微	3	微	5	38	220	微	0.3	16.6	塩漬けした大根をこうじで甘く漬け込んだもの。成分値は、こうじを洗い流したもの	151
49	微	15	0.2	24	190	1100	0.1	1.6	83.1		
微	0.5	15	0.5	7	33	480	0.1	1.2	26.2	塩漬けにしたあと、乳酸発酵させたもの。成分値は、水洗いしたもの	267
微	1.6	51	1.5	24	110	1600	0.2	4.0	87.2		
5	0.2	13	0.3	26	258	594	0.1	1.6	53.2	へたつきの場合、廃棄率10%。成分値は、ぬかを洗い流したもの	296
8	0.3	21	0.5	44	430	990	0.2	2.7	88.7		
4	0.2	11	0.4	20	156	528	0.1	1.6	54.2	へたつきの場合、廃棄率10%。成分値は、水洗いしたもので計測	364
7	0.3	18	0.6	33	260	880	0.2	2.7	90.4		
9	微	7	0.2	6	7	190	微	0.4	6.1	小形の丸なすを、からし、塩、こうじを合わせたものに漬けたもの。成分値に漬け汁は含まれない	63
87	0.2	71	1.5	55	72	1900	0.4	4.2	61.2		
8	0.2	38	0.1	11	87	177	0.1	0.7	26.6	廃棄率5%（株元）。成分値は、水洗いしたもの	471
27	0.7	130	0.4	39	300	610	0.3	2.5	91.8		

穀類
いも・でんぷん類
肉類
魚介類
卵類
乳類
豆類
野菜類
きのこ類
海藻類
果実類
種実類
砂糖・甘味類
調味料・香辛料類
油脂類
し好類

野菜加工品

野菜類

食品名		めやす量	正味量	エネルギー	食塩相当量	三大栄養素				ビタ		
						たんぱく質	脂質	炭水化物	(*糖質)	A (レチノール当量)	B1	B2
			g	kcal	g	g	g	g	g	μg	mg	mg
のざわな	調味漬け	1人分30g	29	6	0.7	0.5	0	1.6	0.7	58	0.01	0.03
		可食部100g	22	2.4	1.7	0	5.4	2.3	200	0.03	0.11	
白菜	塩漬け	1人分50g	47	8	1.0	0.7	微	1.6	0.7	微	0.02	0.01
		可食部100g	17	2.1	1.5	0.1	3.3	1.5	1	0.04	0.03	
	キムチ 別名 朝鮮漬け	1人分30g	30	8	0.9	0.7	微	1.6	1.0	5	0.01	0.02
		可食部100g	27	2.9	2.3	0.1	5.4	3.2	15	0.04	0.06	
わさび漬け		大さじ1杯 18g	18	25	0.5	1.3	0.1	5.0	4.6	微	0.01	0.03
		可食部100g	140	2.5	7.1	0.5	28.0	25.3	2	0.08	0.17	
奈良漬け（しろうり）		1切れ20g	20	43	1.0	0.9	微	8.0	7.5	微	0.01	0.02
		可食部100g	216	4.8	4.6	0.2	40.0	37.4	2	0.03	0.11	
福神漬け		大さじ1杯 12g	12	16	0.6	0.3	微	4.0	3.5	1	微	0.01
		可食部100g	137	5.1	2.7	0.1	33.3	29.4	8	0.02	0.10	
ザーサイ		1個80g	80	16	11.0	2.0	0.1	3.7	0	1	0.03	0.06
		可食部100g	20	13.7	2.5	0.1	4.6	0	1	0.04	0.07	
しなちく　塩蔵		可食部100g	15	0.9	1.0	0.5	3.6	0.1	〔0〕	0	0	
しょうが　酢漬け 別名 紅しょうが		1人分20g	20	3	0.7	0.1	微	0.8	0.3	0	0	微
		可食部100g	17	3.3	0.3	0.2	3.9	1.7	0	0.01		
らっきょう 甘酢漬け		1個8g	8	9	0.2	微	微	2.4	2.1	〔0〕	微	微
		可食部100g	118	1.9	0.4	0.3	29.4	26.5	〔0〕	微	微	

C	E	カルシウム	鉄	リン	カリウム	ナトリウム	亜鉛	食物繊維総量	水分	MEMO	80kcalあたりの重量
mg	mg	mg	mg	mg	mg	mg	mg	g	g		g
8	0.4	27	0.2	10	104	278	0.1	0.9	26.0	廃棄率3%（株元）。成分値は、水洗いして水けをしぼったもので計測	364
26	1.3	94	0.7	36	360	960	0.3	3.1	89.5		
14	0.1	18	0.2	19	113	385	0.1	0.8	43.3	廃棄率4%（株元）。成分値は、液汁を除いたもの	471
29	0.2	39	0.4	41	240	820	0.2	1.8	92.1		
5	0.2	15	0.2	14	87	330	0.1	0.7	26.5		296
15	0.5	50	0.5	48	290	1100	0.2	2.2	88.4		
微	微	7	0.2	13	25	180	0.2	0.5	11.1	わさびの茎と根を刻んで軽く塩で漬けたあと、水洗いして、酒かすに漬けたもの	57
1	0.1	40	0.9	72	140	1000	1.1	2.7	61.4		
0	微	5	0.1	16	19	380	0.2	0.5	8.8	塩漬けにしたしろうりを、酒かすに漬けたもの。成分値は、酒かすを洗い流したもの	37
0	0.1	25	0.4	79	97	1900	0.8	2.8	44.0		
0	微	4	0.2	3	12	240	微	0.5	7.0	大根のほか、なす、きゅうりなど加えて、調味液に漬けたもの。成分値に漬け汁は含まれない	58
0	0.1	36	1.3	29	100	2000	0.1	3.9	58.6		
0	0.2	112	2.3	54	544	4320	0.3	3.7	62.1	からし菜の変種のこぶ状に肥大した部分に、とうがらしをきかせ塩漬けにした中国の漬け物	400
0	0.2	140	2.9	67	680	5400	0.4	4.6	77.6		
0	微	18	0.2	11	6	360	微	3.5	93.9	塩抜きしたもの。別名めんま	533
0	微	4	微	1	5	260	微	0.4	17.8	成分値に漬け汁は含まれない	533
0	0.1	22	0.2	5	25	1300	微	2.2	89.2		
0	微	1	0.1	1	1	60	微	0.2	5.4	砂糖を加えた酢に漬けたもの。成分値に漬け汁は含まれない	68
0	0.2	11	1.8	7	9	750	0.1	2.9	67.5		

穀類
いも・でんぷん類
肉類
魚介類
卵類
乳類
豆類
野菜類
きのこ類
海藻類
果実類
種実類
砂糖・甘味類
調味料・香辛料類
油脂類
し好類

野菜加工品

きのこ類

食品名		めやす量	正味量	エネルギー	食塩相当量	三大栄養素				ビタ		
						たんぱく質	脂質	炭水化物	(*糖質)	A (レチノール当量)	B₁	B₂
			g	kcal	g	g	g	g	g	μg	mg	mg
えのきたけ		1袋100g	85	29	0	2.3	0.2	6.5	3.2	[0]	0.20	0.14
		可食部100g		34	0	2.7	0.2	7.6	3.7	[0]	0.24	0.17
エリンギ 別名 かおりひらたけ		1パック90g	83	26	0	2.3	0.3	5.0	2.2	[0]	0.09	0.19
		可食部100g		31	0	2.8	0.4	6.0	2.6	[0]	0.11	0.22
きくらげ	黒きくらげ（乾燥）	10個5g	5	11	微	0.4	0.1	3.6	0.7	[0]	0.01	0.04
		可食部100g		216	0.1	7.9	2.1	71.1	13.7	[0]	0.19	0.87
	白きくらげ（乾燥）	可食部100g		170	0.1	4.9	0.7	74.5	5.8	[0]	0.12	0.70
しいたけ	しいたけ	1個15g	11	3	0	0.3	微	0.7	0.2	0	0.01	0.02
		可食部100g		25	0	3.1	0.3	6.4	1.5	0	0.13	0.21
	干ししいたけ	1個4g	3	7	微	0.6	0.1	1.9	0.5	[0]	0.02	0.05
		可食部100g		258	微	21.2	2.8	62.5	15.8	[0]	0.48	1.74
なめこ（ゆで）		みそ汁 1杯分20g	20	4	0	0.3	微	1.0	0.5	[0]	0.01	0.02
		可食部100g		22	0	1.6	0.1	5.1	2.4	[0]	0.06	0.10
ひらたけ		1パック100g	92	31	0	3.0	0.3	5.7	3.3	[0]	0.37	0.37
		可食部100g		34	0	3.3	0.3	6.2	3.6	[0]	0.40	0.40
ぶなしめじ 別名 白たもぎだけ		1パック100g	90	20	0	2.4	0.5	4.3	1.2	[0]	0.14	0.13
		可食部100g		22	0	2.7	0.5	4.8	1.3	[0]	0.15	0.17
まいたけ		1パック（石づきなし）100g	100	22	0	2.0	0.5	4.4	0.9	[0]	0.09	0.19
		可食部100g		22	0	2.0	0.5	4.4	0.9	[0]	0.09	0.19
マッシュルーム	マッシュルーム	1個10g	10	2	0	0.3	微	0.2	0	[0]	0.01	0.03
		可食部100g		15	0	2.9	0.3	2.1	0.1	[0]	0.06	0.29
	マッシュルーム 水煮缶詰め	可食部100g		18	0.9	3.4	0.2	3.3	0.1	[0]	0.03	0.24
まつたけ		1本40g	39	12	0	0.8	0.2	3.2	1.4	[0]	0.04	0.04
		可食部100g		32	0	2.0	0.6	8.2	3.5	[0]	0.10	0.10

ビタミン		ミネラル						食物繊維総量	水分	MEMO	80kcalあたりの重量
C	E	カルシウム	鉄	リン	カリウム	ナトリウム	亜鉛				
mg	mg	mg	mg	mg	mg	mg	mg	g	g		g
1	0	微	0.9	94	289	2	0.5	3.3	75.3	廃棄率15%（石づき）。出回っているのは、菌床栽培されたもの	235
1	0	微	1.1	110	340	2	0.6	3.9	88.6		
0	0	微	0.2	76	289	2	0.5	2.9	76.7	廃棄率8%（石づき）。外国から導入され、国内でも菌床栽培されている	258
0	0	微	0.3	89	340	2	0.6	3.4	90.2		
0	0	16	1.8	12	50	3	0.1	2.9	0.7	表面は黒褐色で白い細毛が生えており、裏面は淡い褐色をしたきのこ	37
0	0	310	35.2	230	1000	59	2.1	57.4	14.9		
2	[0]	240	4.4	260	1400	28	3.6	68.7	14.6	市販品は菌床栽培したもの	47
0	0	微	微	10	32	微	0.1	0.5	9.9	廃棄率20%（軸全体）、廃棄率5%（石づきのみ）。原木の表示のないものは、菌床栽培品	320
0	0	1	0.4	87	290	1	0.9	4.9	89.6		
1	0	微	0.1	9	66	微	0.1	1.4	0.4	廃棄率20%（軸全体）。冬茹[どんこ]や香信[こうしん]などの種類がある	31
20	0	12	3.2	290	2200	14	2.7	46.7	9.1		
[0]	[0]	1	0.1	11	42	1	0.6	0.6	19.0	成分値は石づきを除いたもの。生のものは9〜11月に出回る	364
[0]	[0]	4	0.6	56	210	3	0.5	2.8	94.9		
0	[0]	1	0.6	92	313	2	0.9	2.4	82.2	廃棄率は8%（石づき）。笠は半円形から扇形、あるいは貝殻状をしている	235
0	[0]	1	0.7	100	340	2	1.0	2.6	89.4		
0	0	1	0.5	86	333	2	0.5	3.2	82.0	廃棄率10%（石づき）。天然の本しめじと似ているため、「本しめじ」で売られているが、栽培品	308
0	0	1	0.5	96	370	2	0.5	3.5	91.1		
0	[0]	微	0.2	54	230	0	0.7	3.5	92.7	石づきがある場合は、廃棄率10%。おがくず栽培のものが一年中出回っている	367
0	[0]	微	0.2	54	230	0	0.7	3.5	92.7		
0	0	微	微	10	35	1	微	0.2	9.4	廃棄率5%（石づき）。ホワイト種とブラウン種がある	533
0	0	3	0.3	100	350	6	0.4	2.0	93.9		
0	[0]	8	0.8	55	85	350	1.0	3.2	92.0	成分値に缶汁は含まれない	444
0	[0]	2	0.5	16	160	8	0.2	1.8	34.4	廃棄率3%（石づき）。天然もので栽培品はない	250
0	[0]	6	1.3	40	410	2	0.8	4.7	88.3		

穀類
いも・でんぷん類
肉類
魚介類
卵類
乳類
豆類
野菜類
きのこ類
海藻類
果実類
種実類
砂糖・甘味類
調味料・香辛料類
油脂類
し好類

海藻類

食品名	めやす量	正味量	エネルギー	食塩相当量	三大栄養素 たんぱく質	脂質	炭水化物	(*糖質)	ビタ A (レチノール当量)	B₁	B₂
		g	kcal	g	g	g	g	g	μg	mg	mg
あおのり（素干し）	大さじ1杯2g	2	5	0.2	0.6	0.1	0.8	0.1	34	0.02	0.03
	可食部100g	249	8.1	29.4	5.2	41.0	5.8	1700	0.92	1.66	
あらめ（蒸し干し）	1人分5g	5	9	0.3	0.6	微	2.8	0.4	11	0.01	0.01
	可食部100g	183	5.8	12.4	0.7	56.2	8.2	220	0.10	0.06	
いわのり（素干し）	1枚10g	10	23	0.5	3.5	0.1	3.9	0.3	230	0.06	0.21
	可食部100g	228	5.3	34.8	0.7	39.1	2.7	2300	0.57	2.07	
おきゅうと 別名 おきうと	1人分60g	60	4	0.1	0.2	0.1	1.5	0	〔0〕	0	0.01
	可食部100g	7	0.1	0.3	0.1	2.5	0	〔0〕	0	0.01	
おごのり（塩抜き）	大さじ1杯4g	4	1	微	0.1	微	0.4	0.1	3	微	0.01
	可食部100g	26	0.3	1.3	0.1	8.8	1.3	65	0.02	0.18	

寒天

角寒天（乾燥）	棒寒天1本8g	8	13	微	0.2	微	5.9		〔0〕	微	0
	可食部100g	159	0.3	2.4	0.2	74.1		〔0〕	0.01	0	
寒天	1人分130g	130	4	0	微	微	2.0	0	〔0〕	微	0
	可食部100g	3	0	微	微	1.5	0	〔0〕	微	0	

こんぶ

こんぶ（素干し）	5cm角2g	2	5	0.2	0.2	微	1.3	0.6	5	0.01	0.01
	可食部100g	235	7.6	7.7	1.9	64.7	29.9	230	0.04	0.60	
刻みこんぶ	1人分5g	5	6	0.5	0.3	微	2.3	0.3	微	0.01	0.02
	可食部100g	119	10.9	5.4	0.5	46.0	6.9	5	0.15	0.33	
削りこんぶ	汁物1人分3g	3	5	0.2	0.2	微	1.5	0.7	2	0.01	0.01
	可食部100g	177	5.3	6.5	0.9	50.2	22.0	64	0.33	0.28	
つくだ煮	1人分5g	5	8	0.4	0.3	0.1	1.7	1.3	0.3	微	微
	可食部100g	152	7.4	6.0	1.0	33.3	26.5	5	0.05	0.05	
塩こんぶ	1人分2g	2	4	0.4	0.3	微	0.7	0.4	1	微	微
	可食部100g	193	18.0	16.9	0.4	37.0	23.9	33	0.04	0.23	

C	E	カルシウム	鉄	リン	カリウム	ナトリウム	亜鉛	食物繊維総量	水分	MEMO	80kcalあたりの重量
mg	mg	mg	mg	mg	mg	mg	mg	g	g		g
1	0.1	15	1.5	8	50	64	微	0.7	0.1	のりの一種。板状にしたすき青のり、粉末にしたものなどがある	32
62	2.5	750	77.0	390	2500	3200	1.6	35.2	6.5		
〔0〕	微	40	0.2	13	160	115	0.1	2.4	0.8	コンブ科の海藻。乾燥後、蒸し煮か湯通しし、刻んで再乾燥したもの	44
〔0〕	0.6	790	3.5	250	3200	2300	1.1	48.0	16.7		
微	0.4	9	4.8	53	450	210	0.2	3.6	0.8	外洋に面した岩場に繁茂する天然ものを、乾燥したもの	35
3	4.2	86	48.3	530	4500	2100	2.3	36.4	8.4		
0	微	11	0.4	2	13	12	0.1	1.5	58.1	ところてんの一種。えごのり、いぎすなどをまぜて煮とかし、寒天状に固めたもの	1143
0	微	19	0.6	3	22	20	0.1	2.5	96.9		
0	微	2	0.2	1	微	5.0	微	0.3	3.6	刺し身のつまに使われる細長い緑色の海藻	308
0	0.1	54	4.2	14	1	130	0.2	7.5	89.0		
0	0	53	0.4	3	4	10	0.1	5.9	1.6	てんぐさを煮とかしてこし、型に流して固め、乾燥したもの。細寒天（糸寒天）を含む	50
0	0	660	4.5	34	52	130	1.5	74.1	20.5		
0	0	13	0.3	1	1	3	微	2.0	128.1	角寒天や細寒天を、ゼリー状にしたもの。成分値は、角寒天を2.2g使用したもの	2667
0	0	10	0.2	1	1	2	微	1.5	98.5		
微	微	11	0.1	5	64	60	微	0.7	0.2	成分値はみついしこんぶ（日高こんぶ）のもの	34
10	1.3	560	5.1	230	3200	3000	1.3	34.8	9.2		
0	微	47	0.4	15	410	215	0.1	2.0	0.8	素干しにしたこんぶを細く糸状に刻んだもの	67
0	0.3	940	8.6	300	8200	4300	1.1	39.1	15.5		
1	微	20	0.1	6	144	63	微	0.8	0.7	主に真こんぶを酢でしめらせて薄く削ったもの。幅広がおぼろこんぶ、糸状がとろろこんぶ	45
19	0.8	650	3.6	190	4800	2100	1.1	28.2	24.4		
微	微	8	0.1	6	39	145	微	0.3	2.5	対象はごま入りの市販品	53
微	0.1	150	1.3	120	770	2900	0.5	6.8	49.6		
0	微	6	0.1	3	36	142	微	0.3	0.5		41
0	0.4	280	4.2	170	1800	7100	0.7	13.1	24.1		

穀類
いも・でんぷん類
肉類
魚介類
卵類
乳類
豆類
野菜類
きのこ類
海藻類
果実類
種実類
砂糖・甘味類
調味料・香辛料類
油脂類
し好類

海藻類

食品名	めやす量	正味量 g	エネルギー kcal	食塩相当量 g	たんぱく質 g	脂質 g	炭水化物 g	(*糖質) g	A (レチノール当量) μg	B1 mg	B2 mg
ところてん	1本200g	200	4	0	0.4	0	1.2	0	〔0〕	0	0
	可食部100g		2	0	0.2	0	0.6	0	〔0〕	0	0
とさかのり 青とさか（塩抜き）	可食部100g		19	0.8	0.9	0.2	4.9	0.8	24	0	0.02
とさかのり 赤とさか（塩抜き）	可食部100g		17	0.7	1.5	0.1	5.1	1.1	1	0	0.04
のり 干しのり	1枚4g	4	11	0.1	1.6	0.1	1.5	0.3	144	0.05	0.11
	可食部100g		276	1.5	39.4	3.7	38.7	7.5	3600	1.21	2.68
のり 焼きのり	1枚3g	3	9	微	1.2	0.1	1.3	0.2	69	0.02	0.07
	可食部100g		297	1.3	41.4	3.7	44.3	8.3	2300	0.69	2.33
のり 味つけのり	1パック3g	3	9	0.1	1.2	0.1	1.3	0.5	81	0.02	0.07
	可食部100g		301	4.3	40.4	3.5	41.8	16.6	2700	0.61	2.31
干しひじき	1人分10g	10	18	0.5	0.9	0.3	5.8	0.7	36	0.01	0.04
	可食部100g		180	4.7	9.2	3.2	58.4	6.6	360	0.09	0.42
もずく（塩抜き）	1人分50g	50	2	0.1	0.1	0.1	0.7	0	16	微	0.01
	可食部100g		4	0.2	0.2	0.1	1.4	0	31	微	0.01
わかめ 干しわかめ	1人分2g	2	3	0.3	0.3	微	0.8	0.1	13	0.01	0.02
	可食部100g		164	16.8	13.6	1.6	41.3	8.6	650	0.39	0.83
わかめ カットわかめ	1人分2g	2	4	0.5	0.4	0.1	0.8	0.1	4	微	微
	可食部100g		186	23.5	17.9	4.0	42.1	2.9	190	0.07	0.08
わかめ 湯通し塩蔵わかめ（塩抜き）	1人分10g	10	1	0.1	0.2	微	0.3	微	2	微	微
	可食部100g		13	1.4	1.5	0.3	3.4	0.2	17	0.01	0.01
わかめ 茎わかめ（塩抜き）	可食部100g		18	7.9	1.1	0.3	5.5	0.4	5	0.02	0.02
わかめ 生わかめ	1人分15g	10	2	0.2	0.2	微	0.6	0.2	8	0.01	0.02
	可食部100g		24	1.5	1.9	0.2	5.6	2.0	79	0.07	0.18
わかめ めかぶわかめ 別名めかぶ	可食部100g		14		0.9	0.6	3.4	2.0	20	0.02	0.03

ミン		ミネラル						食物繊維総量	水分	MEMO	80kcalあたりの重量
C	E	カルシウム	鉄	リン	カリウム	ナトリウム	亜鉛				
mg	mg	mg	mg	mg	mg	mg	mg	g	g		g
微	0	8	0.2	2	4	6	微	1.2	198.2	てんぐさやおごのりを煮とかしてこし、型に流して固め、てん突きで突き出したもの	4000
微	0	4	0.1	1	2	3	微	0.6	99.1		
0	0	160	0.8	12	40	320	0.6	4.1	92.2	赤とさかを石灰水に浸して緑色にしたもの	471
0	0	70	1.2	11	37	270	0.2	4.0	92.1	鶏のとさかに似た形をした鮮やかな赤色の海藻	421
6	0.2	6	0.4	28	124	24	0.1	1.2	0.3	養殖したあまのりを、すいて乾燥させたもの	29
160	4.3	140	11.0	690	3100	610	3.7	31.2	8.4		
6	0.1	8	0.3	21	72	16	0.1	1.1	0.1	干しのりを、焦げない程度に高温で、30〜60秒加熱したもの	27
210	4.6	280	11.0	700	2400	530	3.6	36.0	2.3		
6	0.1	5	0.2	21	81	51	0.1	0.8	0.1	干しのりにしょうゆ、砂糖などをまぜた調味液を塗って、加熱乾燥したもの	27
200	3.7	170	8.2	710	2700	1700	3.7	25.2	3.4		
0	0.5	100	0.6	9	640	180	0.1	5.2	0.7	生ひじきをステンレス釜で加熱してから乾燥させたもの。水でもどすと、重量は6〜7倍に	44
0	5.0	1000	6.2	93	6400	1800	1.0	51.8	6.5		
0	0.1	11	0.4	1	1	45	0.2	0.7	48.9	モズク科の海藻で、一般に塩蔵したものが市販されている。成分値は塩抜き後のもの	2000
0	0.1	22	0.7	2	2	90	0.3	1.4	97.7		
1	微	16	0.1	7	104	132	微	0.7	0.3	素干しにしたもの。水でもどすと、約10倍の重量に	49
27	1.0	780	2.6	350	5200	6600	0.9	32.7	12.7		
0	微	17	0.1	6	9	186	0.1	0.8	0.2	湯通し塩蔵わかめを塩水で洗ったあと、乾燥させてカットした市販品	43
0	0.5	870	6.5	300	430	9300	2.8	39.2	9.2		
0	微	5	0.1	3	1	53	微	0.3	9.3	生わかめを4〜5%の塩水で湯通しし塩漬けしたもの。「生わかめ」として売られることも	616
0	0.1	50	0.5	30	10	530	0.2	3.2	93.3		
0	0	86	0.4	34	88	3100	0.1	5.1	84.9	塩蔵したものを塩抜き	444
2	微	10	0.1	4	73	92	微	0.4	8.9	廃棄率35%（根元を除いたもの）。採取したままの褐色のわかめ	333
15	0.1	100	0.7	36	730	610	0.3	3.6	89.0		
2	0.1	77	0.3	26	88	170	0.2	3.4	94.2		571

穀類
いも・でんぷん類
肉類
魚介類
卵類
乳類
豆類
野菜類
きのこ類
海藻類
果実類
種実類
砂糖・甘味類
調味料・香辛料類
油脂類
し好類

果実類

食品名	めやす量	正味量	エネルギー	食塩相当量	三大栄養素				ビタ		
					たんぱく質	脂質	炭水化物	(*糖質)	A (レチノール当量)	B₁	B₂
		g	kcal	g	g	g	g	g	μg	mg	mg

●果物➡梅干しは野菜類

食品名	めやす量	正味量	エネルギー	食塩相当量	たんぱく質	脂質	炭水化物	(*糖質)	A	B₁	B₂
アボカド	1個250g	175	312	微	3.7	30.6	13.8	4.0	12	0.16	0.35
	可食部100g	178	微		2.1	17.5	7.9	2.3	7	0.09	0.20
あんず 別名アプリコット	1個40g	38	14	0	0.4	0.1	3.2	2.6	47	0.01	0.01
	可食部100g	37	0		1.0	0.3	8.5	6.9	120	0.02	0.02
いちご	大1個25g	25	8	0	0.2	微	2.1	1.7	微	0.01	0.01
	中1個15g	15	5	0	0.1	微	1.3	1.7	微	微	微
	可食部100g	31	0		0.9	0.1	8.5	7.1	1	0.03	0.02
いちじく	1個60g	51	29	0	0.3	0.1	7.3	6.3	1	0.02	0.02
	可食部100g	57	0		0.6	0.1	14.3	12.4	1	0.03	0.03
いよかん	1個250g	150	75	0	1.4	0.2	17.7	16.1	20	0.09	0.05
	可食部100g	50	0		0.9	0.1	11.8	10.7	13	0.06	0.03
オリーブ 塩漬グリーン	5個15g	11	16	0.4	0.1	1.7	0.5	0.1	4	微	微
	可食部100g	148	3.6	1.0	15.0	4.5	1.2	38	0.01	0.02
オリーブ 塩漬ブラック	5個18g	14	17	0.2	0.1	1.7	0.5	0.1	0	0.01	0.01
	可食部100g	121	1.6	0.8	12.3	3.4	0.9	0	0.05	0.06
オリーブ 塩漬スタッフド	5個18g	18	25	0.9	0.1	2.6	0.8	0.1	8	微	微
	可食部100g	141	5.1	0.8	14.3	4.2	0.5	44	0.01	0.01
オレンジ ネーブル	1個250g	163	78	0	1.5	0.2	19.2	17.6	18	0.11	0.07
	可食部100g	48	0		0.9	0.1	11.8	10.8	11	0.07	0.04
オレンジ バレンシアオレンジ	1個200g	120	50	0	1.2	0.1	11.8	10.8	12	0.12	0.04
	可食部100g	42	0		1.0	0.1	9.8	9.0	10	0.10	0.03
柿	1個200g	182	115	0	0.7	0.4	28.9	26.0	64	0.05	0.04
	可食部100g	63	0		0.4	0.2	15.9	14.3	35	0.03	0.02

ミン		ミネラル						食物繊維総量	水分	MEMO	80kcalあたりの重量
C	E	カルシウム	鉄	リン	カリウム	ナトリウム	亜鉛				
mg	mg	mg	mg	mg	mg	mg	mg	g	g		g
21	6.0	14	1.1	91	1033	12	1.2	9.8	124.8	廃棄率30%（皮、種）。「森のバター」と称されるほど栄養豊富で、5～18%以上の脂肪を含む	44
12	3.3	8	0.6	52	590	7	0.7	5.6	71.3		
1	0.6	3	0.1	6	76	1	微	0.6	34.1	廃棄率5%（種、軸）。果汁は少なく、独特の芳香と甘ずっぱさがある	216
3	1.7	9	0.3	15	200	2	0.1	1.6	89.8		
16	0.1	4	0.1	8	43	微	0.1	0.4	22.5	廃棄率2%（へたなど）。ビタミンCが豊富で、温室と露地栽培でも、含有量はほぼ同じ	258
9	0.1	3	微	5	26	微	微	0.2	13.5		
62	0.4	17	0.3	31	170	微	0.2	1.4	90.0		
1	0.2	13	0.2	8	87	1	0.1	1.0	43.1	廃棄率15%（皮、軸）。皮の赤みの強いほうが甘みがある	140
2	0.4	26	0.3	16	170	2	0.2	1.9	84.6		
53	0.2	26	0.3	27	285	3	0.2	1.7	130.1	廃棄率40%（皮、房の薄皮、種）	160
35	0.1	17	0.2	18	190	2	0.1	1.1	86.7		
1	0.6	9	微	1	5	154	微	0.4	8.3	廃棄率25%（種）。未熟な緑色の実を塩蔵したもの。成分値に液汁は含まれない	54
12	5.5	79	0.3	8	47	1400	0.2	3.3	75.6		
微	0.7	10	0.1	1	1	90	微	0.4	11.4	廃棄率25%（種）。完熟した黒紫色の実を塩蔵したもの。成分値に液汁は含まれない	66
微	4.6	68	0.8	5	10	640	0.2	2.5	81.6		
2	1.0	15	0.1	1	5	360	微	0.7	13.6	緑色の実の種を除き、その部分に赤ピーマンを詰めたもの。成分値に液汁は含まれない	57
11	5.3	83	0.3	5	28	2000	0.1	3.7	75.4		
98	0.5	39	0.3	36	293	2	0.1	1.6	141.5	廃棄率35%（皮、房の薄皮、種）。ネーブルとはへその意味で、へたの反対側にへそがある	167
60	0.3	24	0.2	22	180	1	0.1	1.0	86.8		
48	0.4	25	0.4	29	168	1	0.2	1.0	106.4	廃棄率40%（皮、房の薄皮、種）。へそのないオレンジ。ほとんどはカリフォルニアからの輸入品	190
40	0.3	21	0.3	24	140	1	0.2	0.8	88.7		
127	0.2	16	0.4	25	309	2	0.2	2.9	151.2	廃棄率9%（皮、種、へた）。甘柿。対象は次郎柿、富有柿、西村早生	127
70	0.1	9	0.2	14	170	1	0.1	1.6	83.1		

果実類

食品名	めやす量	正味量	エネルギー	食塩相当量	三大栄養素				ビタ		
					たんぱく質	脂質	炭水化物	(*糖質)	A (レチノール当量)	B$_1$	B$_2$
		g	kcal	g	g	g	g	g	μg	mg	mg
かぼす 果汁	大さじ1杯15g	15	5	0	0.1	微	1.3	1.3	微	微	微
	可食部100g		36	0	0.4	0.1	8.5	8.4	1	0.02	0.02
かりん	1個400g	280	162	0	1.1	0.3	51.2	26.3	31	0.03	0.08
	可食部100g		58	0	0.4	0.1	18.3	9.4	11	0.01	0.03
キウイフルーツ 別名キウイ	1個100g	85	43	0	0.9	0.2	11.4	9.2	3	0.01	0.02
	可食部100g		51	0	1.0	0.2	13.4	10.8	4	0.01	0.02
きんかん	1個10g	9	6	0	微	0.1	1.6	1.2	1	0.01	0.01
	可食部100g		67	0	0.5	0.7	17.5	12.9	11	0.10	0.06
グレープフルーツ	1個300g	210	84	0	1.9	0.2	20.2	18.9	〔0〕	0.15	0.06
	可食部100g		40	0	0.9	0.1	9.6	9.0	〔0〕	0.07	0.03
さくらんぼ 国産 別名桜桃［おうとう］	1個6g	5	3	0	0.1	微	0.8	0.7	微	微	微
	可食部100g		64	0	1.0	0.2	15.2	14.0	8	0.03	0.03
さくらんぼ 米国産 別名アメリカンチェリー	1個13g	12	7	0	0.1	微	2.1	1.9	微	微	微
	可食部100g		64	0	1.2	0.1	17.1	15.7	2	0.03	0.03
ざくろ	1個250g	113	71	0	0.2	微	17.5	17.5	〔0〕	0.01	0.01
	可食部100g		63	0	0.2	微	15.5	15.5	〔0〕	0.01	0.01
スイーティー 別名オロブランコ	1個300g	165	71	0	1.3	0.2	16.7	15.2	微	0.15	0.03
	可食部100g		43	0	0.8	0.1	10.1	9.2	微	0.09	0.02
すいか	1/12個400g	240	98	0	1.4	0.2	22.8	22.1	166	0.07	0.05
	可食部100g		41	0	0.6	0.1	9.5	9.2	69	0.03	0.02
すだち 皮	可食部100g		55	0	1.8	0.3	16.4	6.3	44	0.04	0.09
すだち 果汁	大さじ1杯15g	15	4	0	0.1	微	1.0	1.0	0	微	微
	小さじ1杯5g	5	1	0	微	微	0.3	0.3	0	微	微
	可食部100g		29	0	0.5	0.1	6.6	6.5	0	0.03	0.02

ビタミン C (mg)	ビタミン E (mg)	カルシウム (mg)	鉄 (mg)	リン (mg)	カリウム (mg)	ナトリウム (mg)	亜鉛 (mg)	食物繊維総量 (g)	水分 (g)	MEMO	80kcalあたりの重量 (g)
6	微	1	微	1	21	微	微	微	13.6	大分県特産の柑橘類で、緑果のうちに収穫して使う。全果の約35%が果汁	222
42	0.1	7	0.1	8	140	1	微	0.1	90.7		
70	1.7	34	0.8	48	756	11	0.6	24.9	226.0	廃棄率30%（皮、種）。生では食べず、香りを生かして果実酒などにする	118
25	0.6	12	0.3	17	270	2	0.2	8.9	80.7		
60	1.1	22	0.3	26	255	1	0.1	2.2	72.0	廃棄率15%（皮、両端）。成分値は緑肉種のもの	157
71	1.3	26	0.3	30	300	1	0.1	2.6	81.7		
4	0.2	7	微	1	16	微	微	0.4	7.3	廃棄率6%（種、へた）。皮ごと食べる	119
49	2.6	80	0.3	12	180	2	0.1	4.6	80.8		
76	0.6	32	微	36	294	2	0.1	1.3	186.9	廃棄率30%（皮、房の薄皮、種）。成分値はホワイト種のもの	200
36	0.3	15	微	17	140	1	0.1	0.6	89.0		
1	微	1	微	1	11	微	微	0.1	4.2	廃棄率10%（種、軸）。対象は「佐藤錦」「ナポレオン」などの国産品	125
10	0.5	13	0.3	17	210	1	0.1	1.2	83.1		
1	0.1	2	微	3	31	微	微	0.2	9.7	廃棄率9%（種、軸）。国産品にくらべて果実が大きく、濃赤色をしている	125
9	0.5	15	0.3	23	260	1	0.1	1.4	81.1		
11	0.1	9	0.1	17	283	1	0.2	0	94.8	廃棄率55%（皮、種）。アメリカからの輸入品の場合は、60%	127
10	0.1	8	0.1	15	250	1	0.2	0	83.9		
63	0.5	20	0.3	31	248	2	0.2	1.5	146.4	廃棄率45%（皮、房の薄皮、種）。スイーティーは商品名	186
38	0.3	12	0.2	19	150	1	0.1	0.9	88.7		
24	0.2	10	0.5	19	288	2	0.2	0.7	215.0	廃棄率40%（皮、種）、小玉種の場合は50%。対象は果肉が赤色のもの	195
10	0.1	4	0.2	8	120	1	0.1	0.3	89.6		
110	5.2	150	0.4	17	290	1	0.4	10.1	80.7	未熟果の緑色の皮	145
6	微	2	微	2	21	微	微	微	13.9	全果の約25%が果汁	276
2	微	1	微	1	7	微	微	微	4.6		
40	0.3	16	0.2	11	140	1	0.2	0.1	92.5		

果実類

食品名	めやす量	正味量	エネルギー	食塩相当量	三大栄養素 たんぱく質	脂質	炭水化物	(*糖質)	ビタ A (レチノール当量)	B₁	B₂
		g	kcal	g	g	g	g	g	μg	mg	mg
すもも 別名 日本すもも	1個100g	93	43	0	0.6	0.9	8.7	7.3	7	0.02	0.02
	可食部100g	46	0	0.6	1.0	9.4	7.8	7	0.02	0.02	
だいだい 果汁	小さじ1杯5g	5	2	0	微	微	0.4	0.4	微	微	微
	可食部100g	35	0	0.3	0.2	8.0	8.0	2	0.03	0.02	
なし なし	1個300g	255	97	0	0.8	0.3	28.8	26.5	〔0〕	0.05	微
	可食部100g	38	0	0.3	0.1	11.3	10.4	〔0〕	0.02	微	
洋なし	1個250g	213	102	0	0.6	0.2	30.7	26.7	〔0〕	0.04	0.02
	可食部100g	48	0	0.3	0.1	14.4	12.5	〔0〕	0.02	0.01	
夏みかん	1個350g	193	81	0	1.7	0.2	19.3	17.0	14	0.15	0.06
	可食部100g	42	0	0.9	0.1	10.0	8.8	7	0.08	0.03	
ネクタリン	1個150g	128	50	0	0.9	0.4	13.7	11.5	26	0.03	0.04
	可食部100g	39	0	0.7	0.3	10.7	9.0	20	0.02	0.03	
パイナップル	1/4個500g	275	149	0	1.7	0.3	37.7	34.4	8	0.25	0.06
	可食部100g	54	0	0.6	0.1	13.7	12.5	3	0.09	0.02	
はっさく	1個250g	163	77	0	1.3	0.2	18.7	16.3	15	0.10	0.05
	可食部100g	47	0	0.8	0.1	11.5	10.0	9	0.06	0.03	
バナナ	1本150g	90	84	0	1.0	0.2	20.3	19.3	5	0.05	0.04
	可食部100g	93	0	1.1	0.2	22.5	21.4	5	0.05	0.04	
パパイア（完熟）	1個400g	260	86	0	1.3	0.5	24.7	19.0	104	0.05	0.10
	可食部100g	33	0	0.5	0.2	9.5	7.3	40	0.02	0.04	
びわ	1個70g	49	20	0	0.1	微	5.2	4.4	33	0.01	0.01
	可食部100g	41	0	0.3	0.1	10.6	9.0	68	0.02	0.03	
ぶどう	デラウェア 1房150g	128	74	0	0.5	0.1	20.1	19.5	4	0.05	0.01
	巨峰1粒10g	8	5	0	微	微	1.3	1.3	微	微	微

C (mg)	E (mg)	カルシウム (mg)	鉄 (mg)	リン (mg)	カリウム (mg)	ナトリウム (mg)	亜鉛 (mg)	食物繊維総量 (g)	水分 (g)	MEMO	80kcalあたりの重量 (g)
4	0.6	5	0.2	13	140	1	0.1	1.5	82.4	廃棄率7%(種)。ソルダム、サンタローザなどの種類がある	174
4	0.6	5	0.2	14	150	1	0.1	1.6	88.6		
2	微	1	微	微	10	微	微	0	4.6	全果の約30%が果汁	229
35	0.1	10	0.1	8	190	1	微	0	91.2		
8	0.3	5	0	28	357	微	0.3	2.3	224.4	廃棄率15%(皮、芯、種)。豊水などの赤梨系と二十世紀などの青梨系があるが、成分は同じ	211
3	0.1	2	0	11	140	微		0.9	88.0		
6	0.6	11	0.2	20	290	微	0.2	4.0	180.8	廃棄率15%(皮、芯、種)。ラ・フランスやバートレットなど	167
3	0.3	5	0.1	13	140	微	0.1	1.9	84.9		
73	0.6	31	0.4	41	367	2	0.2	2.3	171.0	廃棄率45%(皮、房の薄皮、種)。夏かん、甘夏を含む	190
38	0.3	16	0.2	21	190	1	0.1	1.2	88.6		
13	1.8	6	0.3	20	269	1	0.1	2.2	112.4	廃棄率15%(皮、種)。桃の改良品種で、桃よりやや小ぶり	205
10	1.4	5	0.2	16	210	1	0.1	1.7	87.8		
96	微	30	0.6	25	413	微	3.3	4.1	234.3	廃棄率45%(皮、芯)	148
35	微	11	0.2	9	150	微	1.2	1.5	85.2		
65	0.5	21	0.2	28	293	微	0.2	2.4	142.1	廃棄率35%(皮、房の薄皮、種)。甘夏に似ているが、形はやや平たく、果肉もややかため	170
40	0.3	13	0.1	17	180	微	0.1	1.5	87.2		
14	0.5	5	0.3	24	324	微	0.2	1.0	67.9	廃棄率40%(皮、軸)。青バナナ(未熟果)で輸入され、追熟して皮が黄色になってから出荷される	86
16	0.5	6	0.3	27	360	微	0.2	1.1	75.4		
130	0.8	52	0.5	29	546	16	0.3	5.7	231.9	廃棄率35%(皮、種)。熟すにつれて皮は緑色から黄色、オレンジ色に変化する	242
50	0.3	20	0.2	11	210	6	0.1	2.2	89.2		
2	0.1	6	微	4	78	微	0.1	0.8	43.4	廃棄率30%(皮、種)。品種に「茂木」と「田中」がある	195
5	0.1	13	0.1	9	160	1	0.2	1.6	88.6		
3	0.1	8	0.1	19	166	1	0.3	0.6	106.9	廃棄率15%(皮、種)、大粒種の場合は20%	136
微	微	微	微	1	10	微	微	微	6.7		

穀類
いも・でんぷん類
肉類
魚介類
卵類
乳類
豆類
野菜類
きのこ類
海藻類
果実類
種実類
砂糖・甘味類
調味料・香辛料類
油脂類
し好類
▼

果物

食品名	めやす量	正味量	エネルギー	食塩相当量	三大栄養素				ビタ		
					たんぱく質	脂質	炭水化物	(*糖質)	A (レチノール当量)	B1	B2
		g	kcal	g	g	g	g	g	μg	mg	mg
ぶどう	マスカット1粒 6g	5	3	0	微	微	0.8	0.8	微	微	微
	可食部100g		58	0	0.4	0.1	15.7	15.2	2	0.04	0.01
ブルーベリー	10粒20g	20	10	0	0.1	微	2.6	1.9	1	0.01	0.01
	可食部100g		48	0	0.5	0.1	12.9	9.6	5	0.03	0.03
プルーン 別名 西洋すもも	1個40g	38	19	0	0.3	微	4.8	4.1	15	0.01	0.01
	可食部100g		49	0	0.7	0.1	12.6	10.7	40	0.03	0.03
ぽんかん	1個200g	130	55	0	1.2	0.1	12.9	11.6	68	0.10	0.05
	可食部100g		42	0	0.9	0.1	9.9	8.9	52	0.08	0.04
マンゴー	1個400g	260	177	0	1.6	0.3	43.9	40.5	133	0.10	0.16
	可食部100g		68	0	0.6	0.1	16.9	15.6	51	0.04	0.06
みかん 早生 薄皮つき	1個100g	80	39	0	0.4	0.1	9.5	9.0	70	0.06	0.03
	可食部100g		49	0	0.5	0.1	11.9	11.2	87	0.07	0.04
みかん 早生 果肉のみ	1個100g	75	35	0	0.4	0.1	8.5	8.2	69	0.05	0.02
	可食部100g		47	0	0.5	0.1	11.3	10.9	92	0.07	0.03
みかん 普通 薄皮つき	1個100g	80	39	0	0.6	0.1	9.6	8.8	67	0.08	0.02
	可食部100g		49	0	0.7	0.1	12.0	11.0	84	0.10	0.03
みかん 普通 果肉のみ	1個100g	75	37	0	0.5	0.1	8.6	8.3	69	0.07	0.02
	可食部100g		49	0	0.7	0.1	11.5	11.1	92	0.09	0.03
メロン 温室メロン	1個1.2kg	600	240	0	6.6	0.6	61.8	58.8	18	0.36	0.12
	1/4個300g	150	60	0	1.7	0.2	15.5	14.7	9	0.09	0.03
	可食部100g		40	0	1.1	0.1	10.3	9.8	3	0.06	0.02
メロン 露地メロン	1個500g	275	124	0	2.8	0.3	28.6	27.2	33	0.14	0.06
	1/2個250g	138	62	0	1.4	0.1	14.3	13.7	17	0.07	0.03
	可食部100g		45	0	1.0	0.1	10.4	9.9	12	0.05	0.02

ビタミン		ミネラル						食物繊維総量	水分	MEMO	80kcalあたりの重量
C	E	カルシウム	鉄	リン	カリウム	ナトリウム	亜鉛				
mg	mg	mg	mg	mg	mg	mg	mg	g	g		g
微	微	微	微	1	7	微	微	微	4.2	小粒から大粒種まで多くの種類があるが、成分値に差はない	136
2	0.1	6	0.1	15	130	1	0.1	0.5	83.5		
2	0.3	2	微	2	14	微	微	0.7	17.3	青黒色をした、直径1cmほどの果実を食べる	167
9	1.7	8	0.2	9	70	1	0.1	3.3	86.4		
2	0.5	2	0.1	5	84	微	微	0.7	32.8	廃棄率5%（種、軸）。皮は主に紫色で、果実は卵形をしている	163
4	1.3	6	0.2	14	220	1	0.1	1.9	86.2		
52	0.3	21	0.1	21	208	1	微	1.3	115.4	廃棄率35%（内、扁の薄皮、種）。みかんの一種。大型で果肉は甘くて多汁	190
40	0.2	16	0.1	16	160	1	微	1.0	88.8		
52	4.7	39	0.5	31	442	3	0.3	3.4	213.2	廃棄率35%（皮、種）。対象はメキシコ産とフィリピン産の輸入品	118
20	1.8	15	0.2	12	170	1	0.1	1.3	82.0		
28	0.3	14	0.1	10	104	1	0.1	0.6	69.8	廃棄率20%（皮）。早生は、10～11月に成熟する品種。成分値は、房の薄皮を含んだもの	163
35	0.4	17	0.1	12	130	1	0.1	0.7	87.2		
26	0.3	8	0.1	9	98	1	0.1	0.3	65.9	廃棄率25%（皮、房の薄皮）。成分値は房の薄皮を除いたもの	170
35	0.4	11	0.1	12	130	1	0.1	0.4	87.8		
26	0.3	17	0.2	12	120	1	0.1	0.8	69.5	廃棄率20%（皮）。11～12月に成熟するみかんが対象。成分値は、房の薄皮も含んだもの	163
32	0.4	21	0.2	15	150	1	0.1	1.0	86.9		
25	0.3	11	0.1	11	113	1	0.1	0.3	65.6	廃棄率25%（皮、房の薄皮）。成分値は房の薄皮を除いたもの	163
33	0.4	15	0.1	15	150	1	0.1	0.4	87.4		
108	1.2	48	1.8	126	2040	42	1.2	3.0	526.8	廃棄率50%（皮、種）。温室の代表格はマスクメロン。皮の網目は、皮がひび割れて生育するためにできる	200
27	0.3	12	0.5	32	510	11	0.3	0.8	131.7		
18	0.2	8	0.3	21	340	7	0.2		87.8		
69	0.6	17	0.6	36	963	17	0.6	1.4	241.7	廃棄率45%（皮、種）。露地ものは、アムス、アンデス、プリンス、夕張メロンなどがあるが、成分値は白肉種のもの	178
35	0.3	8	0.3	18	483	8	0.3	0.7	121.3		
25	0.2	6	0.2	13	350	6	0.2	0.5	87.9		

果物

果実類

食品名		めやす量	正味量	エネルギー	食塩相当量	三大栄養素				ビタ		
						たんぱく質	脂質	炭水化物	(*糖質)	A (レチノール当量)	B₁	B₂
			g	kcal	g	g	g	g	g	µg	mg	mg
桃		1個200g	170	65	0	1.0	0.2	17.3	15.1	2	0.02	0.02
		可食部100g	38	0	0.6	0.1	10.2	8.9	微	0.01	0.01
ゆず	ゆず 皮	可食部100g	50	0	1.2	0.5	14.2	7.3	20	0.07	0.10
	ゆず 果汁	大さじ1杯 15g	15	5	0	0.1	微	1.1	1.0	微	0.01	微
		可食部100g	30	0	0.5	0.1	7.0	6.6	1	0.05	0.02
ライチー 別名 レイシ		1個20g	14	9	0	0.1	微	2.3	2.2	〔0〕	微	0.01
		可食部100g	61	0	1.0	0.1	16.4	15.5	〔0〕	0.02	0.06
ライム 果汁		大さじ1杯 15g	15	6	0	0.1	微	1.4	1.4	〔0〕	微	微
		可食部100g	39	0	0.4	0.1	9.3	9.1	〔0〕	0.03	0.02
ラズベリー		10粒10g	10	4	0	0.1	微	1.0	0.6	微	微	微
		可食部100g	36	0	1.1	0.1	10.2	5.5	2	0.02	0.04
りんご		大1個350g	298	158	0	0.3	0.6	46.2	42.0	3	0.06	微
		中1個250g	213	113	0	0.2	0.4	33.0	30.0	2	0.04	微
		可食部100g	53	0	0.1	0.2	15.5	14.1	1	0.02	微
レモン	レモン	1個100g	97	42	0	0.9	0.7	12.1	7.4	2	0.07	0.07
		スライス1枚 15g	15	6	0	0.1	0.1	1.9	1.3	微	0.01	0.01
		可食部100g	43	0	0.9	0.7	12.5	7.6	2	0.07	0.07
	レモン 果汁	大さじ1杯 15g	15	4	0	0.1	微	1.3	1.3	微	0.01	微
		可食部100g	24	0	0.4	0.2	8.6	8.6	1	0.04	0.02

●果物加工品（ジャム、缶詰め、ドライフルーツ）

食品名		めやす量	正味量	エネルギー	食塩相当量	たんぱく質	脂質	炭水化物	(*糖質)	A	B₁	B₂
あんずジャム	高糖度	大さじ1杯 20g	20	50	0	0.1	微	13.0	12.8	8	微	微
		可食部100g	252	0	0.3	0.1	64.9	64.2	39	0.01	微
	低糖度	大さじ1杯 20g	20	40	0	0.1	微	10.1	9.9	12	微	微
		可食部100g	202	0	0.4	0.1	50.5	49.3	58	0.01	0.01

ビタミン C	E	カルシウム	鉄	リン	カリウム	ナトリウム	亜鉛	食物繊維総量	水分	MEMO	80kcalあたりの重量
mg	mg	mg	mg	mg	mg	mg	mg	g	g		g
14	1.2	7	0.2	31	306	2	0.2	2.2	150.8	廃棄率15%（皮、種）。対象は白桃で、水蜜桃とも呼ばれる	211
8	0.7	4	0.1	18	180	1	0.1	1.3	88.7		
160	3.4	41	0.3	9	140	5	0.1	6.9	83.7	果実が青いうちにとる青ゆずと、熟してからとる黄ゆずとがある。全果の約25%が果汁	160
6	微	3	微	2	32	微	微	0.1	13.8		267
40	0.2	20	0.1	11	210	1	0.1	0.4	92.0		
5	微	微	微	3	24	微	微	0.1	11.5	廃棄率30%（皮、種）。中国原産の果物で、果肉は白く半透明。対象は輸入冷凍品	131
36	0.1	2	0.2	22	170	微	0.1	0.9	82.1		
5	微	2	微	2	24	微	微	微	13.5	日本で消費されるライムは、アメリカ産とメキシコ産がほとんど。全果の約35%が果汁	205
33	0.2	16	0.2	16	160	1	0.1	0.2	89.8		
2	0.1	2	0.1	3	15	微	微	0.5	8.8	果実の色は赤、黒、紫、黄などがあるが、対象は赤ラズベリーの輸入品	222
22	0.8	22	0.7	29	150	1	0.4	4.7	88.2		
12	0.3	9	0.3	36	358	微	微	4.2	250.6	廃棄率15%（皮、芯、種）。皮つきの場合は8%。対象はふじ、つがる、王林、千秋など	151
9	0.2	6	0.2	26	256	微	微	3.0	179.1		
4	0.1	3	0.1	12	120	微	微	1.4	84.1		
97	1.6	65	0.2	15	126	4	0.1	4.8	82.7	廃棄率3%（種、へた）。輸入品が多いが、国産品も出回る	186
15	0.2	10	微	2	20	1	微	0.7	12.8		
100	1.6	67	0.2	15	130	4	0.1	4.9	85.3		
8	微	1	微	1	15	微	微	微	13.6	1個のレモンから、約30%の果汁がとれる	333
50	0.1	7	0.1	9	100	2	0.1	微	90.5		
微	0.1	2	微	1	15	2	微	0.1	6.9	「高糖度」とは、砂糖の量が材料全重量の約50%のジャム。「低糖度」とは、砂糖の量が全重量の約40%で甘さを控えたタイプ	32
微	0.4	8	0.2	6	75	10	0.1	0.7	34.5		
微	0.1	2	0.1	1	16	4	微	0.2	9.8		40
微	0.5	11	0.3	7	80	18	0.1	1.2	48.8		

果実類

食品名		めやす量	正味量	エネルギー	食塩相当量	三大栄養素				ビタ		
						たんぱく質	脂質	炭水化物	(*糖質)	A (レチノール当量)	B₁	B₂
			g	kcal	g	g	g	g	g	μg	mg	mg
いちごジャム	高糖度	大さじ1杯 21g	21	53	0	0.1	微	13.3	13.0	〔0〕	微	微
		可食部100g	250		0	0.4	0.1	63.3	62.0	〔0〕	0.01	0.01
	低糖度	大さじ1杯 21g	21	41	0	0.1	微	10.2	9.9	〔0〕	微	微
		可食部100g	194		0	0.5	0.1	48.4	47.3	〔0〕	0.01	0.01
オレンジマーマレード	高糖度	大さじ1杯 21g	21	49	0	微	微	13.3	13.2	微	微	0
		可食部100g	233		0	0.2	0.1	63.2	62.5	2	0.01	0
	低糖度	大さじ1杯 21g	21	40	0	0.1	微	10.0	9.7	1	微	0
		可食部100g	190		0	0.3	0.1	47.7	46.4	5	0.01	0
ぶどうジャム		大さじ1杯 21g	21	40	0	0.1	微	10.0	9.7	〔0〕	微	微
		可食部100g	189		0	0.5	0.1	47.5	46.0	〔0〕	0.02	0.01
ブルーベリージャム		大さじ1杯 21g	21	37	0	0.1	0.1	9.2	8.3	微	0.01	微
		可食部100g	174		0	0.7	0.3	43.8	39.5	2	0.03	0.02
りんごジャム		大さじ1杯 20g	20	41	0	微	微	10.5	10.4	微	微	0
		可食部100g	203		0	0.2	0.1	52.7	51.9	微	0.01	0
あんず缶詰め		1個40g	40	32	0	0.2	0.2	7.6	7.2	18	微	微
		可食部100g	79		0	0.5	0.4	18.9	18.1	46	0.01	0.01
さくらんぼ缶詰め		1個6g	5	4	0	微	微	0.9	0.8	微	微	微
		可食部100g	70		0	0.6	0.1	17.6	16.6	3	0.01	0.01
パイナップル缶詰め		1切れ40g	40	30	0	0.2	微	8.1	7.9	微	0.03	微
		可食部100g	76		0	0.4	0.1	20.3	19.8	1	0.07	0.01
白桃缶詰め	白桃果肉	1切れ (1/2個) 60g	60	49	0	0.3	0.1	12.4	11.5	〔0〕	0.01	0.01
		可食部100g	82		0	0.5	0.1	20.6	19.2	〔0〕	0.01	0.02
	シロップ	大さじ1杯 15g	15	12	0	微	微	3.0	2.9	0	微	微
		可食部100g	81		0	0.3	0.1	19.8	19.5	0	0.01	0.01

ミン		ミネラル						食物繊維総量	水分	MEMO	80kcalあたりの重量
C	E	カルシウム	鉄	リン	カリウム	ナトリウム	亜鉛				
mg	mg	mg	mg	mg	mg	mg	mg	g	g		g
2	微	2	微	3	14	1	微	0.3	7.6		32
9	0.1	9	0.2	13	67	6	0.1	1.3	36.0		
2	微	3	0.1	3	17	3	微	0.2	10.6		41
10	0.2	12	0.4	14	79	12	0.1	1.1	50.7		
1	0.1	3	微	1	6	2	微	0.1	7.6	主に皮と果実で作ったジャム	34
5	0.3	16	0.1	4	27	11	微	0.7	36.4		
1	0.1	4	微	1	10	2	微	0.3	10.9		42
4	0.4	19	0.2	5	49	9	微	1.3	51.7		
0	微	3	0.7	5	27	4	微	0.3	10.8	「低糖度」のジャム。酸化防止用にビタミンCを添加した商品もある	42
0	0.2	16	3.3	23	130	18	0.1	1.5	51.4		
1	0.4	2	0.1	3	16	微	微	0.9	11.6	「低糖度」のジャム	46
3	1.9	8	0.3	12	75	1	0.1	4.3	55.1		
微	微	1	0	1	7	1	微	0.2	9.4	紅玉など、酸味のあるもので作る、「低糖度」のジャムが対象	39
微	0.1	6	0	4	33	7	微	0.8	46.9		
微	0.4	7	0.1	6	76	2	微	0.3	31.9	対象は、種を除いたヘビーシロップ漬けの輸入品。成分値には缶汁も含む	101
微	0.9	18	0.2	14	190	4	0.1	0.8	79.8		
微	微	1	微	1	5	微	微	0.1	4.1	廃棄率15%（種、軸）。ヘビーシロップ漬け。成分値に、缶汁は含まれない	114
7	0.5	10	0.4	12	100	3	0.5	1.0	81.5		
3	0	3	0.1	3	48	微	微	0.2	31.6	ヘビーシロップ漬け。缶汁は内容総量の37%で、成分値には缶汁も含む	105
7	0	7	0.3	7	120	1	0.1	0.5	78.9		
1	0.7	2	0.1	5	48	2	0.1	0.8	47.1	ヘビーシロップ漬け。成分値は、白桃缶詰めの果肉だけのもの。果肉は内容総量の60%、缶汁は40%	98
2	1.2	3	0.2	9	80	4	0.2	1.4	78.5		
微	0	微	微	1	12	1	微	微	11.9		99
2	0	2	0.2	7	80	4	0.1	0.3	79.5		

果物加工品

食品名		めやす量	正味量	エネルギー	食塩相当量	三大栄養素				ビタ		
						たんぱく質	脂質	炭水化物	（＊糖質）	A（レチノール当量）	B₁	B₂
			g	kcal	g	g	g	g	g	μg	mg	mg
みかん缶詰め	みかん果肉	1房5g	5	3	0	微	微	0.8	0.7	2	微	微
		サラダ1人分40g	40	25	0	0.2	微	6.1	5.9	14	0.02	0.01
		可食部100g	63	0	0.5	0.1	15.3	14.8	34	0.05	0.02	
	シロップ	大さじ1杯15g	15	9	0	微	微	2.3	2.3	0	0.01	微
		可食部100g	63	0	0.3	0.1	15.3	15.3	0	0.04	0.02	
洋なし缶詰め		1切れ（1/2個）60g	60	47	0	0.1	0.1	12.4	11.8	0	0.01	0.01
		可食部100g	79	0	0.2	0.1	20.7	19.7	0	0.01	0.02	
乾燥バナナ		スライス10枚20g	20	63	0	0.8	0.1	15.7	14.3	14	0.01	0.02
		可食部100g	314	0	3.8	0.4	78.5	71.5	70	0.07	0.12	
干しあんず		1個8g	8	24	0	0.7	微	5.6	4.8	33	0	微
		可食部100g	296	0	9.2	0.4	70.4	60.6	410	0	0.03	
干しいちじく		1個20g	20	54	微	0.6	0.2	15.1	12.9	1	0.02	0.01
		可食部100g	272	0.2	3.0	1.1	75.3	64.6	4	0.10	0.06	
干し柿		1個50g	50	137	0	0.8	0.9	35.7	28.7	60	0.01	0
		可食部100g	274	0	1.5	1.7	71.3	57.3	120	0.02	0	
レーズン 別名 干しぶどう		20粒10g	10	32	0	0.3	微	8.0	7.6	微	0.01	微
		大さじ1杯12g	12	39	0	0.3	微	9.6	9.1	微	0.01	微
		可食部100g	324	0	2.7	0.2	80.3	76.2	1	0.12	0.03	
プルーン（ドライ）		種なし1個10g	10	21	0	0.2	微	6.2	5.5	10	0.01	0.01
		可食部100g	211	0	2.4	0.2	62.3	55.2	110	0.07	0.07	

C	E	カルシウム	鉄	リン	カリウム	ナトリウム	亜鉛	食物繊維総量	水分	MEMO	80kcalあたりの重量
mg	mg	mg	mg	mg	mg	mg	mg	g	g		g
1	微	微	微	微	4	微	微	微	4.2	ライトシロップ漬け。果肉は内容総量の60%、缶汁は40%	
6	0.2	3	0.2	3	30	2	微	0.2	33.5		127
15	0.5	8	0.4	8	75	4	0.1	0.5	83.8		
2	0	1	微	1	11	1	微	0	12.6		
15	0	5	0.3	7	75	4	0.1	0	84.1		
微	0.1	2	0.1	3	33	1	0.1	0.6	47.3	ヘビーシロップ漬け。缶汁は内容総量の40%で、成分値には缶汁も含む	101
微	0.2	4	0.1	5	55	1	0.1	1.0	78.8		
微	0.3	5	0.2	17	260	微	0.1	1.4	2.9	完熟バナナを乾燥させたもの。甘みが強くなる	25
微	1.4	26	1.1	84	1300	1	0.6	7.0	14.3		
微	0.1	6	0.2	10	104	1	0.1	0.8	1.3	対象は、皮と種をとり除いたもの	27
微	1.4	70	2.3	120	1300	15	0.9	9.8	16.8		
微	0.1	38	0.3	15	168	19	0.1	2.1	3.6	そのまま食べるほか、パンやお菓子に入れたり、ワイン煮などに	29
微	0.6	190	1.7	75	840	93	0.6	10.7	18.0		
1	0.2	14	0.3	31	335	2	0.1	7.0	12.0	つるし柿を含む。渋柿の皮をむいて干し、甘みを出したもの。表面の白い粉は、果肉の糖分の結晶	29
2	0.4	27	0.6	62	670	4	0.2	14.0	24.0		
微	0.1	7	0.2	9	74	1	微	0.4	1.5	完熟したぶどうの果実を乾燥させたもの。主産地はカリフォルニア	
微	0.1	8	0.3	11	89	1	微	0.5	1.7		25
微	0.5	65	2.3	90	740	12	0.3	4.1	14.5		
0	0.1	6	0.1	7	73	微	微	0.7	3.3	種つきの場合は、廃棄率20%。対象は輸入品	38
0	1.3	57	1.1	69	730	1	0.4	7.1	33.3		

穀類

いも・てんぷん類

肉類

魚介類

卵類

乳類

豆類

野菜類

きのこ類

海藻類

果実類

種実類

砂糖・甘味類

調味料・香辛料類

油脂類

し好類

果物加工品

食品名		めやす量	正味量	エネルギー	食塩相当量	三大栄養素				ビタ		
						たんぱく質	脂質	炭水化物	(*糖質)	A (レチノール当量)	B₁	B₂
			g	kcal	g	g	g	g	g	µg	mg	mg
アーモンド（フライ・味つけ）		10粒15g	15	94	微	3.2	8.4	2.7	1.2	微	0.01	0.16
		可食部100g	626	0.3	21.3	55.7	17.9	7.8	1	0.05	1.07
えごま（乾燥）		大さじ1杯8g	8	42	0	1.4	3.5	2.4	0.7	微	0.04	0.02
		可食部100g	523	0	17.7	43.4	29.4	8.6	2	0.54	0.29
カシューナッツ（フライ・味つけ）		10粒15g	15	89	0.1	3.0	7.1	4.0	3.0	微	0.08	0.03
		可食部100g	591	0.6	19.8	47.6	26.7	20.0	1	0.54	0.18
かぼちゃの種（いり・味つけ）		10粒2g	1	6	微	0.3	0.5	0.1	微	微	微	微
		可食部100g	590	0.1	26.5	51.8	12.0	4.7	3	0.21	0.19
くるみ（いり）		1個8g	8	57	0	1.2	5.5	0.9	0.3	微	0.02	0.01
		可食部100g	713	0	14.6	68.8	11.7	4.2	2	0.26	0.15
ぎんなん	ぎんなん	1粒4g	3	5	0	0.1	微	1.0	1.0	1	0.01	微
		可食部100g	168	0	4.7	1.6	34.8	33.2	24	0.28	0.08
	ぎんなん（ゆで）	1粒3g	3	5	0	0.1	微	1.1	1.0	1	0.01	微
		可食部100g	169	0	4.6	1.5	35.8	33.4	24	0.26	0.07
栗	栗	1個20g	14	21	0	0.4	0.1	5.2	4.6	微	0.03	0.01
		可食部100g	147	0	2.8	0.5	36.9	32.7	3	0.21	0.07
	栗の甘露煮	1個15g	15	35	0	0.3	0.1	8.5	8.1	微	0.01	微
		可食部100g	232	0	1.8	0.4	56.8	540	3	0.07	0.03
	甘栗 別名 焼き栗	1個6g	5	10	0	0.2	微	2.4	2	微	0.01	0.01
		可食部100g	207	0	4.9	0.9	48.5	40	6	0.20	0.18
けしの実		大さじ1杯9g	9	50	0	1.7	4.4	2.0	0.1	微	0.14	0.02
		可食部100g	555	0	19.3	49.1	21.8	5.3	微	1.61	0.20
ココナッツパウダー		大さじ1杯5g	5	34	0	0.3	3.3	1.2	0.5	〔0〕	微	微
		可食部100g	676	0	6.1	65.8	23.7	9.6	〔0〕	0.03	0.03

ミン		ミネラル						食物繊維総量	水分	MEMO	80kcalあたりの重量
C	E	カルシウム	鉄	リン	カリウム	ナトリウム	亜鉛				
mg	mg	mg	mg	mg	mg	mg	mg	g	g		g
0	3.3	36	0.5	74	114	15	0.5	1.5	0.3	油で揚げて塩味をつけたもの	13
0	22.0	240	3.5	490	760	100	3.1	10.1	1.8		
微	0.1	31	1.3	44	47	微	0.3	1.7	0.4	ごま同様にいってから、薬味などに使う。鉄やカルシウムが豊富	15
微	1.3	390	16.0	550	590	2	3.8	20.8	5.6		
0	0.1	6	0.7	74	89	33	0.4	1.0	0.5	油で揚げて塩味をつけたもの	14
0	0.6	38	4.8	490	590	220	5.4	6.7	3.2		
微	微	微	0.1	11	8	微	0.8	0.1	微	廃棄率35%(種の皮)。塩味をつけたもの	14
微	0.6	44	6.5	1100	840	47	7.7	7.3	4.5		
0	0.1	7	0.2	22	43	微	0.2	0.6	0.2	殻つきの場合、廃棄率55%。成分値は、大粒の西洋くるみのもの	11
0	1.2	85	2.6	280	540	4	2.6	7.5	3.1		
1	0.1	微	微	4	21	微	微	微	1.7	廃棄率25%(殻、薄皮)。いちょうの種子。種子がとれるのは雌株	48
23	2.5	5	1.0	120	710	微	0.4	1.6	57.4		
1	微	微	微	3	17	微	微	0.1	1.7	殻を割ってゆで、薄皮を除いたもの	47
23	1.6	5	1.2	96	580	1	0.4	2.4	56.9		
5	0	3	0.1	10	59	微	0.1	0.6	8.2	廃棄率30%(殻、薄皮。包丁むき)。日本栗で計測。糖質が多く、その主成分はでんぷん	54
33	0	23	0.8	70	420	1	0.5	4.2	58.8		
0	0	1	0.1	4	11	1	微	0.4	6.1	渋皮をむいて甘く煮たもの。成分値はシロップを除いたもの	34
0	0	8	0.6	25	75	7	0.1	2.8	40.8		
微	微	2	0.1	6	28	微	微	0.4	2.2	廃棄率20%(殻、薄皮。包丁むき)。輸入された中国栗を焙煎して作ったもので計測	39
2	0.1	30	2.0	110	560	2	0.9	8.5	44.4		
0	0.1	153	2.1	74	63	微	0.5	1.5	0.3	種実の中ではカルシウム、鉄の含有量が多い	14
0	1.5	1700	23.0	820	700	4	5.1	16.5	3.0		
0	0	1	0.1	7	41	1	0.1	0.7	0.1	ココナッツの胚乳部分を乾燥させて粉末にしたもの。お菓子作りに使われる	12
0	0	15	2.8	140	820	10	1.4	14.1	2.5		

いも・でんぷん類
肉類
魚介類
卵類
乳類
豆類
野菜類
きのこ類
海藻類
果実類
種実類
砂糖・甘味類
調味料・香辛料類
油脂類
し好類

種実類

食品名		めやす量	正味量	エネルギー	食塩相当量	三大栄養素				ビタ		
						たんぱく質	脂質	炭水化物	(*糖質)	A (レチノール当量)	B1	B2
			g	kcal	g	g	g	g	g	μg	mg	mg
ごま	乾燥	大さじ1杯9g	9	54	0	1.8	4.8	1.5	0.5	微	0.09	0.02
		小さじ1杯3g	3	18	0	0.6	1.6	0.5	0.2	微	0.03	0.01
		可食部100g	604	0	19.8	53.8	16.5	5.7	1	0.95	0.25	
	いり	大さじ1杯6g	6	36	0	1.2	3.1	1.1	0.3	微	0.03	0.01
		小さじ1杯2g	2	12	0	0.4	1.0	0.4	0.1	微	0.01	微
		可食部100g	605	0	20.3	51.6	18.5	5.9	1	0.49	0.23	
	むき	大さじ1杯9g	9	51	0	1.7	4.9	1.4	0.5	微	0.11	0.01
		小さじ1杯3g	3	17	0	0.6	1.6	0.5	0.2	微	0.04	微
		可食部100g	570	0	19.3	54.9	15.6	5.8	微	1.25	0.14	
ピスタチオ（いり・味つけ）		殻つき10個8g	4	25	微	0.7	2.2	0.8	0.5	微	0.02	0.01
		可食部100g	617	0.7	17.4	56.1	20.9	11.7	10	0.43	0.24	
ヘーゼルナッツ（フライ・味つけ）		10粒15g	15	105	微	2.0	10.4	2.1	1.0	[0]	0.04	0.04
		可食部100g	701	0.1	13.6	69.3	13.9	6.5	[0]	0.26	0.28	
マカデミアナッツ（いり・味つけ）		10粒20g	20	150	0.1	1.7	15.3	2.4	1.2	[0]	0.04	0.02
		可食部100g	751	0.5	8.3	76.7	12.2	6.0	[0]	0.21	0.09	
松の実（いり）		大さじ1杯11g	11	73	0	1.6	8.0	0.9	0.1	[0]	0.07	0.02
		小さじ1杯4g	4	26	0	0.6	2.9	0.3	微	[0]	0.02	0.01
		可食部100g	668	0	14.6	72.5	8.1	1.2	[0]	0.61	0.21	
落花生（いり） 別名 ピーナッツ、南京豆		殻つき10個25g	18	109	0	4.8	8.9	3.5	2.2	微	0.04	0.02
		可食部100g	607	0	26.5	49.4	19.6	12.4	1	0.23	0.10	
バターピーナッツ		10粒10g	10	61	微	2.3	5.3	1.8	0.9	微	0.02	0.01
		可食部100g	609	0.3	23.3	53.2	18.3	8.8	微	0.20	0.10	
ピーナッツバター		大さじ1杯16g	16	96	0.1	3.3	8.1	4.0	2.8	微	0.03	0.01
		可食部100g	599	0.9	20.6	50.4	24.9	17.3	微	0.10	0.09	

ミン		ミネラル						食物繊維総量	水分	MEMO	80kcalあたりの重量
C	E	カルシウム	鉄	リン	カリウム	ナトリウム	亜鉛				
mg	mg	mg	mg	mg	mg	mg	mg	g	g		g
微	微	108	0.9	49	36	微	0.5	1.0	0.4	ごまには黒、黄、白などの色があるが、成分値に大差はない。対象は、汚れやごみを洗って乾燥させた洗いごま	
微	微	36	0.3	16	12	微	0.2	0.3	0.1		13
微	0.1	1200	9.6	540	400	2	5.5	10.8	4.7		
微	微	72	0.6	34	25	微	0.4	0.8	0.1	洗いごまをいったもの	
微	微	24	0.2	11	8	微	0.1	0.3	微		13
微	0.1	1200	9.9	560	410	2	5.9	12.6	1.6		
〔0〕	微	6	0.5	78	36	微	0.5	1.0	0.4	白ごまを水に浸し、肉をとって乾燥したもの	
〔0〕	微	2	0.2	26	12	微	0.2	0.3	0.1		14
〔0〕	0.1	62	6.0	870	400	2	5.5	11.2	4.1		
〔0〕	0.1	5	0.1	18	39	11	0.1	0.4	0.1	廃棄率45%（殻）。アーモンドに似た味で、香ばしい風味と甘みが特徴	
〔0〕	1.4	120	3.0	440	970	270	2.5	9.2	2.2		13
0	2.7	20	0.5	48	92	5	0.3	1.1	0.2	ほとんどが輸入品だが、日本では野生種で「はしばみ」がある	
0	18.0	130	3.0	320	610	35	2.0	7.4	1.0		11
〔0〕	微	9	0.3	28	60	38	0.1	1.2	0.3	オーストラリア原産のマカダミアと呼ばれる木の実	
〔0〕	微	47	1.3	140	300	190	0.7	6.2	1.3		11
〔0〕	1.3	2	0.7	61	68	微	0.7	0.8	0.2	松かさの中にある種子。各種ビタミン、ミネラルが豊富で、生もいったものも栄養価はほぼ、変わらない	
〔0〕	0.5	1	0.2	22	25	微	0.2	0.3	0.1		12
〔0〕	12.0	15	6.2	550	620	4	6.0	6.9	1.9		
〔0〕	2.0	9	0.3	70	139	微	0.5	1.3	0.4	廃棄率30%（殻27%、種の皮3%）。殻つきのままいったもの。成分値は小粒種のもの	
〔0〕	11.0	50	1.7	390	770	2	3.0	7.2	2.1		13
0	0.2	5	0.3	38	70	12	0.3	1.0	0.2	皮をむいた落花生を油で揚げ、マーガリンや塩をまぶしたもの	
0	1.9	50	2.0	380	700	120	3.1	9.5	2.4		13
〔0〕	0.8	8	0.3	59	104	56	0.4	1.2	0.2	いった落花生をすりつぶし、砂糖、塩、ショートニングを加えてクリーム状にねったもの	
〔0〕	4.8	47	1.6	370	650	350	2.7	7.6	1.2		

穀類
いも・でんぷん類
肉類
魚介類
卵類
乳類
豆類
野菜類
きのこ類
海藻類
果実類
種実類
砂糖・甘味類
調味料・香辛料類
油脂類
し好類

砂糖・甘味類

食品名		めやす量	正味量	エネルギー	食塩相当量	三大栄養素				ビタ		
						たんぱく質	脂質	炭水化物	(*糖質)	A (レチノール当量)	B₁	B₂
			g	kcal	g	g	g	g	g	μg	mg	mg

●砂糖類

食品名		めやす量	正味量	エネルギー	食塩相当量	たんぱく質	脂質	炭水化物	糖質	A	B₁	B₂
黒砂糖		大さじ1杯9g	9	32	微	0.2	微	8.1	8.1	0.1	微	0.01
		小さじ1杯3g	3	11	微	0.1	微	2.7	2.7	微	微	微
		可食部100g	352	0.1	1.7	微	90.3	89.7	1	0.05	0.07	
和三盆糖		大さじ1杯9g	9	35	0	微	微	8.9	8.9	0	微	微
		小さじ1杯3g	3	12	0	微	微	3.0	3.0	0	微	微
		可食部100g	393	0	0.2	微	99.0	99.0	0	0.01	0.03	
車糖	上白糖	大さじ1杯9g	9	35	0	[0]	[0]	8.9	8.9	[0]	[0]	[0]
		小さじ1杯3g	3	12	0	[0]	[0]	3.0	3.0	[0]	[0]	[0]
		可食部100g	391	0	[0]	[0]	99.3	99.3	[0]	[0]	[0]	
	三温糖	大さじ1杯12g	12	47	0	微	[0]	11.9	11.9	[0]	微	微
		小さじ1杯4g	4	16	0	微	[0]	4.0	4.0	[0]	微	微
		可食部100g	390	0	微	[0]	99.0	99.0	[0]	微	0.01	
ざらめ糖	グラニュー糖	大さじ1杯12g	12	47	0	[0]	[0]	12.0	12.0	[0]	[0]	[0]
		小さじ1杯4g	4	16	0	[0]	[0]	4.0	4.0	[0]	[0]	[0]
		可食部100g	393	0	[0]	[0]	100.0	100.0	[0]	[0]	[0]	
	ざらめ糖（中ざら糖）	大さじ1杯15g	15	59	0	[0]	[0]	15.0	15.0	[0]	[0]	[0]
		小さじ1杯5g	5	20	0	[0]	[0]	5.0	5.0	[0]	[0]	[0]
		可食部100g	393	0	[0]	[0]	100.0	100.0	[0]	[0]	[0]	
加工糖	角砂糖	1cm角2g	2	8	0	[0]	[0]	2.0	2.0	[0]	[0]	[0]
		可食部100g	394	0	[0]	[0]	100.0	100.0	[0]	[0]	[0]	
	氷砂糖	1粒2g	2	8	0	[0]	[0]	2.0	2.0	[0]	[0]	[0]
		可食部100g	394	0	[0]	[0]	100.0	100.0	[0]	[0]	[0]	
	コーヒーシュガー	大さじ1杯12g	12	47	0	微	[0]	12.0	12.0	[0]	[0]	[0]

穀類

いも・てんぷん類

肉類

魚介類

卵類

乳類

豆類

野菜類

きのこ類

海藻類

果実類

種実類

砂糖・甘味類

調味料・香辛料類

油脂類

し好類

砂糖類

| | ミン | | ミネラル | | | | | | 食物繊維総量 | 水分 | MEMO | 80kcalあたりの重量 |
| C | E | カルシウム | 鉄 | リン | カリウム | ナトリウム | 亜鉛 | | | | |
mg	mg	mg	mg	mg	mg	mg	mg	g	g		g
[0]	[0]	22	0.4	3	99	2	微	[0]	0.4	さとうきびをしぼった汁をそのまま煮詰めたもの。特有の風味とコクがあり、ミネラルが豊富	23
[0]	[0]	7	0.1	1	33	1	微	[0]	0.1		
[0]	[0]	240	4.7	31	1100	27	0.5	[0]	4.4		
[0]	[0]	2	0.1	1	13	微	微	[0]	微	伝統的な製法で作られており、粒がこまかく風味がよいので高級和菓子などに用いられる	20
[0]	[0]	1	微	微	4	微	微	[0]	微		
[0]	[0]	27	0.7	13	140	1	0.2	[0]	0.3		
[0]	[0]	微	微	微	微	微	0	[0]	0.1	白砂糖のこと。精製工程の最初にできる、純度の高い砂糖	20
[0]	[0]	微	微	微	微	微	0	[0]	微		
[0]	[0]	1	微	微	2	1	0	[0]	0.7		
[0]	[0]	1	微	微	2	1	微	[0]	0.1	精製工程の最後に不純物の多い糖液からできるもので、黒砂糖のように栄養価を持つわけではない。甘みが強く濃厚な味	21
[0]	[0]	微	微	微	1	微	微	[0]	微		
[0]	[0]	6	0.1	微	13	7	微	[0]	0.9		
[0]	[0]	微	微	[0]	微	微	微	[0]	微	ざらめ糖は粒状に結晶したもの。グラニュー糖、中ざら糖、白ざら糖に分かれる。グラニュー糖は結晶が小さく、サラサラしている。甘さがあっさりして軽く、水にとけやすいのが特徴	20
[0]	[0]	微	微	[0]	微	微	微	[0]	微		
[0]	[0]	微	微	[0]	微	微	微	[0]	微		
[0]	[0]	微	微	微	微	微	微	[0]	微		20
[0]	[0]	微	微	微	微	微	微	[0]	微		
[0]	[0]	微	0.1	微	1	2	微	[0]	微		
[0]	[0]	微	微	[0]	微	微	0	[0]	微	グラニュー糖に糖液を加え、立方体などに固めたもの	20
[0]	[0]	微	0.1	[0]	微	微	微	[0]	微		
[0]	[0]	微	微	[0]	微	微	微	[0]	微	グラニュー糖糖液を大きな結晶にさせたもの。梅酒などの果実酒に利用	20
[0]	[0]	微	0.1	[0]	微	微	微	[0]	微		
[0]	[0]	微	微	微	微	0	0.1	[0]	微		21

砂糖・甘味類

食品名	めやす量	正味量	エネルギー	食塩相当量	三大栄養素				ビタ		
					たんぱく質	脂質	炭水化物	(*糖質)	A (レチノール当量)	B₁	B₂
		g	kcal	g	g	g	g	g	μg	mg	mg

<table>
<tr><td rowspan="5">加工糖</td><td rowspan="2">コーヒーシュガー</td><td>小さじ1杯4g</td><td>4</td><td>16</td><td>0</td><td>微</td><td>〔0〕</td><td>4.0</td><td>4.0</td><td>〔0〕</td><td>〔0〕</td><td>〔0〕</td></tr>
<tr><td>可食部100g</td><td>394</td><td></td><td>0</td><td>0.1</td><td>〔0〕</td><td>99.8</td><td>99.8</td><td>〔0〕</td><td>〔0〕</td><td>〔0〕</td></tr>
<tr><td rowspan="3">粉砂糖
別名 粉糖、パウダーシュガー</td><td>大さじ1杯9g</td><td>9</td><td>35</td><td>0</td><td>〔0〕</td><td>〔0〕</td><td>9.0</td><td>9.0</td><td>〔0〕</td><td>〔0〕</td><td>〔0〕</td></tr>
<tr><td>小さじ1杯3g</td><td>3</td><td>12</td><td>0</td><td>〔0〕</td><td>〔0〕</td><td>3.0</td><td>3.0</td><td>〔0〕</td><td>〔0〕</td><td>〔0〕</td></tr>
<tr><td>可食部100g</td><td>393</td><td></td><td>0</td><td>〔0〕</td><td>〔0〕</td><td>99.7</td><td>99.7</td><td>〔0〕</td><td>〔0〕</td><td>〔0〕</td></tr>
</table>

●甘味類

<table>
<tr><td rowspan="7">でんぷん糖類</td><td rowspan="3">水あめ</td><td>大さじ1杯21g</td><td>21</td><td>72</td><td>0</td><td>〔0〕</td><td>〔0〕</td><td>17.9</td><td>17.9</td><td>〔0〕</td><td>〔0〕</td><td>〔0〕</td></tr>
<tr><td>小さじ1杯7g</td><td>7</td><td>24</td><td>0</td><td>〔0〕</td><td>〔0〕</td><td>6.0</td><td>6.0</td><td>〔0〕</td><td>〔0〕</td><td>〔0〕</td></tr>
<tr><td>可食部100g</td><td>342</td><td></td><td>0</td><td>〔0〕</td><td>〔0〕</td><td>85.0</td><td>85.0</td><td>〔0〕</td><td>〔0〕</td><td>〔0〕</td></tr>
<tr><td rowspan="2">ぶどう糖</td><td>5粒18g</td><td>18</td><td>62</td><td>0</td><td>〔0〕</td><td>〔0〕</td><td>16.4</td><td>16.4</td><td>〔0〕</td><td>〔0〕</td><td>〔0〕</td></tr>
<tr><td>可食部100g</td><td>342</td><td></td><td>0</td><td>〔0〕</td><td>〔0〕</td><td>91.0</td><td>91.0</td><td>〔0〕</td><td>〔0〕</td><td>〔0〕</td></tr>
<tr><td rowspan="2">果糖</td><td>大さじ1杯11g</td><td>11</td><td>41</td><td>0</td><td>〔0〕</td><td>〔0〕</td><td>11.0</td><td>11.0</td><td>〔0〕</td><td>〔0〕</td><td>〔0〕</td></tr>
<tr><td>可食部100g</td><td>375</td><td></td><td>0</td><td>〔0〕</td><td>〔0〕</td><td>99.9</td><td>99.9</td><td>〔0〕</td><td>〔0〕</td><td>〔0〕</td></tr>
</table>

<table>
<tr><td rowspan="3">はちみつ</td><td>大さじ1杯21g</td><td>21</td><td>69</td><td>0</td><td>0.1</td><td>微</td><td>17.2</td><td>17.2</td><td>0</td><td>微</td><td>微</td></tr>
<tr><td>小さじ1杯7g</td><td>7</td><td>23</td><td>0</td><td>微</td><td>微</td><td>5.7</td><td>5.7</td><td>0</td><td>微</td><td>微</td></tr>
<tr><td>可食部100g</td><td>329</td><td></td><td>0</td><td>0.3</td><td>微</td><td>81.9</td><td>81.9</td><td>0</td><td>微</td><td>0.01</td></tr>
<tr><td rowspan="3">メープルシロップ</td><td>大さじ1杯21g</td><td>21</td><td>56</td><td>0</td><td>微</td><td>0</td><td>13.9</td><td>13.9</td><td>〔0〕</td><td>微</td><td>微</td></tr>
<tr><td>小さじ1杯7g</td><td>7</td><td>19</td><td>0</td><td>微</td><td>0</td><td>4.6</td><td>4.6</td><td>〔0〕</td><td>微</td><td>微</td></tr>
<tr><td>可食部100g</td><td>266</td><td></td><td>0</td><td>0.1</td><td>0</td><td>66.3</td><td>66.3</td><td>〔0〕</td><td>微</td><td>0.02</td></tr>
</table>

ミン		ミネラル						食物繊維総量	水分	MEMO	80kcalあたりの重量
C	E	カルシウム	鉄	リン	カリウム	ナトリウム	亜鉛				
mg	mg	mg	mg	mg	mg	mg	mg	g	g		g
[0]	[0]	微	微	微	微	微	微	[0]	微	グラニュー糖にカラメルを加えて再結晶させ、砕いて使いやすくしたもの	20
[0]	[0]	1	0.2	微	微	2	1.2	[0]	0.1		
[0]	[0]	微	微	0	微	微	0	[0]	微	グラニュー糖や白ざら糖をこまかく砕き、微粉状にしたもの。きめがこまかく、口当たりがよい	20
[0]	[0]	微	微	0	微	微	0	[0]	微		
[0]	[0]	微	0.2	0	1	1	0	[0]	0.3		
[0]	[0]	微	微	微	微	微	0	[0]	3.2	でんぷんを酸で分解して煮詰めたもの。粘りが強く、砂糖よりも甘さがソフト。料理に照りやつやを与える	23
[0]	[0]	微	微	微	微	微	0	[0]	1.1		
[0]	[0]	微	0.1	1	微	微	0	[0]	15.0		
[0]	[0]	微	微	微	微	微	0	[0]	1.6	砂糖の60%程度の甘み。浸透率が高いので砂糖漬けなどに使われる	23
[0]	[0]	微	0.1	1	微	微	0	[0]	9.0		
[0]	[0]	微	微	微	微	微	0	[0]	微	温度が低いほど甘みが強くなるので、冷菓などに使われる	21
[0]	[0]	微	微	0	微	微	0	[0]	0.1		
0	0	1	微	1	14	微	微	[0]	3.7	花の種類によって、みつの香りや味、風味が異なるが、市販品の多くは、数種類のみつをミックス	24
0	0	微	微	微	5	微	微	[0]	1.2		
0	0	4	0.2	5	65	2	0.1	[0]	17.6		
[0]	[0]	16	0.1	微	48	微	0.3	[0]	6.9	北アメリカ産のさとうかえでの樹液を集め、煮詰めてシロップ状に濃縮したもの。大部分がカナダからの輸入品	30
[0]	[0]	5	微	微	16	微	0.1	[0]	2.3		
[0]	[0]	75	0.4	1	230	1	1.5	[0]	33.0		

穀類
いも・でんぷん類
肉類
魚介類
卵類
乳類
豆類
野菜類
きのこ類
海藻類
果実類
種実類
砂糖・甘味類
調味料・香辛料類
油脂類
し好類

砂糖類
甘味類

食品名	めやす量	正味量	エネルギー	食塩相当量	三大栄養素				ビタ		
					たんぱく質	脂質	炭水化物	(*糖質)	A (レチノール当量)	B1	B2
		g	kcal	g	g	g	g	g	μg	mg	mg

●調味料（塩、しょうゆ、みそ、酢、みりん）

塩	食塩	大さじ1杯 18g	18	0	17.9	0	0	0	0	[0]	[0]	[0]
		小さじ1杯6g	6	0	6.0	0	0	0	0	[0]	[0]	[0]
		可食部100g	0	99.5	0	0	0	0	0	[0]	[0]	[0]
	並塩 あら塩	大さじ1杯 15g	15	0	14.6	0	0	0	0	[0]	[0]	[0]
		小さじ1杯5g	5	0	4.9	0	0	0	0	[0]	[0]	[0]
		可食部100g	0	97.3	0	0	0	0	0	[0]	[0]	[0]
	精製塩	大さじ1杯 18g	18	0	17.9	0	0	0	0	[0]	[0]	[0]
		小さじ1杯6g	6	0	6.0	0	0	0	0	[0]	[0]	[0]
		可食部100g	0	99.6	0	0	0	0	0	[0]	[0]	[0]
しょうゆ	こいくち	大さじ1杯 18g	18	14	2.6	1.4	0	1.4	1.4	0	0.01	0.03
		小さじ1杯6g	6	5	0.9	0.5	0	0.5	0.5	0	微	0.01
		可食部100g	77	14.5	7.7	0	7.9	7.9	0	0.05	0.17
	うすくち	大さじ1杯 18g	18	11	2.9	1.0	0	1.0	1.0	0	0.01	0.02
		小さじ1杯6g	6	4	1.0	0.3	0	0.3	0.3	0	微	0.01
		可食部100g	60	16.0	5.7	0	5.8	5.8	0	0.05	0.11
	たまり	大さじ1杯 18g	18	20	2.3	2.1	0	2.9	2.9	0	0.01	0.03
		小さじ1杯6g	6	7	0.8	0.7	0	1.0	1.0	0	微	0.01
		可食部100g	111	13.0	11.8	0	15.9	15.9	0	0.07	0.17
	しろ	大さじ1杯 18g	18	16	2.6	0.5	0	3.5	3.5	0	0.03	0.01
		可食部100g	87	14.2	2.5	0	19.2	19.2	0	0.14	0.06
みそ	甘みそ	大さじ1杯 18g	18	37	1.1	1.7	0.5	6.8	5.8	[0]	0.01	0.02
		小さじ1杯6g	6	12	0.4	0.6	0.2	2.3	1.9	[0]	微	0.01
		可食部100g	206	6.1	9.7	3.0	37.9	32.3	[0]	0.05	0.10

調味料

ミン		ミネラル						食物繊維総量	水分	MEMO	80kcalあたりの重量
C	E	カルシウム	鉄	リン	カリウム	ナトリウム	亜鉛				
mg	mg	mg	mg	mg	mg	mg	mg	g	g		g
[0]	—	4	微	[0]	18	7020	微	[0]	微	塩化ナトリウムが主成分。大別すると家庭用に使われる食塩や精製塩、業務加工用に使われる並塩がある。精製塩は食塩より精製度が高く、並塩はあら塩と呼ばれているもの	※
[0]	—	1	微	[0]	6	2340	微	[0]	微		
[0]	—	22	微	[0]	100	39000	微	[0]	0.1		
[0]	—	8	微	[0]	24	5700	微	[0]	微		※
[0]	—	3	微	[0]	0	1900	微	[0]	0.1		
[0]	—	55	微	[0]	160	38000	微	[0]	1.8		
[0]	—	0	0	[0]	微	7020	0	[0]	微		※
[0]	—	0	0	[0]	微	2340	0	[0]	微		
[0]	—	0	0	[0]	2	39000	0	[0]	微		
0	—	5	0.3	29	70	1026	0.2	[微]	12.1	一般にしょうゆといわれるもの。発酵させたときの微生物の作用によって色が生じる	105
0	—	2	0.1	10	23	342	0.1	[微]	4.0		
0	—	29	1.7	160	390	5700	0.9	[微]	67.1		
0	—	4	0.2	23	58	1134	0.1	[微]	12.5	塩分濃度を高くして熟成を抑え、色も香りも淡いのが特徴。素材の色を生かしたい料理に使う	133
0	—	1	0.1	8	19	378	微	[微]	4.2		
0	—	24	1.1	130	320	6300	0.6	[微]	69.7		
0	—	7	0.5	47	146	918	0.2	[0]	10.3	原料に小麦をほとんど使わず、長期間熟成させたもの。香りは少ないがとろりと濃度がつき、味は濃厚	72
0	—	2	0.2	16	49	306	0.1	[0]	3.4		
0	—	40	2.7	260	810	5100	1.0	[0]	57.3		
0	—	2	0.1	14	17	1008	0.1	[0]	11.3	大豆を減らして小麦を主原料にし、短期間に熟成させて着色を抑えたもの	92
0	—	13	0.7	76	95	5600	0.3	[0]	63.0		
[0]	0.1	14	0.6	23	61	432	0.2	1.0	7.7	米みそ。塩分が少なく、こうじの糖分もあって甘みがある。対象は西京みそ、府中みそなど	39
[0]	微	5	0.2	8	20	144	0.1	0.3	2.6		
[0]	0.3	80	3.4	130	340	2400	0.9	5.6	42.6		

	食品名	めやす量	正味量	エネルギー	食塩相当量	三大栄養素				ビタ		
						たんぱく質	脂質	炭水化物	(＊糖質)	A (レチノール当量)	B₁	B₂
			g	kcal	g	g	g	g	g	μg	mg	mg
みそ	辛みそ（淡色）	大さじ1杯 18g	18	33	2.2	2.3	1.1	3.9	3.1	〔0〕	0.01	0.02
		小さじ1杯6g	6	11	0.7	0.8	0.4	1.3	1.0	〔0〕	微	0.01
		可食部100g	182	12.4	12.5	6.0	21.9	17.0	〔0〕	0.03	0.10	
	辛みそ（赤色）	大さじ1杯 18g	18	32	2.3	2.4	1.0	3.8	3.1	〔0〕	0.01	0.02
		小さじ1杯6g	6	11	0.8	0.8	0.3	1.3	1.0	〔0〕	微	0.01
		可食部100g	178	13.0	13.1	5.5	21.1	17.0	〔0〕	0.03	0.10	
	麦みそ	大さじ1杯 18g	18	33	1.9	1.7	0.8	5.4	4.3	〔0〕	0.01	0.02
		小さじ1杯6g	6	11	0.6	0.6	0.3	1.8	1.4	〔0〕	微	0.01
		可食部100g	184	10.7	9.7	4.3	30.0	23.7	〔0〕	0.04	0.10	
	八丁みそ	大さじ1杯 18g	18	37	2.0	3.1	1.9	2.6	1.4	〔0〕	0.01	0.02
		小さじ1杯6g	6	12	0.7	1.0	0.6	0.9	0.5	〔0〕	微	0.01
		可食部100g	207	10.9	17.2	10.5	14.5	8.0	〔0〕	0.04	0.12	
酢	穀物酢	大さじ1杯 15g	15	6	0	微	0	0.4	0.4	0	微	微
		小さじ1杯5g	5	2	0	微	0	0.1	0.1	0	微	微
		可食部100g	37	0	0.1	0	2.4	2.4	0	0.01	0.01	
	米酢	大さじ1杯 15g	15	9	0	微	0	1.1	1.1	0	微	微
		小さじ1杯5g	5	3	0	微	0	0.4	0.4	0	微	微
		可食部100g	59	0	0.2	0	7.4	7.4	0	0.01	0.01	
	りんご酢 別名 アップルビネガー	大さじ1杯 15g	15	6	0	微	0	0.4	0.4	0	0	微
		小さじ1杯5g	5	2	0	微	0	0.1	0.1	0	0	微
		可食部100g	41	0	0.1	0	2.4	2.4	〔0〕	0	0.01	
	ワインビネガー 別名 ぶどう酢	大さじ1杯 15g	15	5	0	微	微	0.2	0.2	〔0〕	微	微
		小さじ1杯5g	5	2	0	微	微	0.1	0.1	〔0〕	微	微
		可食部100g	36	0	0.1	微	1.2	1.2	〔0〕	微	微	

C	E	カルシウム	鉄	リン	カリウム	ナトリウム	亜鉛	食物繊維総量	水分	MEMO	80kcalあたりの重量
mg	mg	mg	mg	mg	mg	mg	mg	g	g		g
[0]	0.1	18	0.7	31	68	882	0.2	0.8	8.2	米みそ。黄色みを帯びたみそで、甘みそにくらべて塩分が多めです。信州みそが代表的	44
[0]	微	6	0.2	10	23	294	0.1	0.3	2.7		
[0]	0.6	100	4.0	170	380	4900	1.1	4.9	45.4		
[0]	0.1	23	0.8	36	79	918	0.2	0.7	8.2	米みそ。色が赤く、淡色の辛みそより塩分がやや多め。対象は仙台みそ、越後みそなど	45
[0]	微	8	0.3	12	26	306	0.1	0.2	2.7		
[0]	0.5	130	4.3	200	440	5100	1.2	4.1	45.7		
[0]	0.1	14	0.5	22	61	756	0.2	1.1	7.9	麦こうじを使ったみそで、田舎みそともいう。九州や四国地方でよく使われる	43
[0]	微	5	0.2	7	20	252	0.1	0.4	2.6		
[0]	0.4	80	3.0	120	340	4200	0.9	6.3	44.0		
[0]	0.2	27	1.2	45	167	774	0.4	1.2	8.1	豆こうじを使った豆みそ。愛知県でよく使われる。赤だしとも呼ばれるが、市販の赤だしみそは、豆みそと米みそのブレンド品	39
[0]	0.1	9	0.4	15	56	258	0.1	0.4	2.7		
[0]	1.1	150	6.8	250	930	4300	2.0	6.5	44.9		
0	—	微	微	微	1	1	微	[0]	14.0	穀物を発酵させて糖分をアルコールに変え、酢酸発酵させたもの	320
0	—	微	微	微	微	微	微	[0]	4.7		
0	—	2	微	2	4	6	0.1	[0]	93.3		
0	—	微	微	2	2	2	微	[0]	13.2	米だけで作る純米酢、玄米を原料とする玄米酢などがあるが、糖分が多め	174
0	—	微	微	1	1	1	微	[0]	4.4		
0	—	2	0.1	15	16	12	0.2	[0]	87.9		
0	微	1	微	1	9	3	微	[0]	13.9	果実酢の代表的なもので、さわやかな香り。酸度は約5%	308
0	微	微	微	微	3	1	微	[0]	4.6		
0	微	4	0.2	6	59	18	0.1	[0]	92.6		
微	微	微	微	1	3	1	微	0	14.1	ぶどう果汁やワインが原料で、ワインの風味が楽しめる。酸度は7%程度	364
微	微	微	微	微	1	微	微	0	4.7		
微	微	3	0.2	8	22	4	微	0	93.7		

穀類
いも・でんぷん類
肉類
魚介類
卵類
乳類
豆類
野菜類
きのこ類
海藻類
果実類
種実類
砂糖・甘味類
調味料・香辛料類
油脂類
し好類

調味料

	食品名	めやす量	正味量	エネルギー	食塩相当量	三大栄養素				ビタ		
						たんぱく質	脂質	炭水化物	(*糖質)	A (レチノール当量)	B1	B2
			g	kcal	g	g	g	g	g	µg	mg	mg
み り ん	本みりん	大さじ1杯 18g	18	43	0	0.1	微	7.8	7.8	〔0〕	微	0
		小さじ1杯6g	6	14	0	微	微	2.6	2.6	〔0〕	微	0
		可食部100g	241	0	0.3	微	43.2	43.2	〔0〕	微	0	
	みりん風調味料	大さじ1杯 18g	18	41	微	微	0	10.0	10.0	〔0〕	微	微
		小さじ1杯6g	6	14	微	微	0	3.3	3.3	〔0〕	微	微
		可食部100g	225	0.2	0.1	0	55.7	55.7	〔0〕	微	0.02	

●調味料（ソース、ケチャップ、辛み調味料、マヨネーズ他）

	食品名	めやす量	正味量	エネルギー	食塩相当量	たんぱく質	脂質	炭水化物	(*糖質)	A	B1	B2
ソ ー ス	ウスターソース	大さじ1杯 18g	18	21	1.5	0.2	微	4.9	4.7	1	微	微
		小さじ1杯6g	6	7	0.5	0.1	微	1.6	1.6	微	微	微
		可食部100g	122	8.5	1.0	0.1	27.1	26.3	4	0.01	0.02	
	中濃	大さじ1杯 18g	18	24	1.0	0.1	微	5.6	5.4	1	微	0.01
		小さじ1杯6g	6	8	0.3	微	微	1.9	1.8	微	微	微
		可食部100g	132	5.8	0.8	0.1	30.9	29.9	7	0.02	0.04	
	濃厚	大さじ1杯 18g	18	24	1.0	0.2	微	5.6	5.4	2	0.01	0.01
		小さじ1杯6g	6	8	0.3	0.1	微	1.9	1.8	1	微	微
		可食部100g	133	5.6	0.9	0.1	30.9	29.9	9	0.03	0.04	
	トマトケチャップ	大さじ1杯 15g	15	16	0.5	0.2	微	4.1	3.9	6	0.01	0.01
		小さじ1杯5g	5	5	0.2	0.1	微	1.4	1.3	2	微	微
		可食部100g	106	3.1	1.6	0.2	27.6	25.9	43	0.06	0.04	
	トマトピューレ	大さじ1杯 15g	15	7	微	0.3	微	1.5	1.2	8	0.01	0.01
		小さじ1杯5g	5	2	微	0.1	微	0.5	0.4	3	微	微
		可食部100g	44	微	1.9	0.1	9.9	8.1	52	0.09	0.07	
	トマトペースト	大さじ1杯 17g	17	16	微	0.6	微	3.7	2.9	14	0.04	0.02
		可食部100g	94	0.1	3.8	0.1	22.0	17.3	85	0.21	0.14	

穀類
いも・でんぷん類
肉類
魚介類
卵類
乳類
豆類
野菜類
きのこ類
海藻類
果実類
種実類
砂糖・甘味類
調味料・香辛料類
油脂類
し好類
調味料

C	E	カルシウム	鉄	リン	カリウム	ナトリウム	亜鉛	食物繊維総量	水分	MEMO	80kcalあたりの重量
mg	mg	mg	mg	mg	mg	mg	mg	g	g		g
0	—	微	0	1	1	1	0	—	8.5	アルコール14%。蒸したも米、米こうじ、しょうちゅうを仕込み、2カ月ぐらいで熟成させた甘い濃厚な酒	33
0	—	微	0	微	微	微	0	—	2.8		
0	—	2	0	7	7	3	0	—	47.0		
0	—	微	微	3	1	12	微	[0]	7.8	アルコールを1%未満に抑えてあるが、本みりん同様、料理に使う。対象はアルコール0.8%のもの。わずかに塩分を含む	36
0	—	微	微	1	微	4	微	[0]	2.6		
0	—	微	0.1	15	3	68	微	[0]	43.6		
0	微	11	0.3	2	34	594	微	0.1	11.0	ソースは野菜や果実のしぼり汁に、香辛料や調味料を加えて熟成させたもの。濃度の少ない順に、ウスター、中濃、濃厚に区別される	68
0	微	4	0.1	1	11	198	微	微	3.7		
0	0.2	59	1.6	11	190	3300	0.1	0.5	61.3		
[0]	0.1	11	0.3	3	38	414	微	0.2	11.0		62
[0]	微	4	0.1	1	13	138	微	0.1	3.7		
[0]	0.5	61	1.7	16	210	2300	0.1	1.0	60.9		
[0]	0.1	11	0.3	3	38	396	微	0.2	10.9	とんカツソースとも呼ばれる。コーンスターチなどで濃度をつけたもの	62
[0]	微	4	0.1	1	13	132	微	0.1	3.6		
[0]	0.5	61	1.5	17	210	2200	0.1	1.0	60.7		
1	0.3	2	0.1	5	57	180	微	0.3	9.9	トマトを裏ごしして濃縮し、数種類の香辛料、塩、砂糖、酢、玉ねぎ、にんにくなどを加えたもの。可溶性固形分は30%以上	77
微	0.1	1	微	2	19	60	微	0.1	3.3		
8	2.0	16	0.5	35	380	1200	0.2	1.7	66.0		
2	0.4	3	0.1	6	74	3	微	0.3	13.0	完熟トマトを加熱して裏ごしし、濃縮して、少量の塩や香辛料を加えたもの	182
1	0.1	1	微	2	25	1	微	0.1	4.3		
10	2.7	19	0.8	37	490	19	0.3	1.8	86.9		
3	1.1	8	0.3	16	187	9	0.1	0.8	12.1	トマトピューレをさらに濃縮したもの	85
15	6.2	46	1.6	93	1100	55	0.6	4.7	71.3		

食品名	めやす量	正味量	エネルギー	食塩相当量	三大栄養素				ビタ		
					たんぱく質	脂質	炭水化物	(＊糖質)	A (レチノール当量)	B1	B2
		g	kcal	g	g	g	g	g	μg	mg	mg
トマトソース	大さじ1杯 18g	18	7	0.1	0.4	微	1.5	1.3	7	0.02	0.01
	可食部100g		41	0.6	2.0	0.2	8.5	7.4	40	0.09	0.08
チリソース	大さじ1杯 18g	18	20	0.5	0.3	微	4.7	4.4	8	0.01	0.01
	小さじ1杯6g	6	7	0.2	0.1	微	1.6	1.5	3	微	微
	可食部100g		112	3.0	1.8	0.1	26.3	24.4	42	0.07	0.07
オイスターソース 別名 かき油	大さじ1杯 18g	18	19	2.1	1.4	0.1	3.3	3.3	―	微	0.01
	小さじ1杯6g	6	6	0.7	0.5	微	1.1	1.1	―	微	微
	可食部100g		105	11.4	7.7	0.3	18.3	18.1	―	0.01	0.07
トウバンジャン （豆板醤）	小さじ1杯6g	6	3	1.1	0.1	0.1	0.5	0.2	7	微	0.01
	可食部100g		49	17.8	2.0	2.3	7.9	3.4	120	0.04	0.17
ラー油	小さじ1杯4g	4	53	0	微	4.0	微	微	2	0	0
	可食部100g		887	0	0.1	99.8	微	微	59	0	0
ココナッツミルク	カップ1杯 （200mℓ）200g	200	314	0	3.8	32.0	5.6	5.2	0	0.02	0
	可食部100g		157	0	1.9	16.0	2.8	2.6	0	0.01	0
カレールウ	1かけ20g	20	95	2.1	1.3	6.8	8.9	7.7	1	0.02	0.01
	可食部100g		474	10.6	6.4	34.1	44.7	38.3	6	0.09	0.06
ハヤシルウ	1かけ20g	20	100	2.1	1.2	6.6	9.5	9.0	19	0.03	0.01
	可食部100g		501	10.7	5.8	33.2	47.5	45.0	95	0.14	0.06
ノンオイル 和風ドレッシング	大さじ1杯 18g	18	15	1.3	0.6	微	2.9	2.9	微	微	0.01
	小さじ1杯6g	6	5	0.4	0.2	微	1.0	1.0	微	微	微
	可食部100g		83	7.4	3.1	0.1	16.1	15.9	微	0.02	0.03
フレンチ ドレッシング	大さじ1杯 15g	15	50	〔0.9〕	〔微〕	〔4.7〕	〔1.9〕	〔1.9〕	0	〔微〕	〔微〕
	小さじ1杯5g	5	17	〔0.3〕	〔微〕	〔1.6〕	〔0.6〕	〔0.6〕	0	〔微〕	〔微〕
	可食部100g		331	〔6.3〕	〔微〕	〔31.5〕	〔12.4〕	〔12.4〕	0	〔微〕	〔微〕

穀類
いも・でんぷん類
肉類
魚介類
卵類
乳類
豆類
野菜類
きのこ類
海藻類
果実類
種実類
砂糖・甘味類
調味料・香辛料類
油脂類
し好類

調味料

ミン		ミネラル						食物繊維総量	水分	MEMO	80kcalあたりの重量
C	E	カルシウム	鉄	リン	カリウム	ナトリウム	亜鉛				
mg	mg	mg	mg	mg	mg	mg	mg	g	g		g
〔微〕	0.4	3	0.2	8	61	43	微	0.2	15.7	トマトを裏ごしして濃縮し、数種類の香辛料、塩を加えて調味したもの。可溶性固形分が9%以上25%未満	195
〔微〕	2.1	18	0.9	42	340	240	0.2	1.1	87.1		
〔微〕	0.4	5	0.2	6	90	216	微	0.3	12.1	トマトを煮詰めたものに塩、酢、ナツメグ、シナモン、チリパウダーを加えて調味したソース	71
〔微〕	0.1	2	0.1	2	30	72	微	0.1	4.0		
〔微〕	2.1	27	0.9	32	500	1200	0.2	1.9	67.3		
微	微	5	0.2	22	47	810	0.3	微	11.1	生ガキの抽出液に砂糖、塩、でんぷん、調味料などを加え、加熱混合したもの。特有の風味とコクを持つ中国調味料	76
微	微	2	0.1	7	16	270	1.0	微	3.7		
微	0.1	25	1.2	120	260	4500	1.6	0.2	61.6		
微	0.2	2	0.1	3	12	420	微	0.3	4.2	そら豆を原料にした、とうがらしみそ。四川料理に欠かせない調味料	163
3	3.0	32	2.3	49	200	7000	0.3	4.3	69.7		
〔0〕	0.1	微	微	微	微	微	微	―	微	ごま油にとうがらしを加えて加熱し、油に辛みをつけたもの	9
〔0〕	3.7	微	0.1	微	微	微	微		0.1		
0	微	10	1.6	98	460	24	0.6	0.4	157.6	ココやしの未熟な果実の胚乳で、液状をしている	51
0	微	5	0.8	49	230	12	0.3	0.2	78.8		
0	0.4	18	0.7	22	64	840	0.1	1.3	0.6	カレー粉に小麦粉、ラードまたはヘット、調味料などを加えて固形状にしたもの	17
0	2.0	90	3.5	110	320	4200	0.5	6.4	3.0		
0	0.5	6	0.2	11	30	840	0.5	0.4	0.4	小麦粉に油脂、トマト、玉ねぎ、ビーフエキス、調味料などを加えて固形状にしたもの	16
0	2.5	30	1.0	55	150	4200	0.3	2.5	2.2		
微	0	2	0.1	10	23	522	微	微	12.9	油脂を使っていないので、低エネルギー。和風以外のものも市販されている	96
微	0	1	微	3	8	174	微	微	4.3		
微	0	10	0.3	54	130	2900	0.2	0.2	71.8		
0	〔0.6〕	〔微〕	〔微〕	〔微〕	〔微〕	〔375〕	〔微〕	0	〔7.2〕	原料は、なたね油、大豆油、穀物酢、砂糖、塩、レモン果汁、こしょう	24
0	〔0.2〕	〔微〕	〔微〕	〔微〕	〔微〕	〔125〕	〔微〕	0	〔2.4〕		
0	〔4.0〕	〔1〕	微	〔1〕	〔2〕	〔2500〕	〔微〕	0	〔47.8〕		

食品名	めやす量	正味量	エネルギー	食塩相当量	三大栄養素				ビタ		
					たんぱく質	脂質	炭水化物	(*糖質)	A（レチノール）当量	B1	B2
		g	kcal	g	g	g	g	g	μg	mg	mg
サウザンアイランドドレッシング	大さじ1杯15g	15	59	〔0.5〕	〔微〕	〔5.9〕	〔1.9〕	〔1.9〕	〔1〕	〔微〕	〔微〕
	小さじ1杯5g	5	20	〔0.2〕	〔微〕	〔2.0〕	〔1.3〕	〔0.6〕	〔微〕	〔微〕	〔微〕
	可食部100g	393	〔3.0〕	〔0.3〕	〔39.2〕	〔12.8〕	〔12.4〕	〔8〕	〔微〕	〔0.01〕	
マヨネーズ（全卵型）	大さじ1杯12g	12	80	0.2	0.2	9.1	0.4	0.4	3	微	微
	小さじ1杯4g	4	27	0.1	0.1	3.0	0.1	0.1	1	微	微
	可食部100g	669	1.9	1.4	76.0	3.6	3.6	24	0.01	0.03	

● 調味料（だし）

食品名	めやす量	正味量	エネルギー	食塩相当量	たんぱく質	脂質	炭水化物	(*糖質)	A	B1	B2
コンソメ（固形）	1個5g	5	12	2.2	0.4	0.2	2.1	2.1	0	微	微
	可食部100g	233	43.2	7.0	4.3	42.1	41.8	0	0.03	0.08	
めんつゆ ストレートタイプ	大さじ1杯15g	15	7	0.5	0.3	0	1.3	1.3	0	微	0.01
	可食部100g	44	3.3	2.2	0	8.7	8.7	0	0.01	0.04	
めんつゆ 3倍濃縮タイプ	小さじ1杯5g	5	5	0.5	0.5	0	1.0	1.0	0	微	微
	可食部100g	98	9.9	4.5	0	20.0	20.0	0	0.04	0.07	
だし 煮干し	カップ1杯（200ml）200g	200	2	0.2	0.2	0.2	微	微	―	0.02	微
	可食部100g	1	0.1	0.1	0.1	微	微	―	0.01	微	
だし かつお	カップ1杯（200ml）200g	200	4	0.2	1.0	0.2	微	微	〔微〕	0	0.02
	可食部100g	2	0.1	0.5	0.1	微	〔微〕	0	0.01		
だし こんぶ（水出し）	カップ1杯（200ml）200g	200	8	0.4	0.2	微	1.8	1.8	〔0〕	微	微
	可食部100g	4	0.2	0.1	微	0.9	0.9	〔0〕	微	微	
だし 鶏がら 別名 鶏がらスープ	カップ1杯（200ml）200g	200	14	0.2	1.8	0.8	微	微	2	0.02	0.08
	可食部100g	7	0.1	0.9	0.4	微	微	1	0.01	0.04	
インスタント和風だし（粉末・顆粒）	大さじ1杯9g	9	20	3.7	2.2	微	2.8	2.8	0	微	0.02
	小さじ1杯3g	3	7	1.2	0.7	微	0.9	0.9	0	微	0.01
	可食部100g	223	40.6	24.2	0.3	31.1	31.1	0	0.03	0.20	

C	E	カルシウム	鉄	リン	カリウム	ナトリウム	亜鉛	食物繊維総量	水分	MEMO	80kcalあたりの重量
mg	mg	mg	mg	mg	mg	mg	mg	g	g		g
〔微〕	〔0.8〕	〔1〕	〔微〕	〔1〕	〔5〕	〔180〕	〔微〕	〔0.1〕	〔6.6〕	冷製ソースの一つで、マヨネーズに、トマトケチャップとみじん切りにしたピクルスや玉ねぎを加えたもの	20
〔微〕	〔0.3〕	〔微〕	〔微〕	〔微〕	〔2〕	〔60〕	〔微〕	〔微〕	〔2.2〕		
〔2〕	〔5.2〕	〔7〕	〔0.1〕	〔9〕	〔32〕	〔1200〕	〔0.1〕	〔0.4〕	〔44.1〕		
0	1.6	1	微	3	2	88	微	〔0〕	2.0	全卵を使ったタイプと卵黄だけを使ったタイプがあり、成分値は全卵タイプのもの。コレステロールが多く、100g中55mg含まれる	12
0	0.5	微	微	1	1	29	微	〔0〕	0.7		
0	13.0	8	0.3	29	13	730	0.2	〔0〕	16.6		
0	微	1	微	4	10	850	微	微	微	固形にしたスープの素。顆粒や粉末タイプのものも、この成分値を参考にする	34
0	0.7	26	0.4	76	200	17000	0.1	0.3	0.8		
0	—	1	0.1	7	15	195	微	—	12.8	しょうゆにだし、みりん、塩などを加えた市販のめんつゆ	182
0	—	8	0.4	48	100	1300	0.2	—	85.4		
0	—	1	微	4	11	195	微	—	3.2	市販のめんつゆで、3倍に薄めて使うタイプ	82
0	—	16	0.8	85	220	3900	0.4	—	64.9		
0	0	6	微	14	50	76	微	〔0〕	199.4	水に重量比3%の煮干しを加えて30分おき、沸騰後2〜3分加熱しただし	8000
0	0	3	微	7	25	38	微	〔0〕	99.7		
0	0	微	微	36	64	42	微	0	198.8	沸騰湯に重量比3%の削りがつおを加え、再沸騰直後に火を止めてとっただし	4000
0	0	微	微	18	32	21	微	0	99.4		
微	0	6	微	12	280	122	微	—	197.0	水に重量比3%のこんぶをつけ、約1時間おいてとっただし	2000
微	0	3	微	6	140	61	微	—	98.5		
0	微	2	0.2	30	120	80	微	〔0〕	197.2	鶏がらを水に入れて加熱、沸騰したら弱火で煮込んでアクをとっただし	1143
0	微	1	0.1	15	60	40	微	〔0〕	98.6		
0	微	4	0.1	23	16	1440	微	0	0.1	かつおぶし、煮干し、こんぶなどを原料にアミノ酸や糖類、塩を加えて乾燥したもの	36
0	微	1	微	8	5	480	微	0	微		
0	0.1	42	1.0	260	180	16000	0.5	0	1.6		

穀類
いも・でんぷん類
肉類
魚介類
卵類
乳類
豆類
野菜類
きのこ類
海藻類
果実類
種実類
砂糖・甘味類
調味料・香辛料類
油脂類
し好類

調味料

食品名		めやす量	正味量	エネルギー	食塩相当量	三大栄養素				ビタ		
						たんぱく質	脂質	炭水化物	(*糖質)	A (レチノール)当量	B₁	B₂
			g	kcal	g	g	g	g	g	μg	mg	mg

● 香辛料

食品名		めやす量	正味量	エネルギー	食塩相当量	たんぱく質	脂質	炭水化物	*糖質	A	B₁	B₂
赤とうがらし（乾燥）			可食部100g	270	0	14.7	12.0	58.4	12.0	1500	0.50	1.40
こしょう	黒こしょう（粉末）	小さじ1杯2g	2	7	微	0.2	0.1	1.3	1.3	0	微	微
			可食部100g	362	0.2	11.0	6.0	66.6	66.6	15	0.10	0.24
	白こしょう（粉末）	小さじ1杯2g	2	8	0	0.2	0.1	1.4	1.4	〔0〕	微	微
			可食部100g	376	0	10.1	6.4	70.1	70.1	〔0〕	0.02	0.12
粉ざんしょう		小さじ1杯2g	2	8	0	0.2	0.1	1.4	1.4	0	微	0.01
			可食部100g	375	0	10.3	6.2	69.6	69.6	17	0.10	0.45
おろししょうが（チューブ入り）		小さじ1杯6g	6	2	0.1	微	微	0.5	0.5	微	微	微
			可食部100g	41	1.5	0.7	0.6	8.6	8.6	1	0.02	0.03
ねりわさび（チューブ入り）		小さじ1杯6g	6	16	0.4	0.2	0.6	2.4	2.4	微	0.01	微
			可食部100g	265	6.1	3.3	10.3	39.8	39.8	1	0.11	0.07
ねりがらし（チューブ入り）		小さじ1杯6g	6	19	0.4	0.4	0.9	2.4	2.4	微	0.01	微
			可食部100g	314	7.4	5.9	14.5	40.1	40.1	1	0.22	0.07
粒入りマスタード		小さじ1杯6g	6	14	0.2	0.5	1.0	0.8	0.8	微	0.02	微
			可食部100g	229	4.1	7.6	16.0	12.7	12.7	3	0.32	0.05
ジンジャー（粉末）		小さじ1杯2g	2	7	微	0.2	0.1	1.5	1.5	微	微	微
			可食部100g	365	0.1	7.8	4.9	72.5	72.5	1	0.04	0.17
ガーリックパウダー		小さじ1杯2g	2	8	0	0.4	微	1.5	1.5	〔0〕	0.01	微
			可食部100g	382	0	19.9	0.8	73.8	73.8	〔0〕	0.54	0.15
カレー粉		小さじ1杯2g	2	7	微	0.3	0.2	1.3	0.5	1	0.01	0.01
			可食部100g	338	0.1	13.0	12.2	63.3	26.4	32	0.41	0.25
シナモン（粉末）		小さじ1杯2g	2	7	微	0.1	0.1	1.6	1.6	微	微	微
			可食部100g	356	0.1	3.6	3.5	79.6	79.6	1	0.08	0.14

ミン		ミネラル						食物繊維総量	水分	MEMO	80kcalあたりの重量
C	E	カルシウム	鉄	リン	カリウム	ナトリウム	亜鉛				
mg	mg	mg	mg	mg	mg	mg	mg	g	g		g
1	30.0	74	6.8	260	2800	17	1.5	46.4	8.8	別名たかのつめ	23
〔0〕	—	8	0.4	3	26	1	微	—	0.3	完熟前の実を黒くなるまで乾燥し粉末にしたもの	22
〔0〕	—	410	20.0	160	1300	65	1.1	—	12.7		
〔0〕	—	5	0.1	3	1	微	微	—	0.2	完熟した実の皮を除き、乾燥して粉末にしたもの	21
〔0〕	—	240	7.3	140	60	4	0.9	—	12.3		
0	—	15	0.2	4	34	微	微	—	0.2	こしょうの完熟した実を粉末にしたもの	21
0	—	750	10.1	210	1700	10	0.9	—	8.3		
7	—	1	微	1	8	35	微	—	5.3		195
120	—	16	0.3	14	140	580	0.1	—	88.2		
0	—	4	0.1	5	17	144	微	—	2.4	わさびの粉末をペースト状にしたもの	30
0	—	62	2.0	85	280	2400	0.8	—	39.8		
0	—	4	0.1	7	11	174	0.1	—	2.4	からしの粉末をペースト状にしたもの	25
0	—	60	2.1	120	190	2900	1.0	—	31.7		
微	0.1	8	0.1	16	11	96	0.1	—	3.4	からしに醸造酢、塩、植物油などをまぜたもの	35
微	1.0	130	2.4	260	190	1600	1.4	—	57.2		
0	—	2	0.3	3	28	1	微	—	0.2	しょうがの根を乾燥して粉末にしたもの	22
0	—	110	14.1	150	1400	31	1.7	—	10.6		
〔0〕	微	2	0.1	6	8	微	0.1	—	0.1	にんにくを乾燥させて粉末にしたもの。成分値は食塩無添加のもの	21
〔0〕	0.4	100	6.6	300	390	18	2.5	—	3.5		
微	0.1	11	0.6	8	34	1	0.1	0.7	0.1	多種類の香辛料にとうがらしなどを混合、ターメリックで色をつけたもの	24
2	4.4	540	29.0	400	1700	40	2.9	36.9	5.7		
微	—	24	0.1	1	11	微	微	—	0.2	シナモンの若い枝の皮をはぎ、乾燥して粉末にしたもの	22
微	—	1200	7.1	50	550	23	0.9	—	9.4		

食品名	めやす量	正味量	エネルギー	食塩相当量	三大栄養素				ビタ		
					たんぱく質	脂質	炭水化物	(*糖質)	A (レチノール当量)	B1	B2
		g	kcal	g	g	g	g	g	μg	mg	mg
セージ（粉末）	小さじ1杯1g	1	4	微	0.1	0.1	0.7	0.7	1	微	0.01
	可食部100g	377	0.3	6.4	10.1	66.9	66.9	120	0.09	0.55
タイム（粉末）	小さじ1杯1g	1	3	0	0.1	0.1	0.7	0.7	1	微	0.01
	可食部100g	342	0	6.5	5.2	69.8	69.8	82	0.09	0.69
チリパウダー	小さじ1杯2g	2	7	0.1	0.3	0.2	1.2	1.2	15	0.01	0.02
	可食部100g	374	6.4	15.0	8.2	60.1	60.1	770	0.25	0.84
チリペッパーソース	小さじ1杯6g	6	3	0.1	微	微	0.8	0.8	8	微	微
	可食部100g	58	1.6	0.7	0.5	12.8	12.8	130	0.03	0.08
ナツメグ（粉末）	小さじ1杯2g	2	10	0	0.1	0.8	1.0	1.0	微	微	微
	可食部100g	520		5.7	38.5	47.5	47.5	1	0.05	0.10
パプリカ（粉末）	小さじ1杯2g	2	7	微	0.3	0.2	1.1	1.1	10	0.10	0.04
	可食部100g	341	0.2	15.5	11.6	55.6	55.6	500	0.52	1.78
オールスパイス	小さじ1杯2g	2	7	微	0.1	0.1	1.5	1.5	微	0	微
	可食部100g	364	0.1	5.6	5.6	75.2	75.1	3	0	0.05

●その他

食品名		めやす量	正味量	エネルギー	食塩相当量	たんぱく質	脂質	炭水化物	(*糖質)	A	B1	B2
パン酵母	イースト（生）	大さじ1杯8g	8	8	微	1.3	0.1	1.0	0.2	微	0.18	0.14
		可食部100g	105	0.1	16.5	1.5	12.1	1.8	微	2.21	1.78
	イースト（ドライ）	小さじ1杯2g	2	6	微	0.7	0.1	0.9	0.2	0	0.18	0.07
		可食部100g	307	0.3	37.1	6.8	43.1	10.5	0	8.81	3.72
ベーキングパウダー		小さじ1杯4g	4	6	0.7	微	微	1.2	1.2	0	0	0
		可食部100g	150	17.3	微	1.2	29.0	29.0	0	0	0
酒かす		8㎝角30g（甘酒1杯分）	30	65	0	4.5	0.5	7.1	5.6	〔0〕	0.01	0.08
		可食部100g	215	0	14.9	1.5	23.8	18.6	〔0〕	0.03	0.26

（※）塩はエネルギー0ですので、80kcalあたりの重量は表示していません。

ミン		ミネラル						食物繊維総量	水分	MEMO	80kcalあたりの重量
C	E	カルシウム	鉄	リン	カリウム	ナトリウム	亜鉛				
mg	mg	mg	mg	mg	mg	mg	mg	g	g		g
〔0〕	—	15	0.5	1	16	1	微	—	0.1	薬用サルビアの葉を乾燥させて粉末にしたもの	21
〔0〕	—	1500	50.0	100	1600	120	3.3	—	9.2		
0	—	17	1.1	1	10	微	微	—	0.1	シソ科の香草。葉と茎を乾燥させて粉末にしたもの	23
0	—	1700	110.0	85	980	13	2.0	—	9.8		
〔0〕	—	6	0.6	5	60	50	微	—	0.1	チリにオレガノなどをまぜた洋風七味とうがらし	21
〔0〕	—	280	29.3	260	3000	2500	2.2	—	3.8		
0	—	1	0.1	1	8	38	微	—	5.0	辛みソースで、「タバスコ」が代表的	145
0	—	15	1.5	24	130	630	0.1	—	84.1		
〔0〕	—	3	0.1	4	9	微	微	—	0.1	ニクズクの種子を乾燥させて粉末にしたもの	14
〔0〕	—	160	2.5	210	430	15	1.3	—	6.3		
〔0〕	—	3	0.4	6	54	1	0.2	—	0.2	辛みのないとうがらしの乾燥粉末	21
〔0〕	—	170	21.0	320	2700	60	10.0	—	10.0		
0	—	14	0.1	2	26	1	微	—	0.2	多種類の香辛料を配合したスパイス	21
0	—	710	4.7	110	1300	53	1.2	—	9.2		
0	0	1	0.2	29	50	3	0.6	0.8	5.4	パン用の酵母菌の一種	76
0	微	16	2.2	360	620	39	7.8	10.3	68.1		
微	微	微	0.3	17	32	2	0.1	0.7	0.2	生イーストを乾燥させてこまかい粒状にしたもの	26
1	微	19	13.0	840	1600	120	3.4	32.6	8.7		
0	—	96	微	148	156	272	微	—	0.2	お菓子の膨張剤などに使われる	53
0	—	2400	0.1	3700	3900	6800	微	—	4.5		
〔0〕	0	2	0.2	2	8	2	0.7	1.6	15.3	清酒を造る発酵途中のもろみから、清酒をしぼったあとのかす。アルコール約8%を含む	37
〔0〕	0	8	0.8	8	28	5	2.3	5.2	51.1		

穀類
いも・でんぷん類
肉類
魚介類
卵類
乳類
豆類
野菜類
きのこ類
海藻類
果実類
種実類
砂糖・甘味類
調味料・香辛料類
油脂類
し好類

香辛料

その他

油脂類

食品名	めやす量	正味量 g	エネルギー kcal	食塩相当量 g	三大栄養素			(*糖質) g	ビタ		
					たんぱく質 g	脂質 g	炭水化物 g		A (レチノール当量) μg	B1 mg	B2 mg

● 植物性油脂

食品名	めやす量	正味量	エネルギー	食塩相当量	たんぱく質	脂質	炭水化物	(*糖質)	A	B1	B2
オリーブ油	大さじ1杯 12g	12	107	0	0	12.0	0	0	2	0	0
	小さじ1杯4g	4	36	0	0	4.0	0	0	1	0	0
	可食部100g	894	0	0	100.0		0	0	15	0	0
ごま油	大さじ1杯 12g	12	107	0	0	12.0	0	0	0	0	0
	小さじ1杯4g	4	36	0	0	4.0	0	0	0	0	0
	可食部100g	890	0	0	100.0		0	0	0	0	0
米ぬか油 別名 米油	大さじ1杯 12g	12	106	0	0	12.0	0	0	0	0	0
	小さじ1杯4g	4	35	0	0	4.0	0	0	0	0	0
	可食部100g	880	0	0	100.0		0	0	0	0	0
紅花油 別名 サフラワー油	大さじ1杯 12g	12	107	0	0	12.0	0	0	0	0	0
	小さじ1杯4g	4	36	0	0	4.0	0	0	0	0	0
	可食部100g	892	0	0	100.0		0	0	0	0	0
菜種油	大さじ1杯 12g	12	106	0	0	12.0	0	0	0	0	0
	小さじ1杯4g	4	35	0	0	4.0	0	0	0	0	0
	可食部100g	887	0	0	100.0		0	0	0	0	0
サラダ油 （調合油）	大さじ1杯 12g	12	106	0	0	12.0	0	0	0	0	0
	小さじ1杯4g	4	35	0	0	4.0	0	0	0	0	0
	可食部100g	886	0	0	100.0		0	0	0	0	0
コーン油 別名 とうもろこし油	大さじ1杯 12g	12	106	0	0	12.0	0	0	0	0	0
	小さじ1杯4g	4	35	0	0	4.0	0	0	0	0	0
	可食部100g	884	0	0	100.0		0	0	0	0	0
落花生油 別名 ピーナッツオイル	大さじ1杯 12g	12	106	0	0	12.0	0	0	0	0	0
	可食部100g	882	0	0	100.0		0	0	0	0	0

	ミン		ミネラル						コレステロール	水分	MEMO	80kcalあたりの重量
C	E	カルシウム	鉄	リン	カリウム	ナトリウム	亜鉛	コレステロール				
mg	mg	mg	mg	mg	mg	mg	mg	mg	g		g
[0]	0.9	微	0	0	0	微	0	0	0	精製度の低い順にエキストラバージンオイル、バージンオイル、オリーブオイルに大別。エキストラバージンオイルで計測	
[0]	0.3	微	0	0	0	微	0	0	0		9
[0]	7.4	微	0	0	0	微	0	0	0		
[0]	微	微	微	微	微	微	0	0	0	ごまをいらないで精製したものと、いって精製しないものの2タイプがある。成分値は精製油のもの	
[0]	微	微	微	微	微	微	微	0	0		9
[0]	0.4	1	0.1	1	微	微	微	0	0		
[0]	3.1	微	0	微	微	0	0	0	0	米ぬかからとった油。食用油の中で唯一、国産の原料でつくられる。あっさりとした味で、酸化しにくいのが特徴	
[0]	1.0	微	0	微	微	0	0	0	0		9
[0]	26.0	微	0	微	微	0	0	0	0		
[0]	3.2	0	0	微	0	0	0	0	0	元来、リノール酸を多く含む油だが、現在は品種改良でオレイン酸を多くしたものが一般的に。成分値は高オレイン酸精製油のもの	
[0]	1.1	0	0	微	0	0	0	0	0		9
[0]	27.0	0	0	微	0	0	0	0	0		
[0]	1.8	微	0	微	微	0	微	微	0	アブラナ科のなたねの種子からとった油。飽和脂肪酸含有量は、植物油の中でも低い	
[0]	0.6	微	0	微	微	0	微	微	0		9
[0]	15.0	微	0	微	微	0	微	2	0		
[0]	1.6	微	0	微	微	0	微	微	0	成分値には、2種類以上の油を配合したものも含む	
[0]	0.5	微	0	微	微	0	微	微	0		9
[0]	13.0	微	0	微	微	0	微	2	0		
[0]	2.0	微	0	0	0	0	0	0	0	とうもろこしの胚芽から圧搾してとったもの。加熱しても劣化しにくいのが特徴	
[0]	0.7	微	0	0	0	0	0	0	0		9
[0]	17.0	微	0	0	0	0	0	0	0		
[0]	0.7	微	0	微	0	0	0	0	0	落花生の種子を圧搾してとった油。独特のよい香りがある	
[0]	6.0	微	0	微	0	0	0	0	0		9

油脂類

食品名		めやす量	正味量	エネルギー	食塩相当量	三大栄養素				ビタ		
						たんぱく質	脂質	炭水化物	(*糖質)	A (レチノール当量)	B₁	B₂
			g	kcal	g	g	g	g	g	μg	mg	mg

●動物性油脂

食品名		めやす量	g	kcal	g	g	g	g	g	μg	mg	mg
バ タ ー	有塩バター	大さじ1杯 12g	12	84	0.2	0.1	9.7	微	微	62	微	微
		小さじ1杯4g	4	28	0.1	微	3.2	微	微	21	微	微
		可食部100g	700	1.9	0.6	81.0	0.2	0.2	520	0.01	0.03
	無塩バター（食塩不使用）	大さじ1杯 12g	12	86	0	0.1	10.0	微	微	96	0	微
		小さじ1杯4g	4	29	0	微	3.3	微	微	32	0	微
		可食部100g	720	0	0.5	83.0	0.2	0.2	800	0	0.03
	発酵バター	大さじ1杯 12g	12	86	0.2	0.1	9.6	0.5	0.5	94	0	微
		小さじ1杯4g	4	29	0.1	微	3.2	0.2	0.2	31	0	微
		可食部100g	713	1.3	0.6	80.0	4.4	4.4	780	0	0.02
ヘット　別名 牛脂［ぎゅうし］		大さじ1杯 12g	12	104	0	微	12.0	0	0	10	0	0
		可食部100g	869	0	0.2	99.8	0	0	85	0	0
ラード		大さじ1杯 12g	12	106	0	0	12.0	0	0	0	0	0
		可食部100g	885	0	0	100.0	0	0	0	0	0

●その他➡ラー油は調味料類

食品名	めやす量	g	kcal	g	g	g	g	g	μg	mg	mg
マーガリン（有塩）	大さじ1杯 12g	12	86	0.2	微	10.0	0.1	0.1	3	微	微
	小さじ1杯4g	4	29	0.1	微	3.3	微	微	1	微	微
	可食部100g	715	1.3	0.4	83.1	0.5	0.5	25	0.01	0.03
ショートニング	大さじ1杯 12g	12	107	0	0	12.0	0	0	0	0	0
	可食部100g	889	0	0	99.9	0	0	0	0	0

	ミン		ミネラル						コレステロール	水分	MEMO	80kcalあたりの重量
C	E	カルシウム	鉄	リン	カリウム	ナトリウム	亜鉛					
mg	mg	mg	mg	mg	mg	mg	mg	mg	g		g
0	0.2	2	微	2	3	90	微	25	1.9	保存性を高めるために塩（2%程度）を加えたバター。ビタミンAを多く含むが、飽和脂肪酸とコレステロールが多い	11
0	0.1	1	微	1	1	30	微	8	0.6		
0	1.5	15	0.1	15	28	750	0.1	210	16.2		
0	0.2	2	微	2	3	1	微	26	1.9	塩を加えないで作ったバター	11
0	0.1	1	微	1	1	微	微	9	0.6		
0	1.4	14	0.4	18	22	11	0.1	220	15.8		
0	0.2	1	微	2	3	61	微	28	1.6	牛乳から分離したクリームを乳酸発酵させてから作るバターで、独特の風味がある	11
0	0.1	微	微	1	1	20	微	9	0.5		
0	1.3	12	0.4	16	25	510	0.1	230	13.6		
0	0.1	微	微	微	微	微	微	12	微	牛の脂身からとった油脂。飽和脂肪酸を多く含む	9
0	0.6	微	0.1	1	1	1	微	100	微		
0	微	0	0	0	0	0	微	12	0	豚の脂身からとった油脂。味がよいのでいため物などに使われるが、コレステロールが多い	9
0	0.3	0	0	0	0	0	微	100	0		
0	1.8	2	微	2	3	60	微	1	1.8	原料は植物性の油脂。不飽和脂肪酸やビタミン類を強化したものなど、タイプはいろいろある	11
0	0.6	1	微	1	1	20	微	微	0.6		
0	15.0	14	微	17	27	500	0.1	5	14.7		
0	1.1	0	0	0	0	0	0	微	微	食用油脂が原料。パンやクッキーの生地にねり込むと、サクッとした食感に。成分値は家庭用のもの	9
0	9.5	0	0	0	0	0	0	4	0.1		

穀類
いも・でんぷん類
肉類
魚介類
卵類
乳類
豆類
野菜類
きのこ類
海藻類
果実類
種実類
砂糖・甘味類
調味料・香辛料類
油脂類
し好類

動物性油脂
その他

し好類

食品名	めやす量	正味量	エネルギー	食塩相当量	三大栄養素				ビタ		
					たんぱく質	脂質	炭水化物	(*糖質)	A (レチノール当量)	B1	B2
		g	kcal	g	g	g	g	g	μg	mg	mg

●アルコール飲料

<table>
<tr><td rowspan="18">日本酒（清酒）</td><td rowspan="3">上撰（普通酒）</td><td>1合（180㎖）
180g</td><td>180</td><td>193</td><td>0</td><td>0.7</td><td>微</td><td>8.8</td><td>8.8</td><td>0</td><td>微</td><td>0</td></tr>
<tr><td>大さじ1杯
15g</td><td>15</td><td>16</td><td>0</td><td>0.1</td><td>微</td><td>0.7</td><td>0.7</td><td>0</td><td>微</td><td>0</td></tr>
<tr><td>可食部100g</td><td>107</td><td>0</td><td>0.4</td><td>微</td><td>4.9</td><td>4.9</td><td>0</td><td>微</td><td>0</td></tr>
<tr><td rowspan="3">純米酒</td><td>1合（180㎖）
180g</td><td>180</td><td>184</td><td>0</td><td>0.7</td><td>微</td><td>6.5</td><td>6.5</td><td>0</td><td>微</td><td>0</td></tr>
<tr><td>大さじ1杯
15g</td><td>15</td><td>15</td><td>0</td><td>0.1</td><td>微</td><td>0.5</td><td>0.5</td><td>0</td><td>微</td><td>0</td></tr>
<tr><td>可食部100g</td><td>102</td><td>0</td><td>0.4</td><td>微</td><td>3.6</td><td>3.6</td><td>0</td><td>微</td><td>0</td></tr>
<tr><td rowspan="3">本醸造酒</td><td>1合（180㎖）
180g</td><td>180</td><td>191</td><td>0</td><td>0.7</td><td>0</td><td>8.1</td><td>8.1</td><td>0</td><td>微</td><td>0</td></tr>
<tr><td>大さじ1杯
15g</td><td>15</td><td>16</td><td>0</td><td>0.1</td><td>0</td><td>0.7</td><td>0.7</td><td>0</td><td>微</td><td>0</td></tr>
<tr><td>可食部100g</td><td>106</td><td>0</td><td>0.4</td><td>0</td><td>4.5</td><td>4.5</td><td>0</td><td>微</td><td>0</td></tr>
<tr><td rowspan="3">吟醸酒</td><td>1合（180㎖）
179g</td><td>179</td><td>184</td><td>0</td><td>0.5</td><td>0</td><td>6.4</td><td>6.4</td><td>0</td><td>0</td><td>0</td></tr>
<tr><td>大さじ1杯
15g</td><td>15</td><td>15</td><td>0</td><td>微</td><td>0</td><td>0.5</td><td>0.5</td><td>0</td><td>0</td><td>0</td></tr>
<tr><td>可食部100g</td><td>103</td><td>0</td><td>0.3</td><td>0</td><td>3.6</td><td>3.6</td><td>0</td><td>0</td><td>0</td></tr>
<tr><td rowspan="3">純米吟醸酒</td><td>1合（180㎖）
180g</td><td>180</td><td>184</td><td>0</td><td>0.7</td><td>0</td><td>7.4</td><td>7.4</td><td>0</td><td>0</td><td>0</td></tr>
<tr><td>大さじ1杯
15g</td><td>15</td><td>15</td><td>0</td><td>0.1</td><td>0</td><td>0.6</td><td>0.6</td><td>0</td><td>0</td><td>0</td></tr>
<tr><td>可食部100g</td><td>102</td><td>0</td><td>0.4</td><td>0</td><td>4.1</td><td>4.1</td><td>0</td><td>0</td><td>0</td></tr>
</table>

<table>
<tr><td rowspan="8">ワイン</td><td rowspan="3">白ワイン</td><td>グラス1杯
（80㎖）80g</td><td>80</td><td>60</td><td>0</td><td>0.1</td><td>微</td><td>1.6</td><td>1.6</td><td>〔0〕</td><td>0</td><td>0</td></tr>
<tr><td>大さじ1杯
15g</td><td>15</td><td>11</td><td>0</td><td>微</td><td>微</td><td>0.3</td><td>0.3</td><td>〔0〕</td><td>0</td><td>0</td></tr>
<tr><td>可食部100g</td><td>75</td><td>0</td><td>0.1</td><td>微</td><td>2.0</td><td>2.0</td><td>〔0〕</td><td>0</td><td>0</td></tr>
<tr><td rowspan="3">赤ワイン</td><td>グラス1杯
（80㎖）80g</td><td>80</td><td>54</td><td>0</td><td>0.2</td><td>微</td><td>1.2</td><td>1.2</td><td>〔0〕</td><td>0</td><td>0.01</td></tr>
<tr><td>大さじ1杯
15g</td><td>15</td><td>10</td><td>0</td><td>微</td><td>微</td><td>0.2</td><td>0.2</td><td>〔0〕</td><td>0</td><td>微</td></tr>
<tr><td>可食部100g</td><td>68</td><td>0</td><td>0.2</td><td>微</td><td>1.5</td><td>1.5</td><td>〔0〕</td><td>0</td><td>0.01</td></tr>
<tr><td rowspan="2">ロゼワイン</td><td>グラス1杯
（80㎖）80g</td><td>80</td><td>57</td><td>0</td><td>0.1</td><td>微</td><td>3.2</td><td>3.2</td><td>0</td><td>0</td><td>0</td></tr>
<tr><td>可食部100g</td><td>71</td><td>0</td><td>0.1</td><td>微</td><td>4.0</td><td>4.0</td><td>0</td><td>0</td><td>0</td></tr>
</table>

ミン		ミネラル						食物繊維総量	水分	MEMO	80kcalあたりの重量
C	E	カルシウム	鉄	リン	カリウム	ナトリウム	亜鉛				
mg	mg	mg	mg	mg	mg	mg	mg	g	g		g
0	0	5	微	13	9	4	0.2	0	148.3	アルコール15.4%。米が原料。「純米酒」「本醸造酒」「吟醸酒」以外の清酒で、最も一般的なものをさす	73
0	0	微	微	1	1	微	微	0	12.6		
0	0	3	微	7	5	2	0.1	0	82.4		
0	0	5	0.2	16	9	7	0.2	0	150.7	アルコール15.4%。精米歩合70%以下の白米、米こうじ、水を原料にして製造した清酒	78
0	0	微	微	1	1	1	微	0	12.6		
0	0	3	0.1	9	5	4	0.1	0	83.7		
0	0	5	微	14	9	4	0.2	0	149.0	アルコール15.4%。精米歩合70%以下の白米、米こうじ、醸造アルコールおよび水を原料にして製造した清酒	75
0	0	微	微	1	1	0	微	0	12.4		
0	0	3	微	8	5	2	0.1	0	82.8		
0	0	4	微	13	13	4	0.2	0	149.6	アルコール15.7%。精米歩合60%以下の白米、米こうじ、および水、またはこれらと醸造アルコールを原料にし、吟味して製造した清酒	78
0	0	微	微	1	1	微	微	0	12.5		
0	0	2	微	7	7	2	0.1	0	83.6		
0	0	4	微	14	9	5	0.2	0	150.3	吟醸酒で、醸造アルコールを用いていないもの。アルコール15.1%	78
0	0	微	微	1	1	微	微	0	12.5		
0	0	2	微	8	5	3	0.1	0	83.5		
0	—	6	0.2	10	48	2	微	—	70.9	アルコール11.4%。白ぶどうや赤色系ぶどうを圧搾し、その果汁だけを発酵させたもの	107
0	—	1	微	2	9	微	微	—	13.3		
0	—	8	0.3	12	60	3	微	—	88.6		
0	—	6	0.3	10	88	2	微	—	71.0	アルコール11.6%。黒色系ぶどうをつぶし、果肉、皮、種ごと発酵させたもの	118
0	—	1	0.1	2	17	微	微	—	13.3		
0	—	7	0.4	13	110	2	微	—	88.7		
0	0	8	0.3	8	48	3	微	0	69.9	アルコール10.7%。赤ワインの発酵過程で、過度な色合いになった果汁だけを継続発酵させたもの	113
0	0	10	0.4	10	60	4	微	0	87.4		

穀類
いも・てんぷん類
肉類
魚介類
卵類
乳類
豆類
野菜類
きのこ類
海藻類
果実類
種実類
砂糖・甘味類
調味料・香辛料類
油脂類
し好類
アルコール飲料

食品名		めやす量	正味量	エネルギー	食塩相当量	三大栄養素				ビタ		
						たんぱく質	脂質	炭水化物	(＊糖質)	A (レチノール当量)	B1	B2
			g	kcal	g	g	g	g	g	μg	mg	mg
ビール	ビール・淡色	大びん1本(633㎖)638g	638	249	0	1.9	微	19.8	19.8	0	0	0.13
		中びん1本(500㎖)504g	504	197	0	1.5	微	15.6	15.6	0	0	0.10
		コップ1杯(200㎖)202g	202	79	0	0.6	微	6.3	6.3	0	0	0.04
		可食部100g	39		0	0.3	微	3.1	3.1	0	0	0.02
	黒ビール	小びん1本(336㎖)339g	339	153	0	1.4	微	12.2	11.5	0	0	0.14
		コップ1杯(200㎖)202g	202	91	0	0.8	微	7.3	6.9	0	0	0.08
		可食部100g	45		0	0.4	微	3.6	3.4	0	0	0.04
	発泡酒	1缶(350㎖)353g	353	155	0	0.4	0	12.7	12.7	0	0	0.04
		コップ1杯(200㎖)202g	202	89	0	0.2	0	7.3	7.3	0	0	0.02
		可食部100g	44		0	0.1	0	3.6	3.6	0	0	0.01
紹興酒		1合(180㎖)181g	181	228	0	3.1	微	9.2	9.2	〔0〕	微	0.05
		可食部100g	126		0	1.7	微	5.1	5.1	〔0〕	微	0.03
ウイスキー		シングル1杯(30㎖)29g	29	68	0	0	0	0	0	〔0〕	〔0〕	〔0〕
		ダブル1杯(60㎖)57g	57	133	0	0	0	0	0	〔0〕	〔0〕	〔0〕
		可食部100g	234		0	0	0	0	0	〔0〕	〔0〕	〔0〕
ブランデー		シングル1杯(30㎖)29g	29	68	0	0	0	0	0	〔0〕	〔0〕	〔0〕
		ダブル1杯(60㎖)57g	57	133	0	0	0	0	0	〔0〕	〔0〕	〔0〕
		可食部100g	234		0	0	0	0	0	〔0〕	〔0〕	〔0〕
ウオッカ		シングル1杯(30㎖)29g	29	69	0	0	0	微	微	〔0〕	〔0〕	〔0〕
		ダブル1杯(60㎖)57g	57	135	0	0	0	微	微	〔0〕	〔0〕	〔0〕
		可食部100g	237		0	0	0	微	微	〔0〕	〔0〕	〔0〕
ジン		シングル1杯(30㎖)28g	28	78	0	0	微	微	微	〔0〕	〔0〕	〔0〕
		ダブル1杯(60㎖)56g	56	157	0	0	微	0.1	0.1	〔0〕	〔0〕	〔0〕
		可食部100g	280		0	0	微	0.1	0.1	〔0〕	〔0〕	〔0〕

穀類
いも・でんぷん類
肉類
魚介類
卵類
乳類
豆類
野菜類
きのこ類
海藻類
果実類
種実類
砂糖・甘味類
調味料・香辛料類
油脂類
し好類

アルコール飲料

ミン		ミネラル						食物繊維総量	水分	MEMO	80kcalあたりの重量
C	E	カルシウム	鉄	リン	カリウム	ナトリウム	亜鉛				
mg	mg	mg	mg	mg	mg	mg	mg	g	g		g
0	0	19	微	96	217	19	微	0	592.1	アルコール4.6%。原料は淡色麦芽。ホップの香りや苦味が強いものが一般的。成分値には生ビールも含まれる。なお、淡色ビール100gは99.2mlで100mlは100.8g	205
0	0	15	微	76	171	15	微	0	467.7		
0	0	6	微	30	69	6	微	0	187.5		
0	0	3	微	15	34	3	微	0	92.8		
0	0	10	0.3	112	186	10	微	0.7	310.5	アルコール5.3%。麦芽の焙煎時に、麦芽中の糖分をカラメル化したもので味も濃厚。成分値には生ビールも含まれる	178
0	0	6	0.2	67	111	6	微	0.4	185.0		
0	0	3	0.1	33	55	3	微	0.2	91.6		
0	0	14	0	28	46	4	微	0	324.8	アルコール5.3%。製法や香味がビールに似ているが、麦芽は25%未満のもの。ビール・淡色よりエネルギーが多い	182
0	0	8	0	16	26	2	微	0	185.8		
0	0	4	0	8	13	1	微	0	92.0		
0	—	45	0.5	67	100	27	0.7	微	142.6	アルコール17.8%。中国の醸造酒（黄酒）で、もち米から造る。長期間熟成させたものが老酒	63
0	—	25	0.3	37	55	15	0.4	微	78.8		
[0]	—	0	微	微	微	1	微	[0]	19.3	アルコール40%。大麦、小麦、燕麦、ライ麦、とうもろこしなどを原料に、人麦の麦芽（モルト）を加えて造る蒸留酒	34
[0]	—	0	微	微	1	1	微	[0]	38.0		
[0]	—	0	微	微	1	2	微	[0]	66.6		
[0]	—	0	0	微	微	1	微	[0]	19.3	アルコール40%。果実を原料にした蒸留酒。ぶどうから造るものが一般的で、長いものでは50〜60年かけて熟成させる	34
[0]	—	0	0	微	1	2	微	[0]	38.0		
[0]	—	0	0	微	1	4	微	[0]	66.6		
[0]	—	[0]	[0]	[0]	微	微	—	[0]	19.2	アルコール40.4%。ロシアの代表的な蒸留酒。無色、無臭、無味だが、味や香りをつけたものもある	34
[0]	—	[0]	[0]	[0]	微	微	—	[0]	37.7		
[0]	—	[0]	[0]	[0]	微	微	—	[0]	66.2		
[0]	—	[0]	[0]	[0]	微	微	—	[0]	16.8	アルコール47.4%。とうもろこしやライ麦を原料にした蒸留酒に、主にねずの実の香りをつけたもの	29
[0]	—	[0]	[0]	[0]	微	微	—	[0]	33.5		
[0]	—	[0]	[0]	[0]	微	微	—	[0]	59.9		

食品名		めやす量	正味量	エネルギー	食塩相当量	三大栄養素				ビタ		
						たんぱく質	脂質	炭水化物	(*糖質)	A (レチノール当量)	B1	B2
			g	kcal	g	g	g	g	g	μg	mg	mg
ラム酒		シングル1杯 (30ml) 29g	29	69	0	0	微	微	微	[0]	[0]	[0]
		大さじ1杯 14g	14	33	0	0	微	微	微	[0]	[0]	[0]
		可食部100g	237		0	0	微	0.1	0.1	[0]	[0]	[0]
焼酎	甲類（35度）別名 ホワイトリカー	コップ1杯 (200ml) 192g	192	390	[0]	0	0	0	0	[0]	[0]	[0]
		1合 (180ml) 172g	172	349	[0]	0	0	0	0	[0]	[0]	[0]
		可食部100g	203		[0]	0	0	0	0	[0]	[0]	[0]
	乙類（25度）	コップ1杯 (200ml) 194g	194	279	—	0	0	0	0	[0]	[0]	[0]
		1合 (180ml) 175g	175	252	—	0	0	0	0	[0]	[0]	[0]
		可食部100g	144		—	0	0	0	0	[0]	[0]	[0]
梅酒		コップ1杯 (200ml) 208g	208	322	0	0.2	微	43.1	43.1	[0]	0	0.02
		大さじ1杯 16g	16	25	0	微	微	3.3	3.3	[0]	0	微
		可食部100g	155		0	0.1	微	20.7	20.7	[0]	0	0.01
ペパーミント		大さじ1杯 17g	17	51	0	0	0	6.4	6.4	[0]	0	0
		小さじ1杯 6g	6	18	0	0	0	2.3	2.3	[0]	0	0
		可食部100g	300		0	0	0	37.6	37.6	[0]	0	0
ベルモット	ベルモット（甘口タイプ）	シングル1杯 31g	31	47	0	微	0	5.1	5.1	—	0	0
		可食部100g	151		0	0.1	0	16.4	16.4	—	0	0
	ベルモット（辛口タイプ）	シングル1杯 30g	30	34	0	微	0	1.1	1.1	—	0	0
		可食部100g	113		0	0.1	0	3.7	3.7	—	0	0

●し好飲料

食品名	めやす量	正味量	エネルギー	食塩相当量	たんぱく質	脂質	炭水化物	(*糖質)	A	B1	B2
オレンジジュース（果汁100%）	コップ1杯 (200ml) 210g	210	95	0	1.7	微	23.1	22.5	6	0.15	0.02
	可食部100g	45		0	0.8	微	11.0	10.0	3	0.07	0.01
グレープフルーツジュース（果汁100%）	コップ1杯 (200ml) 210g	210	92	0	1.3	0.2	21.6	21.4	[0]	0.08	0.02
	可食部100g	44		0	0.6	0.1	10.3	10.2	[0]	0.04	0.01

ミン		ミネラル						食物繊維総量	水分	MEMO	80kcalあたりの重量
C	E	カルシウム	鉄	リン	カリウム	ナトリウム	亜鉛				
mg	mg	mg	mg	mg	mg	mg	mg	g	g		g
〔0〕	—	0	0	微	微	1	微	〔0〕	19.2	アルコール40.5%。糖蜜やさとうきびを原料にした蒸留酒。色調が濃く、香りの高い順にヘビー、ミディアム、ライトに分類される。成分値はヘビーのもの	34
〔0〕	—	0	0	微	微	微	微	〔0〕	9.3		
〔0〕	—	0	0	微	微	3	微	〔0〕	66.1		
〔0〕	—	—	—	—	—	—	—	〔0〕	136.3	アルコール35%。いもや糖蜜を原料に、連続式蒸留機を用いて蒸留したもの。くせがないので果実酒作りに使われる	39
〔0〕	—	—	—	—	—	—	—	〔0〕	122.1		
〔0〕	—	—	—	—	—	—	—	〔0〕	71.0		
〔0〕	—	—	—	—	—	—	—	〔0〕	154.2	アルコール25%。単式蒸留機を用いて蒸留したもの。原料にさつまいも、米、麦、そばなどを使うため、それぞれ香気に特徴がある	55
〔0〕	—	—	—	—	—	—	—	〔0〕	139.1		
〔0〕	—	—	—	—	—	—	—	〔0〕	79.5		
0	—	2	微	6	81	8	微	—	143.3	アルコール13%。青梅を焼酎と氷砂糖で漬け込んだもの	52
0	—	微	微	微	6	1	微	—	11.0		
0	—	1	微	3	39	4	微	—	68.9		
0	—	微	0	0	微	1	微	—	7.0	アルコール30.2%。リキュールの一種。ミントの香りさわやかな甘い酒。カクテルのベースのほか、お菓子の色と香りづけにも	27
0	—	微	0	0	微	微	微	—	2.5		
0	—	微	0	0	1	4	微	—	41.0		
0	—	1	微	2	9	1	微	—	22.1	甘口はアルコール16%。辛口18%。熟成した白ワインに20種以上の草根木皮を漬け込んだもの。カクテルのベースなどに	53
	—	6	0.3	7	29	4	微	—	71.3		
0	—	2	0.1	2	8	1	微	—	24.5		71
0	—	8	0.3	8	26	4	微	—	81.7		
46	0.4	19	0.2	42	378	2	微	0.6	184.4	ストレートジュース。大半は、バレンシアオレンジが使われている	178
22	0.2	9	0.1	20	180	1	微	0.3	87.8		
80	0.4	19	0.2	25	378	2	微	0.2	186.3	ストレートジュース	182
38	0.2	9	0.1	12	180	1	微	0.1	88.7		

穀類
いも・でんぷん類
肉類
魚介類
卵類
乳類
豆類
野菜類
きのこ類
海藻類
果実類
種実類
砂糖・甘味類
調味料・香辛料類
油脂類
し好類
アルコール飲料
し好飲料

し好類

食品名	めやす量	正味量	エネルギー	食塩相当量	三大栄養素				ビタ		
					たんぱく質	脂質	炭水化物	(＊糖質)	A (レチノール当量)	B₁	B₂
		g	kcal	g	g	g	g	g	μg	mg	mg
ぶどうジュース（果汁100%）	コップ1杯(200㎖)210g	210	113	0	0.6	0.4	30.0	29.8	〔0〕	0.02	微
	可食部100g	54		0	0.3	0.2	14.3	14.2	〔0〕	0.01	微
みかんジュース（果汁100%）	コップ1杯(200㎖)210g	210	95	0	1.1	0.2	22.3	22.3	74	0.13	0.02
	可食部100g	45		0	0.5	0.1	10.6	10.6	35	0.06	0.01
りんごジュース（果汁100%）	コップ1杯(200㎖)210g	210	90	0	0.4	0.2	24.8	24.8	〔0〕	0.02	0.02
	可食部100g	43		0	0.2	0.1	11.8	11.8	〔0〕	0.01	0.01
玉露　液	カップ1杯200g	200	10	0	2.6	〔0〕	微	微	〔0〕	0.04	0.22
	可食部100g	5		0	1.3	〔0〕	微	微	〔0〕	0.02	0.11
抹茶（粉末）	大さじ1杯6g	6	14	0	1.8	0.3	2.4	0	144	0.04	0.08
	小さじ1杯2g	2	5	0	0.6	0.1	0.8	0	48	0.01	0.03
	可食部100g	237		0	29.6	5.3	39.5	1.0	2400	0.60	1.35
せん茶　液	カップ1杯200g	200	4	0	0.4	〔0〕	0.4	0.4	〔0〕	0	0.10
	可食部100g	2		0	0.2	〔0〕	0.2	0.2	〔0〕	0	0.05
番茶　液	カップ1杯200g	200	0	0	微	〔0〕	0.2	0.2	〔0〕	0	0.06
	可食部100g	0		0	微	〔0〕	0.1	0.1	〔0〕	0	0.03
ほうじ茶　液	カップ1杯200g	200	0	0	微	〔0〕	0.2	0.2	〔0〕	0	0.04
	可食部100g	0		0	微	〔0〕	0.1	0.1	〔0〕	0	0.02
玄米茶　液	カップ1杯200g	200	0	0	0	〔0〕	0	0	〔0〕	0	0.02
	可食部100g	0		0	0	〔0〕	0	0	〔0〕	0	0.01
麦茶　液	コップ1杯200g	200	2	0	微	〔0〕	0.6	0.6	〔0〕	0	0
	可食部100g	1		0	微	〔0〕	0.3	0.3	〔0〕	0	0
ウーロン茶　液	カップ1杯200g	200	0	0	微	〔0〕	0.2	0.2	〔0〕	0	0.06
	可食部100g	0		0	微	〔0〕	0.1	0.1	〔0〕	0	0.03
紅茶　茶葉		可食部100g 234		0	20.3	2.5	51.7	13.6	75	0.10	0.80

ミン		ミネラル						食物繊維総量	水分	MEMO	80kcalあたりの重量
C	E	カルシウム	鉄	リン	カリウム	ナトリウム	亜鉛				
mg	mg	mg	mg	mg	mg	mg	mg	g	g		g
微	0	6	0.2	2	63	2	0.2	0.2	178.1	濃縮果汁を薄めて、濃縮前の100%果汁にもどしたもの	148
微	0	3	0.1	1	30	1	0.1	0.1	84.8		
61	0.4	17	0.4	23	273	2	微	0	185.9		178
29	0.2	8	0.2	11	130	1	微	0	88.5		
6	0.2	4	0.8	13	162	6	微	微	184.2	白濁タイプ、透明なタイプとも成分値は同じ	186
3	0.1	2	0.4	6	77	3	微	微	87.7		
38	—	8	0.4	60	680	4	0.6	—	195.6	茶葉10gを、60度の湯60mlに2分30秒浸出したもの	1600
19	—	4	0.2	30	340	2	0.3	—	97.8		
4	1.7	25	1.0	21	162	微	0.4	2.3	0.3	日おおいをして栽培した茶葉を、茶うすでひいて微粉にしたもの	34
1	0.6	8	0.3	7	54	微	0.1	0.8	0.1		
60	28.1	420	17.0	350	2700	6	6.3	38.5	5.0		
12	—	6	0.4	4	54	6	微	—	198.8	茶葉10gを、90度の湯430mlに1分間浸して出したもの	4000
6	—	3	0.2	2	27	3	微	—	99.4		
6	—	10	0.4	4	64	4	微	—	199.6	茶葉15gを、90度の湯650mlに30秒間浸して出したもの	(※)
3	—	5	0.2	2	32	2	微	—	99.8		
微	—	4	微	2	48	2	微	—	199.6	茶葉15gを、90度の湯650mlに30秒間浸して出したもの	(※)
微	—	2	微	1	24	1	微	—	99.8		
2	[0]	4	微	2	14	4	微	0	199.8	茶葉15gを90度の湯650mlに30秒間浸出したもの	(※)
1	[0]	2	微	1	7	2	微	0	99.9		
[0]	0	4	微	2	12	2	0.2	—	199.4	麦茶50gを水1.5ℓに入れて強火で加熱し、沸騰したら火を止めて5分間そのままおき、こしたもの	8000
[0]	0	2	微	1	6	2	微	0.1	99.7		
0	—	4	微	2	26	2	微	—	199.6	茶葉15gを、90度の湯650mlに30秒間浸して出したもの	(※)
0	—	2	微	1	13	1	微	—	99.8		
0	9.8	470	17.0	320	2000	3	4.0	38.1	6.2		34

穀類
いも・てんぷん類
肉類
魚介類
卵類
乳類
豆類
野菜類
きのこ類
海藻類
果実類
種実類
砂糖・甘味類
調味料・香辛料類
油脂類
し好類
し好飲料

し好類

食品名		めやす量	正味量	エネルギー	食塩相当量	三大栄養素				ビタ		
						たんぱく質	脂質	炭水化物	(*糖質)	A (レチノール当量)	B1	B2
			g	kcal	g	g	g	g	g	μg	mg	mg
紅茶　液		カップ1杯 200g	200	2	0	0.2	〔0〕	0.2	0.2	〔0〕	0	0.02
		可食部100g	1	0	0.1	〔0〕	0.1	0.1	〔0〕	0	0.01
コーヒー	コーヒー　液	カップ1杯 200g	200	8	0	0.4	微	1.4	1.4	0	0	0.02
		可食部100g	4	0	0.2	微	0.7	0.7	0	0	0.01
	インスタント コーヒー （粉末・顆粒）	大さじ1杯4g	4	11	微	0.6	微	2.3	2.3	〔0〕	微	微
		小さじ1杯1g	1	3	微	0.1	微	0.6	0.6	〔0〕	微	微
		可食部100g	287	0.1	14.7	0.3	56.5	56.5	〔0〕	0.02	0.14
ココア	ピュアココア	大さじ1杯6g	6	23	0	1.1	1.3	2.5	1.1	微	0.01	0.01
		小さじ1杯2g	2	8	0	0.4	0.4	0.8	0.3	微	微	微
		可食部100g	386	0	18.5	21.6	42.4	18.5	3	0.16	0.22
	インスタント ココア 別名 ミルクココア	大さじ1杯9g	9	36	微	0.7	0.6	7.2	6.7	1	0.01	0.04
		小さじ1杯3g	3	12	微	0.2	0.2	2.4	2.3	微	微	0.01
		可食部100g	400	0.7	7.4	6.8	80.4	74.9	8	0.07	0.42
コーラ		コップ1杯 (200mℓ)210g	210	97	0	0.2	微	23.9	23.9	〔0〕	0	0
		可食部100g	46	0	0.1	微	11.4	11.4	〔0〕	0	0
サイダー		コップ1杯 (200mℓ)210g	210	86	0	微	微	21.4	21.4	〔0〕	0	0
		可食部100g	41	0	微	微	10.2	10.2	〔0〕	0	0
甘酒		カップ1杯 215g	215	163	0.4	3.7	0.2	39.3	38.5	〔0〕	0.02	0.06
		可食部100g	76	0.2	1.7	0.1	18.3	17.9	〔0〕	0.01	0.03

（※）番茶、ほうじ茶、玄米茶、ウーロン茶の抽出液はエネルギー0ですので、80kcalあたりの重量は表示していません。

ミン		ミネラル						食物繊維総量	水分	MEMO	80kcalあたりの重量
C	E	カルシウム	鉄	リン	カリウム	ナトリウム	亜鉛				
mg	mg	mg	mg	mg	mg	mg	mg	g	g		g
0	—	2	0	4	16	2	微	—	199.4	茶葉5gを熱湯360㎖に1分30秒〜4分浸して出したもの	8000
0	—	1	0	2	8	1	微		99.7		
0	0	4	微	14	130	2	微	—	197.2	レギュラー10gを150㎖の熱湯でドリップ式でいれたもの	2000
0	0	2	微	7	65	1	微	—	98.6		
[0]	微	6	0.1	14	144	1	微	—	0.2	コーヒー抽出液を凍結乾燥や噴霧乾燥させ、粉末や顆粒状にしたもの	28
[0]	微	1	微	4	36	微	微	—	微		
[0]	0.1	140	3.0	350	3600	32	0.4		3.8		
0	微	8	1.0	40	168	1	微	1.4	0.2	チョコレートの原料、カカオ豆を微粉末にしたもの	21
0	微	3	0.3	13	56	微	微	0.5	0.1		
0	0.3	140	14.0	660	2800	16	7.0	23.9	4.0		
[0]	微	16	0.3	22	66	24	0.2	0.5	0.1	ピュアココアに粉乳や砂糖を加えたもので、熱湯を注ぐだけのタイプ	20
[0]	微	5	0.1	7	22	8	微	0.1	微		
[0]	0.4	180	2.9	240	730	270	2.1	5.5	1.6		
0	—	4	微	23	微	4	微	—	185.9	アフリカ産のコーラナッツの抽出液(カフェイン、コラニンレッドなどを含む)を加えた清涼飲料	174
0	—	2	微	11	微	2	微	—	88.5		
0	—	2	微	0	微	8	0.2	—	188.6	砂糖や香料などが入った透明な炭酸飲料。成分値にはラムネも含む	195
0	—	1	微	0	微	4	0.1	—	89.8		
[0]	微	6	0.2	45	30	129	0.6	0.9	171.4	米こうじ、飯、水をまぜ50〜60度で12〜24時間保温して作る。アルコール分はほとんど含まない	105
[0]	微	3	0.1	21	14	60	0.3	0.4	79.7		

し好飲料

1日3食とり、きちんとした食事のリズムを

欠食、ドカ食いは、太りやすい体質へと導く元凶。
1日3食をきちんととることが健康を維持するための鉄則です。

 早食いも血糖コントロールを乱すもと。血糖値がある程度上昇し、脳の満腹中枢に信号を送るまでは、時間にしておよそ15分。その前に食べ終えてしまうと、満腹感を感じる間がなく過食に走ってしまいがちに。一口で20～30回は噛み、1回の食事では15分以上かけて、ゆっくりと食べましょう。

7:00
朝食

欠食は厳禁！
しっかりと食べましょう

朝食は、起きたての体のスイッチを入れる役割があり、脳や体をしっかりと目覚めさせます。夜眠っている間は何も食べていないため、約8時間はエネルギーを補給していないことになります。朝食抜きでは体温は上がらず、体は睡眠モードからなかなか抜け出せません。また、脳へのエネルギー補給を優先するために、体を活発に動かすエネルギーが不足しがちになります。その結果、活動リズムが乱れやすく、体の不調が起きやすくなります。朝食をとることで体は活性化されて、日中のエネルギー消費率の高い体になるのです。ご飯やパンなどの糖質でエネルギー源を補給し、低体温になっている体をあたためるために卵や魚でたんぱく質をとり、みそ汁やスープ、牛乳などで水分を補給します。

12:00
昼食

栄養バランスを重視して
選びましょう

午後の仕事に備えてエネルギーを蓄えるため、主食のご飯やパンは朝・夕より少し多めにして、しっかりと食べましょう。お弁当の場合は、ご飯を中心にたんぱく質源の肉や魚、卵などと色とりどりの野菜類をバランスよく合わせます。

問題は、外食。何をどう選んで、どう食べるかが重要です。大切なのは栄養バランス。たとえば、弁当は幕の内弁当のような品数の多いものを選ぶ、おにぎりやサンドイッチは野菜サラダや野菜ジュース、ヨーグルトなどをプラスする……など、ちょっとした工夫で栄養バランスがよくなります。

いずれにしても、外食で食べすぎたら前後の食事を軽くして、1日トータルのエネルギーで調整しましょう。

私たちの食生活は、量的にも質的にも多様化しています。「飽食」と呼ばれるほど豊かなものになっている反面、脂肪のとりすぎ、野菜不足といった栄養の偏りなど、さまざまな問題点が指摘されるようになりました。糖尿病、高血圧といった生活習慣病の発症にも、「食生活の乱れ」が関係します。そうした生活習慣病からあなたを守るためには、食生活を見直し、栄養バランスのよい食事についての知識をしっかりと身につける必要があります。ここでは、楽しく食べて、健康な体をつくるための食事のとり方の基礎知識を学びましょう。

15：00 間食

おやつは適量を 夕食前にとるのが鉄則です

ダイエット中でも適量をじょうずにとれば、おやつもOKです。朝食と同じように、空腹時間が長く続くと体が飢餓状態とみなし、脂肪をため込もうとします。これが繰り返されることで太りやすい体質になってしまうのです。

食べる楽しさを損なわないという意味でも、間食は大切な役割を果たします。おなかがすきすぎてしまうよりは、適宜補給するほうが望ましいのです。ただし、デザートタイムは夕食後ではなく夕食前が鉄則。15時頃におやつを食べておくことで、おなかが減りすぎて夕食をドカ食いしてしまうのを防ぐことができるからです。オフィスワーカーで残業のある人は、夕方にしっかりめの間食をとるのもよいでしょう。

19：00 夕食

寝る3時間前までに すませましょう

夕食後は寝るだけですから、消費エネルギーも少なくなります。脂質を控え、たんぱく質をとることを意識しましょう。主食のご飯の量を控え、主菜は脂質の少ない肉や魚を選び、油や調味料は少なめで仕上げ、副菜の野菜はたっぷりとるようにしましょう。夕食は1日の総決算。朝、昼で足りなかった栄養を補うという意味合いもあります。

夕食のとり方も大切。生体リズムを考えると、本来18〜19時ぐらいにとるのが望ましいのです。消化には4時間ほどかかるので、遅くとも寝る3時間前までには済ませたいもの。

もし、夕食が21時以降になってしまうなら、間食で食べた分を差し引いて食事量を控えめにし、消化のよいメニューにすることも大切です。

適正エネルギーを知り、
日々の活動に見合った食事量をとる

あなたが食べていい、適正な食事量とは？

糖尿病などの生活習慣病にとっての大敵は、なんといっても「過食」と「運動不足」です。あなたは食べすぎていませんか？　食べた量より消費量が多ければ食べすぎにはなりません。たくさん食べても運動して消費すれば食べすぎにはならないというわけです。

では、適正な食事量とは、どのようなものでしょうか。一般に、適正な食事量のめやすとして「1日に必要なエネルギー量」を使います。これは、日常生活を前提とした、体を維持し、健康に生活するために最小限必要なエネルギーのことです。

その人が最小限必要とする1日のエネルギーは、年齢や性別、体格、身体活動量などによって決まってきます。簡単な計算式で算出できますから、把握しておきましょう。これを意識し、自分に合った適量を食べることが肝心です。

適正エネルギーの計算式

BMIで肥満度を計算する

$$BMI = \frac{自分の体重（）kg}{身長（）m × 身長（）m}$$

＊標準体重の求め方は、国際的にもBMI（ボディ・マス・インデックス）の判定法が用いられ、統計上、BMIが22のときがもっとも疾病合併症率が少なく、死亡率が低いとされています。まず、あなたが太っているのかどうか……、BMIで計算しましょう。

BMIによる肥満度の判定	
18.5未満	低体重
18.5以上25未満	ふつう体重
25以上30未満	肥満（1度）
30以上35未満	肥満（2度）
35以上40未満	肥満（3度）
40以上	肥満（4度）

＊日本肥満学会による肥満症診療ガイドライン2016より

適正エネルギー量を計算する

適正エネルギー量 ＝ 身長（　）m × 身長（　）m × 22 × 身体活動レベル (kcal/kg)

身体活動レベル（15～69歳）	低　い	ふつう	高　い
身体活動	生活の大部分が座位。静的な活動が中心。	座位中心の仕事だが、職場内での移動や立位作業、接客、通勤、買い物、軽くスポーツするなどのいずれかを含む。	移動や立位が多い仕事の従事者あるいはスポーツなど、余暇における活発な運動習慣をもっている。
レベル	25～30kcal	30～35kcal	35kcal

＊身体活動レベルの数字に幅がありますが、やせ型や若い人は高いほうの数字をとります。逆に肥満型や高齢者は低いほうをとります。特に肥満型は体重の減少をめざして、エネルギーコントロールをつづけることが必要です。

主食、主菜、副菜を基本に、栄養バランスのよい食事をする

食べる量を減らすだけでは健康的にやせない

単に食べる量を減らすだけでは、体が必要とする栄養素が十分にとれず、活動量が減って筋力も低下していきます。逆に多すぎると中性脂肪となって皮下脂肪や内臓に蓄積されたりします。また、食事のボリュームだけを極端に減らすと、空腹感を招いて、食べすぎることになります。低カロリーでボリュームのある食品もとり入れることで、必要な栄養素もとりやすく、食べすぎを防げます。

「二菜」「三菜」の献立を基本に、食事のバランスをとる

1日の食事は適正なエネルギー量をもとに、主食、主菜、副菜、間食と組み合わせていきます。献立は、主菜1品に副菜1〜2品の「二菜」か「三菜」、汁物をプラスして「一汁二菜」という構成で考えると自然にバランスがとれます。

多様な食品を組み合わせ、主菜の食材が朝、夕の献立でなるべく重複しないようにします。また、調理法が1食の献立で重ならないことも大切。とくに油を使う料理は要注意。脂肪や塩分のとりすぎにつながります。

また、汁物は満腹感を満たすためにも欠かせませんが、どうしても塩分が多め。1日1回をめやすにして、汁物による塩分のとりすぎに注意しましょう。

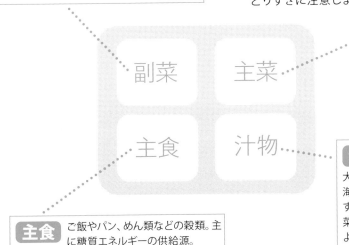

副菜
大豆・大豆加工品、野菜、きのこ、海藻などを使ったおかず。主に、主食と主菜で不足するビタミンやミネラル、食物繊維を補う。

主菜
肉、魚、大豆・大豆加工品、卵などを使ったおかず。主に良質たんぱく質や脂質の供給源。

汁物
大豆加工品、野菜、きのこ、海藻などを使ったみそ汁、すまし汁、スープなど。主菜や副菜のボリュームによって変化をつける。

主食 ご飯やパン、めん類などの穀類。主に糖質エネルギーの供給源。

さまざまな食品を組み合わせて
栄養バランスのよい食事をとる

バランスのよい食事作りのための
食品群からまんべんなく

食品は種類や役割によって、いくつかの食品群に分けられます。食品群とは、日常の食生活でだれでも簡単に栄養的な食事を作れるように考案されたものです。3色食品群、4つの食品群、6つの基礎食品群などがあります。いずれも、それぞれの食品群を意識して適量とることで、栄養バランスが整いやすくなります。

本書では、食品を4つのグループに分け、主食、主菜、副菜と組み合わせていくと、ピラミッドになる『ピラミッドバランス』をご紹介します。

「80kcalあたりの重量」には、こんな意味と利用法があります

本書では、それぞれの食品の80kcalあたりの重量を掲載しています。これはダイエットや食事療法のように1日にとるエネルギーを決めた場合、エネルギーを個数で数えることができ、栄養計算が簡単になるからです。たとえば、80kcalが10個とすれば、80kcal×10で、800kcalを意味します。ある人の1日の適正エネルギー量が1600kcalとすれば、1600kcal÷80＝20ということで、本書に示してある「80kcalあたりの重量」で20個分のさまざまな食品を選んで食べればよいことになります。

なぜ80kcalかというと、数字が割りやすく計算しやすいうえ、1切れ、1個など、くぎりがちょうど80kcalという食品が多いからです。糖尿病のための食事療法の基本書、「食品交換表」も、1日のエネルギーを単位にかえてとることを推奨しています。

80kcalあたりの重量を活用すると献立のイメージが描けますが、本書では野菜類や調味料などの80kcalあたりの重量も掲載しています。野菜類は水分が多くてエネルギーが低いため、80kcalあたりの重量がかなり多くなってしまいます。あくまでも、エネルギーを知るためのめやすとしてご活用ください。

油脂、砂糖など　エネルギー源

脂質は体にとって大切な栄養素。むやみに避けるのではなく、適量をとります。とってもよい脂質の総量は、1600kcalの場合で約50g／日がめやすです。使う油脂の質も重要です（油のことは224ページ参照）。じょうずに使いましょう。

肉や魚、大豆製品、乳製品など　たんぱく源、ビタミン、ミネラル源

動物性の脂肪のとりすぎは動脈硬化を促進させるので要注意です。肉と魚は偏らないように、血液の流れをよくする大豆や大豆製品も積極的にとります。また、乳製品も重要なカルシウム源。十分にとりましょう。

＜1日にとりたい食品の種類とめやす表＞
（1600kcalの例）

[めやす量]
油脂：12g
➡ 植物油なら大さじ1

種実：3g
➡ ごまなら小さじ1

糖類：6g
➡ 砂糖なら小さじ2

調味料：15g
➡ ケチャップなら
　　大さじ1

**油脂
と
砂糖など**
（エネルギー源）

[めやす量]
肉や魚介：50～200g
● あじ中1尾
➡ または、
・鮭1/2切れ
・いわし中1尾
・かつお5切れ（刺し身）
・鶏胸肉（皮なし）1/3枚（80g）
・豚もも肉50g
・牛ヒレ肉50g

大豆・大豆加工品・卵：
50～200g
● 豆腐1/2丁（150g）か、
卵1個 ➡ または
・納豆1パック
・厚揚げ1/2枚
● 間食として乳製品
（牛乳1杯）

**肉や魚、
大豆製品、乳製品
など**
（たんぱく源、ビタミン、ミネラル源）

[めやす量]
緑黄色野菜
➡ 120g以上

淡色野菜
・きのこ、海藻
➡ 230g以上

いも類
➡ 30～60g

果物100g

野菜、きのこ、海藻、果物など
（ビタミン、ミネラル、食物繊維源）

穀物
（エネルギー、ビタミン、ミネラル、食物繊維源）

[めやす量]
● ご飯450g（150g×3食）
➡ または食パン8枚切り2枚×3食

野菜、きのこ、海藻、果物など	ビタミン、ミネラル、食物繊維源

野菜類はいろいろな種類を合わせて1日350g以上が目安。きのこ、海藻なども毎日とって食物繊維の摂取量をふやしましょう。果物も大切なビタミン源です。朝食や間食などでとり入れましょう。

穀類	エネルギー、ビタミン、ミネラル、食物繊維源

主食となる炭水化物は生きるために必要なエネルギーを供給する栄養素。穀類から毎食、一定量きちんととることが大切。ご飯、パン、めんを中心に、糖質からのエネルギー摂取を適正に保ちましょう。

脂質の種類を知り、バランスのよい摂取を心がける

油脂は質による使い分けが必要

脂質は不足すると健康上悪影響がありますが、過剰摂取は脂質異常症、肥満、動脈硬化など、生活習慣病を引き起こす要因になります。油脂類はとり方次第で、ＬＤＬ（悪玉）コレステロールや総コレステロールをふやしたり、減らしたりします。総量を控え、「質」を考えてバランスよく摂取することが大切です。

油の性質はそれを構成する脂肪酸の種類で決まります。動脈硬化を引き起こす要因になるのは「飽和脂肪酸」。肉の脂身やバターなどに含まれ、低温で固まりやすく、ＬＤＬ（悪玉）コレステロールや総コレステロールをふやします。

一方、オリーブ油やサフラワー油などの植物油には、コレステロールを減らす「不飽和脂肪酸」が含まれています。

脂肪酸の種類と特徴

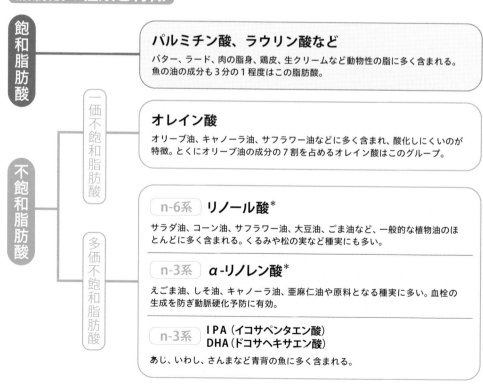

飽和脂肪酸

パルミチン酸、ラウリン酸など
バター、ラード、肉の脂身、鶏皮、生クリームなど動物性の脂に多く含まれる。魚の油の成分も３分の１程度はこの脂肪酸。

不飽和脂肪酸

一価不飽和脂肪酸

オレイン酸
オリーブ油、キャノーラ油、サフラワー油などに多く含まれ、酸化しにくいのが特徴。とくにオリーブ油の成分の７割を占めるオレイン酸はこのグループ。

多価不飽和脂肪酸

n-6系 **リノール酸***
サラダ油、コーン油、サフラワー油、大豆油、ごま油など、一般的な植物油のほとんどに多く含まれる。くるみや松の実など種実にも多い。

n-3系 **α-リノレン酸***
えごま油、しそ油、キャノーラ油、亜麻仁油や原料となる種実に多い。血栓の生成を防ぎ動脈硬化予防に有効。

n-3系 **ＩＰＡ（イコサペンタエン酸）**
ＤＨＡ（ドコサヘキサエン酸）
あじ、いわし、さんまなど青背の魚に多く含まれる。

コレステロールをふやすもの、減らすもの

脂質を構成する要素のひとつである脂肪酸は、炭素の結合の仕方で大きく、飽和脂肪酸と不飽和脂肪酸に分類されます。

炭素がすべて水素と結合したものが飽和脂肪酸。炭素同士が二重結合した部分を持つのが不飽和脂肪酸といい、その数が1つであれば一価不飽和脂肪酸、2個以上であれば多価不飽和脂肪酸といいます。

さらに、多価不飽和脂肪酸は結合の位置によって、n-6系やn-3系などに分けられます。

広く動物性食品、植物性食品ともに含まれるのが一価不飽和脂肪酸で、適量の摂取でLDL（悪玉）コレステロールを減らします。

一方、植物性油脂や魚油に多く含まれる多価不飽和脂肪酸は、血清コレステロールを低下させます。飽和脂肪酸は、バターやラード、肉の脂身などの動物性脂肪で、常温で固まる「脂」。植物油や青背の魚に含まれる魚油など常温で固まらない「油」は不飽和脂肪酸、と覚えておきましょう。

脂肪酸の望ましい摂取比率

油脂をバランスよくとるために意識したいのが、SMPバランス。Sは飽和脂肪酸、Mは一価不飽和脂肪酸、Pは多価不飽和脂肪酸。その割合は3：4：3が理想とされています。体によさそうだからとオリーブ油ばかりとっていると一価不飽和脂肪酸が高くなりすぎてしまい、魚ばかりとっていると多価不飽和脂肪酸が多くなりすぎてしまいます。肉やバターに多く含まれる飽和脂肪酸はとりすぎると悪玉（LDL）コレステロール値を上げますが、不足すると血管がもろくなったり、貧血の原因になるといったマイナス面も出てきます。

とはいえ、一般の人がSMPバランスの比率を考えて食べるのは至難の業です。ポイントとしてはバランスよく食べ、肉、魚、大豆、乳などまんべんなくとれるかどうかです。バターばかりでなく植物油も使う、肉ばかり食べずに大豆や魚を使った料理にかえるなど、健康を維持するうえで偏らないようにとる必要があるのです。

n-3系脂肪酸、n-6系脂肪酸の食事摂取基準

＊リノール酸とα-リノレン酸は必須脂肪酸であるため、不足しないようにとることが肝心。食事での摂取基準は右記のとおりですが、n-3系脂肪酸は高齢者ほど基準が高くなるのが特徴です。

	n-6系脂肪酸	n-3系脂肪酸
成人男性	8～11g／日	2.0～2.2g／日
成人女性	7～8g／日 妊婦：9g 授乳婦：10g	1.6～2.0g／日 妊婦：1.6g 授乳婦：1.8g

＊『日本人の食事摂取基準（2020年版）』より

塩分の過剰摂取に要注意！
じょうずに「減塩」を

塩分は「1日に男性7.5g、女性6.5g未満」を心がける

　過剰摂取に気をつけなければならないミネラルの代表がナトリウムです。濃い味つけは、ご飯の食べすぎやアルコールの飲みすぎにつながり、結果としてエネルギー過多にもつながります。塩分を無意識にとる食習慣を見直し、減塩を心がけたいものです。生活習慣病の人、特に高血圧の人は厳しい塩分制限が必要です。健康な人でも加齢とともに血管の壁が厚くかたくなり、血圧が上昇します。「健康日本21」における食塩摂取の目標値は7.5g、女性6.5gとなっています。さらに高血圧の方は6gに抑えます。

　塩分を無意識にとってしまう食習慣を見直し、無理なくできる減塩のコツを覚えましょう。

塩分を無意識にとってしまう食習慣
あなたは✕が何個ありますか？

- ☐ 濃い味つけが好き
- ☒ 何でもしょうゆやソース、塩などをかけて食べるのが好き
- ☐ 干物・漬け物などをよく食べる
- ☒ みそ汁やすまし汁は必ずおかわりをする
- ☒ めん類を食べるときは、汁をすべて飲む

無理なくできる減塩のコツ

1 調味料はきちんとはかる

　塩分を控えるためには、毎日使う基本的な調味料の食塩相当量を知り、調理の際にはきちんとはかる習慣を身につけることが大切です。また、塩分の少ない調味料をじょうずに活用することで、薄味でもおいしく味つけできます。

➡調味料の食塩相当量は16ページ参照

2 食塩相当量（塩分）の多い食品はできるだけ避ける

　減塩のためには、調理法や献立を工夫するのはもちろんですが、忘れてはいけないのが食品自体に含まれている塩分量です。塩分は調味料だけでなく、生の魚や肉にも含まれます。また、加工食品には塩分が多く含まれているので、食べる回数や1回分の量を減らすことが必要です。

③ 食材のうまみを生かし、だしをきかせる

料理のおいしさの要素は、塩以外にもいろいろあります。しっかりとだしをきかせることで、味つけは薄くても食材の味をきわ立たせることができ、おいしさを感じることができます。インスタントのだしは手軽ですが、それ自体食塩を含むので、できるだけこんぶや削りがつおでだしをとりましょう。天然だしには自然なうまみがあり、薄味でもおいしい味つけができます。干ししいたけや干し貝柱、干しえびなどの乾物類もうまみがたっぷり出ます。

④ 血圧の上昇を抑える食材をとる

高血圧の人の食生活に、減塩と同時にとり入れたいのが、血圧の上昇を抑える食材。その代表的な栄養素がカリウムです。カリウムは余分なナトリウム（塩分）を体外に排出し、血圧の上昇を抑える効果があります。ほうれんそう、にんじん、春菊などの緑黄色野菜、いも類、海藻類、果物など、カリウムを多く含む食品を積極的にとり入れましょう。カリウム以外に食物繊維、たんぱく質、カルシウムなども血圧を抑える効果があります。

⑤ みそ汁は1日1回にする

日本人は、ごはんにみそ汁がセットという食習慣があります。しかし、みそ汁の塩分量は意外に多いので、減塩のためには1日1回にしたいものです。

⑥ 塩分を控える味つけの工夫を

塩分を減らすだけの減塩食はおいしくありません。しかし、香辛料やかんきつ類、薬味などをじょうずに使って味に変化をつければ大丈夫。塩分に頼らなくても十分満足できる味つけの工夫をしましょう。

● 酸味を生かす

食塩やしょうゆのかわりに、酢やかんきつ類の果汁を調味に使うと、酸味が薄味のもの足りなさをカバーしてくれます。食べる直前にレモン汁やポン酢などをかけると酸味だけでもおいしくなります。

● 香辛料や香味野菜を利用する

カレー粉、わさび、からしなどのスパイスをきかせて味にメリハリをつけ、薄味をカバーしましょう。また、あさつきや青じそなどの香りの強い野菜は、料理に少し添えるだけで深い味わいが出て、淡白な食材においしさが加わります。

● 油や多脂性食品のコクを利用する

油特有のコクは減塩食の強い味方。あえ物やおひたしにナッツ類を加えると、さっぱりとしたなかに特有の香ばしさとコクが生まれます。ごま油やオリーブ油、バターなどは調味料として利用し、炒め物やソテー、サラダなどに適量を使えば、薄味を補ってくれるうえに風味が増します。ただし、食塩を含んだバターもあるので注意しましょう。

知らず知らずのうちにとっている塩分たっぷりの食品リスト あなたの好きなものはありますか？			
	梅干し（塩漬け）	大1個 15g	食塩相当量 2.0g
	きゅうりのぬかみそ漬け	1本 90g	食塩相当量 4.7g
	たくあん漬け	20g	食塩相当量 0.5g
	白菜キムチ	30g	食塩相当量 0.9g
	あじの開き干し	大1尾 110g	食塩相当量 1.2g
	さつま揚げ	1枚 65g	食塩相当量 1.2g
	はんぺん	大1枚 120g	食塩相当量 1.8g
	ロースハム	1枚 20g	食塩相当量 0.5g
	ベーコン	1枚 15g	食塩相当量 0.3g
	プロセスチーズ	ブロックタイプ 1個20g	食塩相当量 0.6g

野菜や果物を十分とって
抗酸化力を高める

1日350gの野菜、100gの果物を
バランスよくとる

　野菜や果物にはビタミンA、ビタミンC、カリウム、カルシウム、鉄、食物繊維といった、生活習慣病予防に欠かせない栄養素が含まれています。しかも、ほとんどの野菜はカロリーが低く、肥満予防には最適の食材といえます。

　このように、私たちの健康に欠かせない野菜ですが、日本人の野菜摂取はかなり少ないのをご存じでしょうか。厚生労働省が掲げる、21世紀における国民健康づくり運動「健康日本21」では、生活習慣病を予防するためには、1日に350g以上の野菜（緑黄色野菜120g、それ以外の野菜で230g）果物を100gとることを推奨しています。しかし、現実に日本人がとっている野菜の量は280gにすぎず、半分以上の人が果物も十分に摂取できていないので、目標はクリアされていません。

　野菜350gの量はちょうど両手いっぱいくらい、果物は1個ぐらいです。いろいろな野菜を組み合わせて、積極的にとりましょう。

野菜や果物には抗酸化作用が
期待できる成分が豊富に含まれる

　私たちはたんぱく質などの栄養を体内で燃焼させてエネルギーに変えるために、それに必要な酸素をとり入れています。ところが、この過程で活性酸素なるものが誕生します。活性酸素は強い酸化力を持つので、ウイルスや病原菌を殺菌するなどの有効な働きをする一方、過剰になると、体内の正常な細胞を酸化させてしまったり、内臓や肌を老化させて機能を衰えさせてしまったりと、悪さもするのです。

　この活性酸素の作用を食い止めたり、予防したりする働きが「抗酸化作用」です。抗酸化作用が期待できる成分は、β-カロテン、ビタミンC・Eのビタミン類、野菜や果物に含まれるフィトケミカル（＊）などです。いろいろな野菜や果物を毎食欠かさず食べることが、抗酸化力を高めることにつながります。

　なお、野菜や果物のほか、青背の魚、納豆などの大豆製品にも抗酸化作用があります。

＊フィトケミカル

　野菜や果物の色素に含まれる植物由来の成分。たとえば、なすの紫紺色はポリフェノール、トマトの鮮やかな赤はリコピン。また、体内でビタミンAに変わるカロテンも、だいだい色や黄色の色素で、この仲間です。いずれも、抗酸化作用のあることが最近の科学で証明され、血液をサラサラにして、体をさびから守る、活性酸素を除去するなどの働きが注目されています。

　また、フィトケミカルには玉ねぎのように香り成分が効果を発揮するものや、きのこなどに含まれるβ グルカンのように免疫力を高める効果が認められているものもあります。

＜フィトケミカル例＞

リコピン

トマトの赤い色素。活性酸素を除去する力はビタミンEの100倍、カロテンの2倍以上といわれる。

主に含む食品 トマト、トマト加工品、すいか

β-カロテン

にんじんの赤い色素やかぼちゃの黄色い色素。体内でビタミンAに変わり、その残りがカロテンのまま血液中に入り、がんを予防したり進行を遅らせる働きをする。

主に含む食品 にんじん、かぼちゃ、青菜など

クロロフィル

植物の緑色の色素で、葉緑素ともいう。貧血の予防や改善のほか整腸作用、コレステロール値を下げる効果も期待できる。

主に含む食品 ピーマン、あしたばなど緑の野菜

カプサイシン

とうがらしの辛み成分。体内でホルモン分泌を促進してエネルギーの代謝を高め、脂肪を分解。さらに辛み成分は減塩食にも有効。しかし、とりすぎには注意。

主に含む食品 とうがらし

ムチン

ぬるぬるした野菜に含まれる粘りけの成分。呼吸器官の表面や粘膜を潤して、細菌やウイルス感染を防ぐ。胃の粘膜の強化にも。

主に含む食品 やまいも、オクラ

アントシアニン

ぶどう、ブルーベリーなどの青紫の色素。眼精疲労の解消や視力低下予防が期待される。

主に含む食品 ブルーベリー、りんご、紫キャベツ、赤じそ、ごまなど

アスパラギン酸

カリウムなどのミネラルをスムーズに全身の細胞に運ぶ働きをする。すばやく疲労を回復させ、スタミナを増強。

主に含む食品 グリーンアスパラガス、なし、ナッツ類、豆類

硫化アリル

玉ねぎを切ったときに鼻にツンとくる刺激臭や辛み成分。なかでもアリシンという成分は、体内でビタミンB_1の吸収を助け、新陳代謝を盛んにする。

主に含む食品 玉ねぎ、長ねぎ、にんにく、にら

市販品のお菓子、
調理済み加工品のカロリーガイド

甘いお菓子は基本的に高カロリーで、糖質も多め。冷凍品や調理済み加工品は脂質、
塩分量が多めです。いずれもとりすぎは禁物です。栄養表示を確認する習慣をつけましょう。

「見えない砂糖」の量に要注意！
「甘いもの」は適量をとる

　スナック菓子や清涼飲料水には驚くほ
どの砂糖が含まれていますが、目に見えな
いので1日に何回も飲んだり食べたりして
しまいます。では、野菜ジュースならいい
だろうと、1日に何杯も飲む人がいるよう
ですが、これも種類によっては果汁入りの
ものもあります。

菓子類のカロリー表

和菓子類 食品名	めやす量	エネルギー (kcal)	糖質 (g)	食塩相当量 (g)
＜生、半生菓子＞				
今川焼き (つぶあん)	1個90g	198	41.9	0.2
カステラ	1切れ(2cm厚さ) 50g	156	30.7	0.1
かしわもち (こしあん)	1個50g	102	22.5	0.1
きんつば	1個50g	130	26.6	0.2
草もち (こしあん)	1個60g	136	29.0	0.1
串だんご (あん)	1本50g	100	22.1	0.1
串だんご (みたらし)	1本50g	97	22.3	0.3
桜もち (関東風・こしあん)	1個50g	118	25.8	0.1
桜もち (関西風・こしあん)	1個50g	98	22.2	0.1
ちまき	1本50g	75	18.2	0
練りきり	1個50g	130	28.3	0
栗まんじゅう (こしあん)	1個50g	148	32.4	0.1
蒸しまんじゅう (つぶあん)	1個50g	129	27.9	0.1
もなか (こしあん)	1個50g	139	31.2	0
ようかん (練り)	1切れ(2cm厚さ) 30g	87	20.0	0
ようかん (水)	1個75g	126	28.3	0.1
＜干菓子類、米菓他＞				
あめ玉	1個8g	31	7.8	0
いもかりんとう	5本15g	70	10.3	微

食品名	めやす量	エネルギー(kcal)	糖質 (g)	食塩相当量(g)
おこし	1個20g	75	18.0	微
かわらせんべい	1枚10g	39	8.4	微
南部せんべい（ごま入り）	1枚10g	42	6.8	0.1
ひなあられ(関西風)	大さじ1杯6g	23	5.1	0.1
揚げせんべい	1枚10g	46	7.1	0.1
しょうゆせんべい	1枚15g	55	12.5	0.2
らくがん	1個3g	12	2.8	0

洋菓子類　食品名	めやす量	エネルギー(kcal)	糖質 (g)	食塩相当量(g)
＜ケーキ類＞				
ドーナツ（イースト）	1個50g	190	21.2	0.4
アップルパイ	1切れ100g	294	31.6	0.7
バターケーキ	1切れ20g	84	9.5	0.1
ホットケーキ	1枚100g	253	44.2	0.6
ワッフル（カスタードクリーム入り）	1個40g	96	14.9	0.1
＜デザート菓子類＞				
コーヒーゼリー	1個100g	44	10.3	微
ミルクゼリー	1個100g	103	14.4	0.1
オレンジゼリー	1個100g	79	19.6	微
ババロア	1個100g	204	19.9	0.1
＜ビスケット、クッキー類＞				
ウエハース	1枚4g	18	3.0	微
クラッカー（ソーダ）	1枚3g	13	2.1	0.1

糖質の種類は大きく分けて2つ。どちらも適量が肝心

　お菓子や清涼飲料水などの砂糖は、糖質の種類でいうと単糖類。そしてご飯やパンなどでんぷん質に含まれる糖質は多糖類です。この2つは化学的な分子構造が違うことはもちろんですが、働きにも違いがあります。

　単糖類である砂糖は短時間で体内に吸収されます。スポーツなどで体力を消耗したときや低血糖の状態になったときにすばやく働き、血糖を上昇させ、脳へのエネルギー補給や疲労回復に役立ちます。ただ、必要のないとき、あるいは、必要以上に体内に摂取された場合は過剰なインスリンの分泌を引き起こし、脂肪として蓄積されてしまいます。

　一方、でんぷん質の糖類は多糖類という性質上、吸収は単糖類とくらべるとゆっくりと行われます。血糖値の上昇もゆるやかです。食べてから空腹感を感じるまでの時間が長いのはでんぷん質。朝食にご飯は理にかなっています。

食品名	めやす量	エネルギー (kcal)	糖質 (g)	食塩相当量 (g)
サブレ	1枚10g	46	7.2	微
ビスケット (ソフト)	1枚10g	51	6.1	0.1
プレッツェル	5個10g	47	6.6	0.2
＜スナック類、他＞				
コーンスナック	10個10g	52	6.4	0.1
ポテトチップス (成形)	10枚18g	93	9.5	0.2
ゼリーキャンディ	1個13g	43	10.8	0
ドロップ	1個3g	12	2.9	0
マシュマロ	5個20g	65	15.9	微
ホワイトチョコレート	1かけ5g	29	2.5	微
マロングラッセ	1個20g	61	15.5	微
板ガム	1枚3g	12	2.9	0

調理加工食品類のカロリー表

冷凍食品類 食品名	めやす量	エネルギー (kcal)	脂質 (g)	食塩相当量 (g)
＜冷凍品＞				
いかフライ	1個25g	37	0.5	0.2
えびフライ	1個20g	28	0.4	0.2
ポテトコロッケ	1個60g	94	2.9	0.4
クリームコロッケ	1個40g	64	2.5	0.3
白身フライ	1個24g	36	0.6	0.2
メンチカツ	1個60g	118	4.3	0.7
＜レトルト他＞				
ギョーザ	1個25g	52	2.8	0.3
グラタン (えび)	1食分220g	282	15.2	2.2
シューマイ	1個15g	29	1.4	0.2
ハンバーグ	1個100g	197	12.2	0.9
ピラフ (えび)	1袋250g	365	5.8	3.5
ミートボール	1個25g	50	3.1	0.3
カレー (ビーフ)	1袋200g	238	18.0	3.4
コーンクリームスープ	1袋300g	186	7.8	2.7
コーンクリーム (粉末)	1袋15g	64	2.1	1.1
シチュー (ビーフ)	1袋210g	321	26.5	2.1

食品名索引

●監修　貴堂明世　Kido Akiyo

クオリーヴァCuOliva主宰、管理栄養士、地中海食研究家。
元東京証券業健康保険組合、管理栄養士。健康運動指導士の資格も合わせ
医療機関、健康保険組合で食事と運動両方の視点から生活習慣病食事療法、
特定保健指導に20年以上従事。同時にアム・ティッシュを主宰し、書籍、雑
誌を通してダイエット、食事療法についてわかりやすく情報を提供。2023年
からは、世界的に健康食とされている地中海食を日本人の生活に合わせて適
切に取り入れるための研究を始めている。

本書は2014年刊行の『早わかりインデックス きほんの食品成分表』を最新の内容に改訂した
ものです。

本書の食品成分値は、文部科学省科学技術・学術審議会資源調査分科会報告『日本食品標
準成分表2020年版（八訂）』によるものです。

STAFF

装丁	周　玉慧
本文デザイン	植田尚子
撮影	三宅文正
構成・文	早寿美代（兎兎工房）
編集協力	中山明美／安保美由紀
	（兎兎工房）
編集担当	平野麻衣子（主婦の友社）

はち てい　はや
八訂 早わかりインデックス きほんの食品成分表

2023年 5 月31日　第1刷発行
2024年 7 月31日　第3刷発行

編　者	主婦の友社
発行者	丹羽良治
発行所	株式会社主婦の友社

〒141-0021　東京都品川区上大崎3-1-1目黒セントラルスクエア
電話　03-5280-7537（内容・不良品等のお問い合わせ）　049-259-1236（販売）
印刷所　大日本印刷株式会社

■本のご注文は、お近くの書店または主婦の友社コールセンター（電話0120-916-892）まで。
＊お問い合わせ受付時間　月〜金（祝日を除く）10:00〜16:00
＊個人のお客さまからのよくある質問のご案内　https://shufunotomo.co.jp/faq/